GESUNDHEIT UND GEISTIGE ENTFALTUNG

HAZRAT INAYAT KHAN

GESUNDHEIT UND GEISTIGE ENTFALTUNG

edition nada

Originaltitel: Mental Purification and Healing
The Sufi Message, Vol. IV
Deutsche Erstausgabe

© 1996 Sufi-Heilorden
c/o Buchhandlung Nada
Karin Püscher
Reetwerder 13 - 21029 Hamburg

herausgegeben von:
edition nada, Hamburg

im Vertrieb von:
BM-Vertriebsservice
Postfach
D-21394 Kirchgellersen
Fax: 04135-7745

Übersetzung: Christine Küchenmeister
Redaktion: Karin Püscher
Titelgestaltung: Nana Nauwald
Druck: Druckerei Steinmeier, Nördlingen

Alle Rechte beim Verlag. Kein Teil des Buches darf auf irgendeine Weise ohne ausdrückliche Genehmigung reproduziert oder nachgedruckt werden, kurze Zitate und in Buchbesprechungen ausgenommen.

ISBN 3-89560-009-1

INHALT

TEIL 1 - GESUNDHEIT UND HEILEN 7
A. GESUNDHEIT 7
B. HEILEN 56
I. Hauptaspekte des Heilens 56
II. Die Psychologische Natur von Krankheiten 65
III. Die Entwicklung der Heilkraft 74
IV. Die Anwendung der Heilkraft 84
V. Verschiedene Heilmethoden 93

TEIL 2 - GEIST UND BEWUSSTSEIN 101
I. Geistige Reinigung 101
II. Der Reine Geist 106
III. Das Gelernte wieder vergessen 112
IV. Das Unterscheiden von Subtilem und Groben ... 118
V. Vollkommenheit 124
VI. Kontrolle des Körpers 132
VII. Kontrolle des Geistes 139
VIII. Die Macht des Denkens 158
IX. Konzentration 163
X. Wille 167
XI. Mystische Entspannung I 174
XII. Mystische Entspannung II 180
XIII. Magnetismus 189
XIV. Die Kraft in uns 196
XV. Das Geheimnis des Atems 204
XVI. Das Mysterium des Schlafs 214
XVII. Schweigen 223
XVIII. Träume und Offenbarungen 230
XIX. Einsicht (I) 237
XX. Einsicht (II) 244
XXI. Ausdehnung des Bewußtseins 253

TEIL 3 - DIE WELT DES GEISTES 265

A. Gesundheit

I

Krankheit ist eine Disharmonie, entweder eine physische oder mentale Disharmonie, wobei die eine die andere beeinflußt. Was verursacht Disharmonie? Es ist ein Mangel an Ton und Rhythmus. Wie kann das in körperlichen Begriffen dargestellt werden? Prana oder Leben oder Energie ist der Ton; Kreislauf, Regelmäßigkeit ist der Rhythmus, Regelmäßigkeit des Pulsierens im Kopf, des Pulsschlages und der Blutzirkulation durch die Gefäße. Körperlich gesehen bedeutet mangelhafte Zirkulation Stauung und der Mangel an Prana (oder Leben oder Energie) bedeutet Schwäche. Diese beiden Zustände begünstigen Krankheiten und sind zugleich die Ursache von Krankheiten. In geistigem Sinn ist der Rhythmus die Tätigkeit des Verstandes. Entweder kann der Verstand harmonische oder disharmonische Gedanken hervorbringen, der Verstand kann stark, fest und stetig oder auch schwach sein.

Wenn man unaufhörlich harmonische Gedanken hervorbringt, so ist das geradeso wie ein regelmäßiger Pulsschlag und ein guter Blutkreislauf; ist die Harmonie des Denkens unterbrochen, so entsteht eine Art Blockade im Verstand. Das Erinnerungsvermögen eines Menschen wird geschwächt, Depressionen entwickeln sich und er sieht schließlich nur Dunkelheit. Zweifel, Argwohn, Mißtrauen und alle nur möglichen Arten von Leidenszuständen und Verzweiflung entstehen als Folge einer solchen Blockade. Der Prana des Geistes bleibt erhalten, wenn dieser in der Lage ist, seine Gedanken ständig in Harmonie zu halten. Der Geist hält die Gedanken dann im Gleichgewicht und kann so leicht nicht erschüttert werden, Zweifel und Verwirrung können dann nicht so schnell vorherrschen. Gleich, ob es sich um nervöse Störungen, geistige Disharmonie oder physische Krankheiten handelt,

die Wurzel all dieser verschiedenen Aspekte von Krankheit ist Disharmonie.
Der in Disharmonie geratene Körper wird empfänglich für disharmonische Einflüsse und aus dem Gleichgewicht geratene Atome; er nimmt unwissentlich daran teil; und dasselbe gilt für den Geist. Ein kränklicher Körper ist anfälliger für Krankheiten als ein vollständig gesunder; ein Geist, der schon Störung in sich trägt, ist empfänglicher für jeden Einfluß von Unordnung; so verschlimmert sich der Zustand. Wissenschaftler aller Zeiten haben festgestellt, daß Elemente gleicher Natur sich anziehen, und so ist es natürlich, daß Krankheit auch Krankheit anzieht. Mit anderen Worten: Disharmonie zieht Disharmonie an und Harmonie zieht Harmonie an. Im täglichen Leben stellen wir auch fest, daß ein an sich gesunder, jedoch körperlich schwacher Mensch, der vielleicht ein unregelmäßiges Leben führt, immer anfällig ist für Krankheiten. Auch erleben wir, daß ein Mensch, der oftmals in disharmonische Gedanken verstrickt ist, leicht erregbar ist und leicht durch eine Kleinigkeit irritiert wird, denn die Irritation ist an sich schon vorhanden und braucht zur Vertiefung nur noch einen kleinen Anstoß.
Außerdem hängt die Harmonie des Körpers und des Geistes von den äußerlichen Umständen des Lebens ab, vom Essen, vom Lebensstil, von den Menschen, die uns begegnen, der Arbeit und von den klimatischen Bedingungen, in denen man lebt. Es ist zweifellos so, daß unter denselben Bedingungen der eine Mensch krank und ein anderer gesund sein kann. In diesem Fall harmoniert der eine Mensch mit der Kost, mit dem Klima, mit den Menschen, die ihn umgeben, mit den allgemeinen Bedingungen um ihn herum. Ein anderer Mensch revoltiert gegen alles, gegen die Kost, die Leute, die er kennenlernt, gegen seine allgemeinen Lebensbedingungen und gegen das Wetter. Dieser Mensch lebt nicht in Harmonie, und er nimmt wahr und erfährt ähnliche Gegebenheiten in allen Bereichen seines Lebens; Unordnung und Krankheit sind die Folge.
Diese Anschauungsweise läßt sich gut vergleichen mit der modernen ärztlichen Methode des Impfens mit demselben Stoff, der

krank macht. Es gibt keine bessere Darstellung dieser Anschauung als die Praxis der Impfung, wodurch die behandelte Person in Einklang gebracht wird mit dem Stoff, der ihrer Natur entgegensteht. Begreift man einmal dieses Prinzip, so kann man sich impfen mit allem, was einem nicht gut bekommt, dem man ständig ausgesetzt ist und dem man nicht entgehen kann. Waldarbeiter leiden selten unter einem Sonnenstich; Seeleute erkälten sich nicht leicht, die ersteren haben sich sozusagen sonnenunempfindlich gemacht, die letzteren sind wasserdicht. Kurzum, die erste Lektion zur Gesundheit liegt im Begreifen dieses Prinzips, daß Krankheit nichts anderes als Disharmonie ist und daß das Geheimnis der Gesundheit in der Harmonie liegt.

II

Ein Mißklang des Tons und eine Unregelmäßigkeit im Rhythmus sind die Hauptursachen jeder Krankheit. Die Erklärung dieses Mißklanges liegt darin, daß es einen Ton gibt, der mit dem Atem beständig durch alle Kanäle des menschlichen Körpers schwingt; und dies ist ein ganz besonderer Ton, der kontinuierlich in jedem Menschen schwingt. Wenn nun Mystiker behauptet haben, ein jeder Mensch besitze seinen ganz bestimmten Ton, handelt es sich nicht notwendigerweise um den Ton eines Klaviers; es ist der Ton, der sich als Klangbild, als Atem darstellt. Wenn nun jemand nicht auf sich aufpaßt und sich durch jeden Windhauch beeinflussen läßt, so bewegt er sich auf und ab wie eine Welle im Meer, die vom Wind geformt wird. Unter normalen Bedingungen ist man in der Lage, unbeirrt durch Angst, Freude und Sorgen gehen zu können, sich nicht durch jeden Windhauch hin und her wehen zu lassen wie ein Fetzen Papier, sondern in allem beharrlich bleiben und solchen Einflüssen standhalten zu können.
Man könnte vielleicht sagen daß auch Wasser und sogar Felsen bestimmten Einflüssen unterliegen. Der Mensch soll weder Wasser noch Fels sein; alles hat er in sich, er ist die Frucht der ganzen Schöpfung und sollte daher seine Evolution durch sein Gleichgewicht zeigen können. Ein Mensch, der in einem Moment himmelhoch jauchzend und im nächsten zu Tode betrübt ist, der

schnell seine Laune wechselt, kann nicht den Ton halten, der ihn im Gleichgewicht hält und der das Geheimnis der Gesundheit ist. Wie wenige Menschen wissen, daß es nicht Vergnügen und Feste sind, die gesund machen! Im Gegenteil: gesellschaftliches Leben, wie es heute üblich ist, bedeutet, daß ein Tag feiern zu zehn Tagen Krankheit führen kann. Denn ein solches Leben bewahrt nicht das Gleichgewicht. Reagiert jemand auf jede Kleinigkeit empfindlich, die ihm im Alltag begegnet, ändert dies den Klang seines Tones; sein Körper ist darauf nicht eingestellt und dieser Mensch erkrankt. Zuviel Leid, zuviel Freude, alles, was Übermaß bedeutet, ist zu vermeiden. Dabei gibt es menschliche Naturen, die zu Extremen neigen. Solche Menschen müssen so viel Freude und Zerstreuung haben, bis sie satt sind und ermüden, dann folgen ein leidvoller Zusammenbruch und Verzweiflung. Bei solchen Menschen findet man stets Krankheiten. Wird ein Instrument nicht richtig gestimmt, wird es obendrein von vielen Personen benutzt und rauh behandelt, leidet es darunter und wird verstimmt. Der menschliche Körper ist ein Instrument, das heiligste Instrument; ein Instrument, das Gott selbst für Seinen göttlichen Zweck geschaffen hat. Bleibt es gut gestimmt, bleiben die Saiten richtig gespannt, dann wird dieses Instrument zum Mittel der Harmonie, für die Gott den Menschen erschaffen hat.

Wie kann man aber dieses Instrument gestimmt halten? Saiten aus Eingeweide und Stahl müssen gereinigt werden. Lunge und Gefäße müssen ebenfalls gesäubert werden, dies hält sie funktionsbereit. Und wie sollten wir sie reinigen? Durch richtige Kost, durch Nüchternheit, durch richtiges Atmen; es werden nicht nur Wasser und Erde für die Reinigung benutzt, das beste Reinigungsmittel ist die Luft sowie die Eigenschaft der Luft, die wir einatmen; wenn wir wissen, wie wir durch Atmen diese Kanäle sauber halten können, müßten wir ebenfalls wissen, wie Gesundheit sicherzustellen ist. Auf diese Art und Weise wird der Ton erhalten, die besondere Tonhöhe jeder Person, ohne jede Störung. Vibriert jemand in seinem ihm eigenen Ton, dem Stand seiner Entwicklung gemäß, dann ist er sich selbst, dann ist er auf

die Tonhöhe eingestimmt, für die er geschaffen ist, in der er sein sollte und in der er sich wohlfühlt.
Betrachten wir jetzt den Rhythmus: es gibt einen Rhythmus des Pulsschlages, das Pochen des Pulses im Kopf und im Herz. Ist dieser Rhythmus gestört, verursacht es Krankheit, weil der gesamte Mechanismus gestört wird, die Ordnung, die von der Regelmäßigkeit des Rhythmus abhängt. Erhält plötzlich jemand eine beängstigende Nachricht, dann wird der Rhythmus unterbrochen, und der Pulsschlag ändert sich. Jeder Schock, den ein Mensch erleidet, unterbricht seinen Rhythmus. Wir stellen oft fest, daß ein chirurgischer Eingriff - und sei er noch so erfolgreich verlaufen - eine Narbe zurückläßt, oftmals gar für den Rest des Lebens. Ist der Rhythmus einmal unterbrochen, so ist es äußerst schwierig, ihn wieder herzustellen.
Große Weisheit ist erforderlich, um einen gestörten Rhythmus wieder einzustellen, denn ein übereilter Versuch, den Rhythmus zu verändern, kann den Rhythmus noch weiter durcheinanderbringen. Ist der Rhythmus zu langsam oder zu schnell geworden, kann der Versuch, ihn wieder seinem rechten Tempo anzugleichen, den Rhythmus brechen, und bricht man den Rhythmus, kann man sich selbst ruinieren. Dies sollte Schritt für Schritt und mit Weisheit geschehen. Ist der Rhythmus zu schnell, so muß er allmählich wieder verlangsamt werden; ist er zu langsam muß er ebenso allmählich beschleunigt werden. Es erfordert Geduld und Stärke, dies zu tun. Wer zum Beispiel eine Geige zu stimmen weiß, dreht den Spannstift nicht in einem Zug auf den richtigen Ton, denn erstens ist das nicht möglich und zweitens riskiert man, daß eine Saite reißt. Wie winzig die Tonunterschiede auch sein mögen, durch allmähliche Einstellung erreicht man die richtige Tonhöhe; so wird der Einsatz klein gehalten und der Erfolg erreicht.
Sanftheit als moralischer Wert ist etwas anderes; dennoch ist Sanftheit in Bewegungen und Handlungen notwendig. In jeder Bewegung, in jedem Schritt muß Rhythmus sein. Beobachtet man die Menschen, findet man unter ihnen viele Beispiele für unbeholfene Bewegungen; solche Menschen können niemals gesund

bleiben, denn ihr Rhythmus ist nicht in Ordnung. So besteht die Krankheit weiter. Vielleicht kann man keine konkrete Krankheit feststellen, doch die einfache Tatsache, daß sie sich unrhythmisch bewegen, zeigt an, daß etwas nicht in Ordnung ist. Regelmäßigkeit in Gewohnheit, in Bewegungen, im Ausruhen, im Essen, im Trinken, im Sitzen, im Laufen, in allem, sichert den Rhythmus, der notwendig ist und der die Musik des Lebens vervollständigt.
Sind Rhythmus und Ton eines Kindes gestört, dann heilt die Mutter, oft unbewußt, wie es Ärzte in 1000 Jahren nicht vermögen. Die Lieder, die sie singt, wie unbedeutend auch immer sie sein mögen, stammen aus der Tiefe ihres Wesens und bringen Heilkräfte mit sich. Das Kind wird augenblicklich geheilt. Ist der Rhythmus gestört und der Ton stimmt nicht, sind Liebkosungen der Mutter für das Kind besser als jede Medizin. Leidet ein Kind unter Störungen des Rhythmus, so wird die Mutter, meist unbewußt, das Kind leicht klopfen, und sie wird singen, wenn das Kind nicht im Einklang ist.
Wenn wir den mentalen Bereich unseres Seins betrachten, stellen wir fest, daß dieser Mechanismus noch empfindlicher ist als der Körper. Dort gibt es auch einen Ton; jedes einzelne Wesen hat einen anderen Ton gemäß seiner besonderen Entwicklung. Jeder Mensch fühlt sich wohl, wenn er in seinem Ton schwingt. Wenn aber dieser Ton die richtige Höhe nicht erreicht, dann fühlt sich der Mensch unwohl und jegliche Krankheit kann daraus entstehen. Jeder Ausdruck von Leidenschaft, Freude, Ärger, Furcht, der die Kontinuität des Tons unterbricht, greift die Gesundheit an. Hinter dem Denken sind Gefühle, und Gefühle erhalten den Ton; das Denken ist an der Oberfläche. Mystiker haben besondere Praktiken, um die Kontinuität des Tons aufrecht zu erhalten.
Früher hat man einen bestimmten Brauch gepflegt: statt des Orgelspiels in der Kirche haben vier oder fünf Menschen mit geschlossenen Lippen einen Ton gesummt und ihn gehalten. Ich war sehr beeindruckt, dies noch einmal, aus Indien kommend, auf einer Durchreise in Rußland zu hören. Das Geheimnis des ständigen Glockengeläutes in den Kirchen von alters her und bis in die heutige Zeit liegt darin, daß dies nicht nur ein Aufruf sein

soll, sondern gleichzeitig die Menschen auf ihren Ton einstimmen sollte - das Glockengeläut sollte suggerieren: »In Dir klingt ein Ton, stimme Dich darauf ein«! Wenn dieses Einstimmen nicht vorgenommen wird, auch wenn jemand seine Krankheit überwunden hat, dann bleibt dieser Mensch geschwächt. Eine äußere Heilung ist keine Heilung, wenn der Mensch nicht mental geheilt wird. Wird sein Geist nicht geheilt, bleiben Zeichen der Krankheit bestehen und der Rhythmus des Gemüts ist gebrochen.
Wenn die Gedankenabläufe eines Menschen schneller oder langsamer sind als sie sollten oder wenn ein Mensch von einem Gedanken zum nächsten springt, so daß er in fünf Minuten an tausenderlei Dinge denkt, wie intellektuell er auch sein mag, so kann es nicht normal sein; oder wenn jemand einen einzigen Gedanken festhält und darüber ständig nachgrübelt, anstatt voranzuschreiten, dann wird er auch seine Depressionen, seine Ängste, seine Enttäuschungen festhalten, und das macht ihn krank. Es ist die Unregelmäßigkeit des Rhythmus in Gemüt und Verstand, die psychische Störungen hervorruft.
Damit meine ich nicht, daß alle Menschen den gleichen Rhythmus des Geistes haben sollten. Nein, jeder Mensch hat seinen eigenen Rhythmus. Ein Schüler, der mich einmal bei einem Spaziergang begleitete, fühlte sich trotz seines Vergnügens und der Freude, die er empfand, mich zu begleiten, nicht wohl, weil er nicht so langsam laufen konnte wie ich. Ehrlich und offen, wie er war, gestand er mir dies. Ich gab zur Antwort: »Es ist ein majestätischer Gang.«
Der Grund war, daß sein Rhythmus ein anderer war. Er fühlte sich in meinem Rhythmus nicht wohl, er mußte rennen, um sich wohlzufühlen. So kann man bei allem, was man unternimmt, spüren, ob man sich wohlfühlt oder nicht. Fühlt man dies nicht, dann zeigt dies, daß man nicht auf seine Wesenheit achtet. Weisheit ist, sich selbst zu begreifen. Kann man den rechten Rhythmus von Verstand und Gemüt erhalten, dann genügt das, um gesund zu bleiben.
Geistes- und Gemütskrankheiten sind subtiler als körperliche Krankheiten. Dabei steht fest, daß bisher Geistes- und Gemüts-

krankheiten noch nicht gründlich untersucht wurden; doch wenn dies einmal erfolgt sein wird, so werden wir feststellen, daß alle körperlichen Krankheiten damit in Verbindung stehen.
Körper und Geist stehen sich von Angesicht zu Angesicht gegenüber. Der Körper spiegelt seine Ordnung und seine Unordnung im Geist und umgekehrt. Aus diesem Grund leiden viele, die äußerlich krank sind, auch unter einer Krankheit des Gemüts; sehr selten findet man einen Fall, in dem ein Mensch psychisch krank und gleichzeitig körperlich völlig gesund ist.
Einmal besuchte ich in New York eine Irrenanstalt. Dort zeigten mir die Ärzte freundlicherweise einige Schädel, deren Gehirne Aushöhlungen und Gewebeschäden aufwiesen, die Geisteskrankheiten ausgelöst hatten. Es gibt immer Zeichen dafür im Körper. Manchmal wird dies in Form eines offenkundigen Leidens sein; es können aber auch versteckte Verfallserscheinungen sein, die man noch nicht kennt. Ich fragte: »Haben diese Aushöhlungen die Geisteskrankheiten hervorgerufen oder umgekehrt?« Nach ihrer Auffassung waren es die Aushöhlungen, die die Krankheit bewirkt hatten. Es ist jedoch nicht immer so. Geisteskrankheit wird nicht notwendig durch eine Aushöhlung im Gehirn verursacht; denn das Innere unseres Wesens übt einen größeren Einfluß auf den physischen Körper aus, als der Körper auf den Geist. Doch es ist nicht immer das Gemüt, das körperliche Krankheiten verursacht; es ist zwar oft der Fall, doch nicht immer. Manchmal wird von der körperlichen Ebene eine Krankheit auf den Geist übertragen, manchmal ist es umgekehrt. Es gibt viele Ursachen; doch kurz gesagt, gibt es eine allgemeine Ursache: einen Mangel an jener Musik, die wir Harmonie nennen. Zeigt dies nicht, daß der Mensch aus Musik besteht, daß das Leben Musik ist? Um unseren Part gut zu spielen, ist das Einzige, was wir tun können, unseren Ton und Rhythmus in Ordnung zu halten. Das ist die Erfüllung des Lebenszweckes.

III

Bewegung ist Leben, Regungslosigkeit ist Tod; denn in der Bewegung liegt die Bedeutung des Lebens, und in der Regungslosigkeit sehen wir die Zeichen des Todes. Vom metaphysischen Standpunkt aus betrachtet, könnte man die Frage stellen, ob es denn überhaupt Regungslosigkeit gäbe? Nein, aber es gibt den Zustand, den wir ohne Bewegung nennen, einen Zustand, in dem es keine wahrnehmbare Bewegung gibt, weder sichtbar, noch hörbar, noch in Form von Empfindung oder Schwingung. Die Bewegung, die wir nicht wahrnehmen können, nennen wir Regungslosigkeit; das Wort Leben verwenden wir lediglich in Verbindung mit einer wahrnehmbaren Existenz, mit Bewegung, die wir sehen. Deshalb ist Bewegung die Hauptsache in Bezug auf körperliche Gesundheit, die Regulierung der Bewegung und ihres Rhythmus, des Pulsschlages und des Blutkreislaufes. Die ganze Ursache von Tod und Verfall ist in einem Mangel an Bewegung zu finden; all die verschiedenen Aspekte von Krankheiten sind zurückzuführen auf Stauungen. Jede Art von Verfall ist auf Stauung zurückzuführen und jede Stauung auf Mangel an Bewegung. Es kann im Körper Teile geben, in denen Gefäße und Nerven mit der Haut so verkleben, daß keine freie Zirkulation mehr möglich ist; es entstehen alle Arten von Krankheiten. Äußere Krankheiten dieser Art nennen wir Hautkrankheiten; wenn das gleiche im Innern geschieht, drückt es sich als Schmerz aus. Ein Arzt kann uns tausend Gründe nennen für verschiedene Krankheiten, aber der einzige und zentrale Grund einer jeden Krankheit und aller Krankheiten ist Mangel an Bewegung, was an sich Mangel an Leben ist. Der Mechanismus des Körpers ist dazu geschaffen, in einem bestimmten Rhythmus zu arbeiten und wird durch eine ständige, rhythmische Bewegung aufrechterhalten. Das Zentrum dieses ständigen Lebensstromes ist der Atem. Die verschiedenen Heilmittel, die der Mensch zu allen Zeiten gefunden hat, bringen oft Linderung für eine gewisse Zeit; doch nicht immer werden die Krankheiten gänzlich ausgeheilt, denn die Ursache der Krankheiten ist noch immer unerforscht. Hinter jeder Krankheit verbirgt sich als Ursache irgendeine unregelmäßige, unnatürliche Lebensweise - im Essen, im Trinken oder in dem ausgeglichenen Verhältnis von Bewegung und Ruhe.

Der Tod ist eine Veränderung, die durch die Unfähigkeit des Körpers zustande kommt, das, was wir Seele nennen, zu halten. Der Körper hat ein gewisses Potential an Magnetismus, als Zeichen für sein gesundes Funktionieren. Wenn aufgrund einer Krankheit der Körper plötzlich oder allmählich seinen Magnetismus verliert, kraft dessen er die Seele hält, dann tritt sozusagen Hilflosigkeit auf, und er löst den Griff von etwas, was er vorher hielt; dieses Lösen des Griffes ist es, das wir Tod nennen. Im allgemeinen handelt es sich um einen allmählichen Prozeß. Ein wenig Schmerz, ein wenig Krankheit, ein wenig Unwohlsein sind die ersten Zeichen. Man merkt es kaum, doch mit der Zeit wird eine Krankheit daraus.

Sehr häufig werden Krankheiten aufrechterhalten, weil die Betroffenen nicht wissen, daß sie daran festhalten; eben dadurch, daß sie sich vernachlässigen und ihren Zustand nicht wahrnehmen. Noch mehr Leute überlassen es dem Arzt, ihren Zustand zu analysieren. Vom Anfang bis zum Ende der Krankheit wissen diese Menschen nicht, was ihnen fehlt. So wie in alten Zeiten die einfachen Gläubigen sich darauf verließen, daß ihre Priester sie in den Himmel oder an den anderen Ort schickten, so begibt sich heutzutage der Patient in die Hand des Doktors. Kann sich überhaupt jemand mit scharfer Beobachtungsgabe vorstellen, daß ein Fremder mehr über einen wissen kann, als man selbst, wenn man es nur wollte?

Ist es ein Fehler, dies nicht wissen zu wollen? Nein, es handelt sich um eine Gewohnheit. Es ist eine Art Vernachlässigung seiner selbst, wenn man sich keine Gedanken über seinen Gesundheitszustand macht und es dem Arzt überläßt, festzustellen, was einem fehlt. Der Schmerz ist in uns selbst; wir können am besten selbst über das eigene Leben urteilen; wir können selbst die Krankheitsursache feststellen - denn wir kennen unser eigenes Leben am besten. Zahllose Seelen, die ihren eigenen Zustand nicht kennen, verlassen sich heutzutage auf jemanden, der die Wissenschaft der Medizin nur im Hinblick auf die physischen Phänomene studiert hat. Selbst der Mediziner kann nicht richtig helfen, wenn man seinen eigenen Zustand nicht genau kennt. Die genaue Kenntnis seiner eigenen Beschwerden macht es erst möglich, dem Arzt eine rechte Vorstellung zu vermitteln. Ist in einem Tuch ein kleines Loch, so muß man pfleglich damit umgehen, damit es nicht einreißt und zu einem großen Loch wird. So ist es auch mit der Gesundheit. Fehlt eine Kleinigkeit, die vernachlässigt wird, weil man so sehr von dem Leben, wie es ist, in Anspruch genommen wird, so tritt Tag für Tag eine Verschlechterung ein, und der Mensch nähert sich so dem Tode, der sonst hätte vermieden werden können.

Die Frage lautet: Ist es in Ordnung, daß man an seinen Körper und an seine Gesundheit denkt? Ja, es ist in Ordnung, solange man nicht davon besessen ist. Wenn man soviel über das eigene Befinden grübelt, daß man davon besessen wird, arbeitet man gegen sich selbst. Es ist sicherlich falsch, weil es nicht hilfreich ist. Wenn man Selbstmitleid übt und sagt: »Ach, wie krank ich bin, wie schrecklich ist das alles; werde ich wohl je wieder gesund?«, dann wirkt diese gedankliche Fixierung wie eine Art Brennstoff für das Feuer, man nährt seine Krankheit durch die Gedanken an sie. Wenn man sich andererseits vernachlässigt und sagt: »Oh, es macht nichts, es ist ja alles sowieso Illusion«, den Gedanken wird man nicht beibehalten können, wenn die Schmerzen zunehmen. Auf sich zu achten, ist genauso notwendig, wie seine Krankheit zu vergessen. Denn Krankheit schleicht sich wie ein Dieb leise in das Haus. Der Dieb arbeitet unbemerkt von den Hausbewohnern und beraubt sie ihrer besten Schätze. Wenn man Schutzmaßnahmen ergreift, ist es nicht falsch, solange man nicht dauernd an sein Befinden denkt.

Man könnte fragen: »Lohnt es sich zu leben? Warum sollten wir das Leben nicht beenden? Was ist das Leben überhaupt?« Dies sind abnorme Gedanken. Ein Mensch mit gesundem Körper und Geist wird nicht so denken. Wächst dieser abnorme Gedanke an, so endet er im Wahnsinn, was viele Menschen zum Selbstmord verleitet. Der natürliche Wunsch jeder Seele ist es zu leben, in vollkommener Gesundheit, das Beste aus dem Leben auf dieser Welt, in das sie gekommen ist, zu machen. Weder Gott noch die Seele freuen sich über Todeswünsche, denn der Tod gehört nicht zur Seele. Es ist vielmehr ein Aufruhr, ein Revoltieren im Geist eines Menschen, der dann sagt: »Ich ziehe den Tod dem Leben vor.« Den Wunsch zu haben zu leben und dennoch ein Leben voller Leid zu führen, ist ebenfalls nicht weise. Wenn Weisheit überhaupt etwas bewirken kann, dann muß man jede Anstrengung unternehmen, um bei guter Gesundheit zu bleiben.

IV

In früheren Zeiten führten die Menschen alle Krankheiten auf Geistwesen zurück. Es gab für jede Krankheit einen Geist und die Menschen glaubten, daß ein bestimmter Geist die entsprechende Krankheit verursachte. Die Heiler versuchten, jeden Patienten zu kurieren und hatten dabei Erfolg. Heute hat dieser »Geist der Krankheit« sich scheinbar materiell manifestiert, denn die Ärzte erklären nun, daß die Wurzel jeder Krankheit ein Bakterium, eine Mikrobe, ist. Täglich fördert eine neue Entdeckung eine neue Mikrobe zutage. Und würde man an jedem Tag bis zum Ende der Welt eine neue Mikrobe entdecken, so würden zahllose Mikroben gefunden und es wird zahllose Krankheiten geben; am Ende wird es schwierig sein, auch nur einen einzigen gesunden Menschen zu finden, denn es wird immer eine Mikrobe geben. Und wenn es keine bekannte Krankheit ist, dann eben eine neue. Da diese Welt aus unzähligen Leben besteht, wird es auch immer zahllose Leben geben; jedes Leben wird seine Kraft haben, eine konstruktive oder eine destruktive, und diese Kraft wird sich selbst in einer Mikrobe ausdrücken. So wird die Entdeckung der krankmachenden Mikroben weiter zunehmen mit der Zunahme der Krankheiten. Denn der Mensch ist nicht immer in der Lage, die Existenz von Mikroben zu verhindern. Manchmal wird er sie zerstören, doch oft wird er feststellen müssen, daß jede zerstörte Mikrobe wiederum viele neue Mikroben produziert. Was ist Leben? Jedes Atom lebt, nennen wir es Strahl oder Elektron, Bakterium oder Mikrobe.

Die Menschen des Altertums dachten, daß die Mikroben Dämonen sind, Lebewesen; denn sie hatten noch keine Wissenschaft, die diese Dämonen als Mikroben erkannte; doch hat es den Anschein, daß die alten Heiler die Krankheit besser im Griff hatten und zwar gerade, weil sie nicht nur die äußere Mikrobe sahen, sondern die Mikroben im Geist des Patienten. Beim Zerstören der Mikrobe zerstörten sie nicht nur die äußere Mikrobe, sondern die im Geist befindliche Mikrobe, in Form des Erregers. Interessant ist, daß sie bestimmte Substanzen vor den Patienten hinlegten oder verbrannten, um den Geist zu vertreiben, von dem sie dachten, daß der Patient von ihr besessen war. Dieselben Substanzen werden heute noch verwendet, weil sich erwiesen hat, daß sie Krankheitskeime abtöten.

Mit jeder Maßnahme, die die Mediziner gegen das Auftreten von Krankheitserregern ergreifen, wird es trotz der erreichten Erfolge noch größere Fehlschläge geben, denn selbst wenn ein Erreger zerstört wird, existiert er, existiert sein Stamm irgendwo. Außerdem bleibt der Körper Wirt für den Keim, der sich einmal in ihm angesiedelt hat. Wenn der Mediziner einen Krankheitserreger im Körper eines Menschen abtötet, bedeutet dies nicht, daß er den Erreger aus dem Universum getilgt hat. Dieses Problem muß man also anders betrachten: alles, was in der objektiven Welt lebt, hat seine Existenz und seinen bedeutenderen Teil in der subjektiven Welt; und das, was in der subjektiven Welt ist, wird durch den Glauben des Patienten gehalten. Solange der Patient glaubt, er sei krank, solange bietet er jenem Teil der Krankheit, der in der subjektiven Welt ist, Nahrung. Auch wenn die Krankheitskeime in seinem Körper zerstört würden, nicht nur einmal, sondern tausendfach, so würden sie sich dort wieder bilden; denn die Quelle, der sie entspringen, ist in seiner Vorstellung zu finden, nicht in seinem Körper, genauso wie die Quelle der gesamten Schöpfung innen ist, nicht außen.

Die oberflächliche Behandlung vieler solcher Krankheiten gleicht dem Abschneiden einer Pflanze am Stengel, während die Wurzeln noch im Boden stecken. Da die Wurzel der Krankheit den subjektiven Teil unseres Wesens ausmacht, müssen zur Behandlung der Krankheit die Wurzeln ausgegraben werden, indem man die Vorstellung von Krankheit aufgibt, ehe man an die Zerstörung des äußerlichen Keimes herangeht. Der Krankheitserreger kann

nicht ohne die Kraft des Atems, den er aus dem subjektiven Teil unseres Wesens empfängt, existieren. Ist einmal die Quelle seiner Nahrung zerstört, so ist die Heilung sicher.
Nur wenige Menschen können einen Gedanken halten; doch viele werden von einem Gedanken festgehalten. Könnte man so eine einfache Sache, wie einen Gedanken zu halten, meistern, so wäre das ganze Leben gemeistert. Ist jemand überzeugt davon, daß er krank ist und bekommt er die Bestätigung dafür durch einen Arzt, dann wird seine Vorstellung bewässert wie eine Pflanze, und man fördert ihr Wachstum noch durch beständiges Grübeln - wie die Sonne das Wachsen der Pflanze unterstützt; so gedeiht die Pflanze der Krankheit. Und so ist es keine Übertreibung, wenn man feststellt, daß der Patient, bewußt oder unbewußt, der Gärtner seiner Krankheit ist.
Man könnte fragen: »Ist es denn falsch, sich mit Mikroben zu beschäftigen? Wenn der Arzt welche findet und sie uns zeigt, sollten wir es nicht glauben?« Man kommt nicht umhin, es zu glauben, wenn man soweit gegangen ist, den Arzt zu veranlassen, sie uns zu zeigen. Sie haben dann eben dem Arzt geholfen, daran zu glauben und fragen sich nun, ob sie selbst daran glauben sollen. Man kann nichts anderes tun, als an das zu glauben, was man gesehen hat und was vor einem liegt. Zweifellos ist es so: wenn man sich darüber erhebt, hat man die Wahrheit berührt, denn wenn man sich über die Tatsachen erhebt, berührt man die Wirklichkeit. Ist es nicht eine Selbsttäuschung, Tatsachen zu verleugnen? Es ist nicht mehr Selbsttäuschung, als die ohnehin schon vorhandene. Tatsachen selbst sind Täuschungen. Erst wenn man die Täuschungen hinter sich läßt, hat man Zugang zu dem, was wirklich ist. Solange das Gehirn durch Tatsachen verwirrt ist, wird es tagtäglich im Rätsel des Lebens gefangen sein, wodurch das Leben immer konfuser wird. Deshalb hat der Meister einmal gelehrt: »Suchet zunächst das Königreich Gottes«, was besagt: »Erhebt euch zuerst über die Tatsachen, und durch das Licht, das ihr aus dieser Erfahrung empfangt und das alles beleuchtet, werdet ihr die Tatsachen in einem klaren Licht sehen.«

Dies bedeutet keineswegs, daß man seine Augen gegenüber Tatsachen verschließen sollte. Es bedeutet lediglich: »Schaut zuerst nach oben – wenn eure Augen mit dem himmlischen Licht aufgeladen sind und ihr dann euren Blick auf die Welt der Tatsachen richtet, werdet ihr eine klarere Sicht der Wirklichkeit haben.« Wenn man die Tatsachen der Krankheit verneint, hat es nichts mit Unehrlichkeit zu tun; es ist keine Heuchelei, wenn man die Krankheit zuerst sich selbst gegenüber verneint. Es ist nur eine Hilfe, denn im Leben gibt es vieles, dessen Existenz dadurch genährt wird, daß man seine Wirklichkeit bestätigt. Irregeführt durch äußere Tatsachen hält man sie im Denken fest; aber durch die Verneinung kann man sie entwurzeln, denn sie können nicht existieren, ohne die Nahrung, von der sie abhängig sind.

V

Dies bedeutet nicht, daß man die Tatsache der Krankheitserreger gänzlich ignorieren sollte; es ist nämlich nicht möglich, etwas, was man sieht, zu ignorieren; außerdem heißt es nicht, daß die Entdeckung der Mikroben keine Hilfe für die Ärzte gewesen ist, sie haben dadurch den Kranken besser helfen können. Gleichzeitig jedoch kann man überempfindlich sein gegenüber Krankheitserregern; man kann die Vorstellung von Erregern übertreiben, wodurch die Vorstellung mehr Bedeutung gewinnt als die Realität. Der eine Mensch wird diesen Keimen gegenüber anfällig sein und dazu neigen, ihnen zum Opfer zu fallen; wohingegen ein anderer sie assimiliert und zerstört. Mit anderen Worten, der eine wird durch Keime zerstört, der andere zerstört sie. Es heißt, daß ansteckende Krankheiten dadurch verursacht werden können, daß Mikroben von einem Menschen zum anderen wandern; durch den Atem, die Luft, durch alles. Doch es sind nicht immer die Mikroben: oft sind es nur die Gedanken. Sieht jemand, daß sein Freund erkältet ist und denkt: »Ich fürchte, ich werde mich anstecken«, dann hat er die Krankheit mit Sicherheit bekommen, weil er Angst hatte und beeindruckt wurde. Nicht immer ist es notwendig, daß die Erkältungserreger über den Atem von einem Menschen zum anderen übertragen werden; schon der Gedanke, daß man mit diesen Keimen angesteckt wurde, kann sie erzeugen; denn hinter der ganzen Schöpfung verbirgt sich dieselbe Kraft. Oft muß man feststellen, daß, je mehr jemand vor einer Sache Angst hat, desto mehr wird er von ihr verfolgt; denn unbewußt konzentriert er sich darauf.

Es gibt Keime und Unreinheiten, doch auch Elemente, die sie reinigen. Die fünf Elemente, Erde, Wasser, Feuer, Luft und Äther, wie sie den Mystikern bekannt sind, bilden nicht nur Keime, sondern können sie auch zerstören; wenn man nur weiß, wie man diese fünf Elemente benutzen kann, den Körper und den Geist zu reinigen. So wie Pflanzen Sonne und Wasser zum Wachsen benötigen, so braucht der Mensch die fünf Elemente, um vollkommen gesund zu bleiben. Diese fünf Elemente atmet der Mensch je nach Aufnahmefähigkeit seines Atems. Aber nicht jeder Mensch nimmt mit dem Atem dieselben Eigenschaften auf; jeder zieht die Elemente an, die seiner besonderen Konstitution entsprechen. Der eine zieht mehr vom Element Feuer an, der andere mehr Wasser, der dritte mehr vom Element Erde. Es kommt auch vor, daß jemand ein Element empfängt, das er nicht braucht. Dazu ist noch festzustellen, daß die Sonnenstrahlen eine größere Heilkraft besitzen als alles andere. Der, der richtig zu atmen versteht und der Sonnenstrahlen in seinem Körper aufzunehmen versteht, kann seinen Körper freihalten von Verunreinigungen aller Art. Keine zerstörerischen Mikroben können bestehen, wenn die Sonnenstrahlen alle inneren Teile des Körpers berühren; dies geschieht durch die Atmung. Diejenigen Teile der Erde, die von der Luft nicht berührt werden und vor der Sonne verborgen sind, werden feucht; es entstehen dort verschiedene Lebewesen, zerstörerische Bakterien werden geboren, und die Luft wird an diesem Ort dicht. Wenn dies für die Erde zutrifft, dann braucht auch der Körper Sonne und Luft. Lunge, Eingeweide, Gefäße und alle Nervenbahnen des Körpers brauchen Sonne und Luft; diese werden über die vollkommene Atmung aufgenommen; selbst Verstand und Gemüt gewinnen dadurch. Auch sie bestehen aus fünf Elementen, aus den Elementen in der verfeinerten Form.

Ruhe und Entspannung einerseits, Bewegung und Tätigsein andererseits müssen ausgeglichen sein, müssen einen bestimmten Rhythmus haben. Besteht zwischen Ruhe und Aktivität keine Ausgeglichenheit, dann ist ebenfalls die Atmung nicht sicher. Ein großer Fehler, den wir alle begehen, liegt darin, daß wir bei jeder Kleinigkeit sofort an einen Arzt denken. Nie halten wir inne, um zu überlegen: »Wie sieht die Ursache in mir selber aus? War ich zu aktiv oder vielleicht zu träge? War ich bei meiner Ernährung unaufmerksam? Mit meinem Schlaf? Habe ich vielleicht nicht alle Elemente eingeatmet, die mein Körper und mein Geist brauchen?« Aus Angst vor jeder Krankheit laufen wir zunächst einmal zum Arzt. Solange die Krankheit sich nicht bemerkbar macht, sondern sich innerlich entwickelt, ohne zu stören, hat der Mensch nichts dagegen. Sie entwickelt sich vielleicht jahrelang; der Mensch bleibt dabei völlig in seine äußeren Tätigkeiten verstrickt, denkt niemals daran, daß er seinem schlimmsten Feind in seinem Körper ein Zuhause gibt. Mithin wird Krankheit oft durch Nachlässigkeit verursacht.
Andere wiederum werden übervorsichtig und denken nur noch an ihre Krankheit. Die erste Frage für solche Menschen ist: »Wie werde ich wieder gesund?« Indem sie andauernd über ihre Krankheit nachgrübeln, liefern sie ihr Brennstoff. Sie wissen nicht, daß sie durch diese unbewußte Anstrengung die Krankheit aufrechterhalten. Um vollkommen gesund zu bleiben, muß man ein Gleichgewicht zwischen Körper und Geist, zwischen Ruhe und Bewegung bewahren. Es ist die psychologische Blickrichtung auf die Gesundheit, die mehr als jede Medizin hilft.
Ich erinnere mich an einen Besuch bei einer Patientin, die seit mehr als 20 Jahren an einer Krankheit litt und jede Hoffnung auf Heilung aufgegeben hatte. Verschiedene Ärzte waren zur Beratung herbeigezogen, verschiedene Behandlungen durchgeführt worden. Ich gab ihr einen einfachen Rat; ich lehrte sie keine besonderen Übungen, sondern ließ sie morgens und abends eine ganz normale Kleinigkeit machen; zur großen Überraschung der Angehörigen begann sie, Hände und Beine zu bewegen, was man für unmöglich gehalten hatte. So faßten sie Hoffnung, daß die

Frau, die so lange bettlägerig gewesen war, sich nun wieder bewegen konnte; auch die Patientin war erstaunt. Nach einigen Tagen ging ich wieder hin und fragte, welchen Fortschritt die Patientin gemacht habe. Die Angehörigen sagten: »Sie macht gute Fortschritte. Wir sind erstaunt, daß sie Hände und Beine bewegen kann; das ist wunderbar. Doch wir können sie nicht davon überzeugen, daß sie nach mehr als 20 Jahren Leiden wieder gesund werden kann. Diese Krankheit hat sie derartig geprägt, daß sie ihren Zustand als normal ansieht und meint, gesund zu sein, sei nur ein Traum, eine Illusion.«

Das brachte mich auf die Idee, daß, wenn jemand lange, lange Zeit in einem bestimmten Zustand gelebt hatte, dieser Zustand unbewußt zu seinem Gefährten wird. Er weiß es nicht, vielleicht glaubt er sogar, daß er aus diesem Zustand heraus will, doch etwas in ihm hält den Zustand oder die Krankheit trotzdem aufrecht.

Als eines Tages jemand zu mir gebracht wurde, um von einer Besessenheit geheilt zu werden, erinnerte ich mich an diese Eigentümlichkeit der menschlichen Natur und ich fragte, wie lange sie schon unter dieser Besessenheit litt. Sie erklärte mir, wie schrecklich die Besessenheit sei, wie schlimm das Leben dabei sei. Ich hörte mir eine halbe Stunde an, was sie über ihre Besessenheit sagte, dann fiel mir dieser amüsante Aspekt der menschlichen Natur ein, und ich fragte sie: »Wollen Sie denn wirklich diesen Geist loswerden? Wenn ich ihn hätte, würde ich ihn behalten wollen. Sie haben ihn nun jahrelang gehabt und es kommt mir grausam vor, auch ungerecht, ihn zu vertreiben. Wenn er nichts für Sie übrig gehabt hätte, dann wäre er ja nicht so lange bei Ihnen geblieben. Ist es denn in dieser Welt so einfach, solange bei jemanden zu bleiben? Dieser Geist ist außerordentlich treu.« Dann sagte sie: »Ich will ihn nicht wirklich loswerden.« Es hat mich sehr amüsiert zu sehen, wie sehr diese Frau Mitgefühl und Hilfe wünschte, doch diesen Geist nicht aufgeben wollte. Es war nicht der Geist, der diesen Menschen besaß, sondern es war der Mensch, der den Geist besaß.

Menschen mit übernatürlichen Fähigkeiten neigen mehr zu Krankheiten, da sie groben Vibrationen gegenüber empfindlicher sind; besonders diejenigen, die spiritistischen Sitzungen beiwohnen. Ihre Körper werden so empfindlich für alle Krankheiten, auch für Besessenheit, denn sie bereiten sich tatsächlich selbst darauf vor, jeden anderen Geist im eigenen Geist willkommen zu heißen.

VI

Mit dem Fortschreiten der medizinischen Wissenschaft des modernen Zeitalters ist eine genauere Klassifizierung der verschiedenen Krankheitsbilder- und beschwerden durchgeführt worden. Jede Krankheit hat eine besondere Bezeichnung. Hat jemand nur leichte Beschwerden und wird durch einen Arzt untersucht, so wird ihm der entsprechende Name genannt. So kann aus einer Mücke ein Elefant werden. Es gibt wohl kein größeres Unglück, als vom Arzt zu hören, daß man eine gefährliche Krankheit hat, die dazu noch einen beängstigenden Namen besitzt. Was passiert dann? Der Name prägt sich im Herzen des Patienten ein und erschafft dort das dazugehörige Element; am Ende sieht der Patient sich das bewahrheiten, was der Arzt gesagt hat. In der gleichen Art und Weise beeindrucken oft die Worte des Wahrsagers, so daß die Vorhersagen am Ende auch eintreffen. Der Wahrsager ist nicht immer ein Heiliger, er ist nicht immer ein Hellseher, der sieht, was er zu sehen behauptet. Er ist vielleicht lediglich mit einer guten Phantasie ausgestattet. Doch gesagt hat er etwas, und der Eindruck bleibt bei der angesprochenen Person haften. Am Ende stellt sie fest, daß die Weissagung sich bewahrheitet. Um so mehr Eindruck macht ein behördlich anerkannter Arzt; man hat unmittelbar Vertrauen zu ihm, selbst wenn seine Diagnose nicht stimmt; denn unter hundert Ärzten gibt es kaum einen, der wirklich Einsicht hat in die Natur der Krankheit; unter hundert Patienten kann der Arzt vielleicht in einem Fall die Krankheit richtig erfassen. Es besteht also immer die Gefahr, daß ein Patient am Beginn seiner Krankheit durch eine richtige oder falsche Feststellung seines Arztes beeindruckt wird. Bei den alten

Völkern kannte nur der Arzt die Bezeichnungen der Krankheiten; er durfte dem Patienten nicht sagen, um welche Krankheit es sich handelte; denn vom psychologischen Standpunkt betrachtet, wäre das falsch gewesen. Es handelte sich also nicht nur um ein medizinisches, sondern auch um ein psychologisches Wissen.

Zahllose Menschen sind zu mir gekommen, die durch Aussagen von Ärzten verängstigt worden waren. Vielleicht fehlte ihnen nichts oder nur eine Kleinigkeit; vielleicht wußten sie noch nicht, was es war und doch waren sie verängstigt. Hat ein Patient große Vorstellungskraft, dann bietet sich ihm hier ein weites Betätigungsfeld. Jede Kleinigkeit, die nicht stimmt, bringt er mit einer Bemerkung des Arztes in Verbindung; er bezieht seine ganzen Lebensumstände darauf. Die Art, wie wir unser Leben auf dieser Welt gestalten, mit all den Belastungen, den vielen Verantwortlichkeiten, die zu Hause und in der Außenwelt auf uns ruhen und mit dem Kampf, der sich auf uns auswirkt, indem wir in dieser Welt leben, haben wir natürlicherweise unsere körperlichen Höhen und Tiefen. Manchmal sind wir müde; wir brauchen mal Ruhe, mal werden wir einen Fastentag einlegen; ein anderes Mal verspüren wir keine Neigung zu essen. Führt man alle diese Kleinigkeiten auf eine Krankheit zurück, die ein Arzt irgendwann einmal erwähnt hat, dann verstärkt man sie; denn die Wurzeln aller Krankheiten sind im Geist zu finden; werden diese Wurzeln ständig durch Denken und Fühlen genährt, dann wird die Krankheit am Ende real.

Betrachten wir die Welt der Chirurgie: zweifellos werden wunderbare Eingriffe durchgeführt, zweifellos hat die Menschheit viel Hilfe durch chirurgische Operationen erfahren. Doch vieles ist noch in der Forschung, es dauert vielleicht noch ein Jahrhundert, bis zur Reife der Chirurgie. Heute erleben wir ihre Kindheit. Der Chirurg ist versucht, einen Fall nur aus einem Blickwinkel zu sehen und meint, hier helfe nur die Chirurgie. Er hat keine anderen Gedanken, hat keine Zeit, eine andere Möglichkeit in Betracht zu ziehen. Ist er weise, so erzeugt er durch seine Art Vertrauen, doch er weiß, daß es sich um ein Experiment handelt. Er hat es mit einem Menschen zu tun. Er bearbeitet nicht Holz oder Stein, was nach Belieben geschnitzt oder behauen werden kann. Es handelt sich um einen Menschen mit Gefühlen, um eine Seele, die das Leben mit jedem ihrer Atome erfährt, eine Seele, die nicht für das Messer gemacht ist. Nun muß dieser Mensch diese Erfahrung durchleben - er fürchtet den Tod und haftet am Leben. Oft stellt sich erst nach dem Eingriff heraus, daß eine Fehldiagnose vorlag. Zweifellos muß etwas gefunden werden, denn es ist ja operiert worden. Und eine Operation ist nicht etwas, was einfach so ein Ende hat; sie hat einen Einfluß auf die Nerven, auf den Geist des Menschen und eine Rückwirkung auf das Leben. Sehen wir nicht, daß nach einer Operation das ganze Leben eines Menschen dadurch beeinflußt wurde? Die Nerven wurden strapaziert, der Geist wurde aus dem Gleichgewicht gebracht. Die Behandlung des Chirurgen dauert nur so lange, bis der Patient offenbar gesund ist, äußerlich gesund ist; doch wie sehen die Nachwirkungen auf den Geist des Betroffenen aus, auf sein Gemüt, wie die Reaktionen auf sein Leben? Der Chirurg sorgt sich kaum darum - es kümmert ihn nicht.

Heilung bedeutet absolute Heilung, innerlich und äußerlich. Doch dies bedeutet nicht, daß die Chirurgie im Rahmen des Lebens keinen Platz hat; sie ist ein sehr wichtiger Bestandteil der medizinischen Welt, aber sie muß vermieden werden, wo es nur geht. Chirurgische Eingriffe sind nicht auf die leichte Schulter zu nehmen. Der junge Mensch voller Kraft und Energie denkt: »Was ist dabei? Das schaffe ich schon.« Doch der durchgeführte Eingriff prägt, prägt für das ganze Leben. Intuition gehört zum Erbe der Menschheit, und sie ist auch die Basis jeder Wissenschaft. Heutzutage wird Wissenschaft als Bücherstudium betrieben, damit wird ihr der Teil genommen, den die Intuition erfüllen müßte. Würde Intuition Bestandteil der medizinischen Welt werden und würden sich viele Ärzte damit beschäftigen, Heilmittel zu finden, die chirurgische Eingriffe überflüssig machen, dann könnte sicherlich Großes erreicht werden. Es ist amüsant, daß, als die Operation zur Entfernung des Blinddarms in den USA eingeführt wurde; dieser Eingriff zur Mode unter den Reichen wurde; denn einige Tage zu Hause sind recht angenehm. Die

Ärzte wählten die Blinddarm-Patienten unter denen aus, die genug Geld hatten, um einige Tage ausspannen zu können. »Hast du sie schon gehabt?« war die Frage dieser Zeit. »Ja ich habe sie gehabt.« Es war wie ein Spiel.

Dann gibt es das Kapitel der Arzneimittel. Viele Ärzte stellen nach einer lebenslangen Erfahrung fest, daß sie mit Arzneimitteln vielleicht kurzzeitige Heilerfolge erzielten, aber daß sie nicht wirklich erfolgreich gewesen sind. Die Nebenwirkungen vieler Arzneimittel sind derart negativ; zum Beispiel verursachen sie im Verstand und Gemüt eine solche Verwirrung, daß sie das Leben eines Menschen ruinieren können. Ich habe Menschen erlebt, die nach einer medizinischen Behandlung dermaßen an Arzneimittel gewöhnt waren, daß sie aus ihren Körpern eine Art Gefäß für Arzneimittel gemacht hatten. Sie leben von Arzneimitteln und können ohne Arzneimittel nicht leben. Sie müssen etwas einnehmen, damit sie das Essen verdauen können, sie brauchen Schlafmittel, sie brauchen auch ein Mittel, um sich wohl zu fühlen. Wenn solche natürlichen Dinge wie die Verdauung, guter Schlaf und eine heitere Stimmung von äußerlichen, materiellen Dingen abhängen, wie können diese Menschen dann als gesund bezeichnet werden? Damit es ihnen heute besser geht, nehmen sie ein Arzneimittel und fühlen sich dadurch morgen schlechter.

Wenn wir uns einmal vor Augen halten, daß Gott den menschlichen Körper geschaffen hat, damit Er Erfahrungen machen kann, dann wird klar, welchen Fehler wir begehen, wenn dieser Körper durch Medizin und Arzneimittel für den Heiligen Geist unbrauchbar gemacht wird. Das soll nicht heißen, daß Arznei niemals notwendig ist. Arznei hat ihren Wert, auch ein Medikament hat seinen Platz, wenn es notwendig ist. Wenn aber ein Arzneimittel eingesetzt wird, um Kleinigkeiten, die durch andere Mittel geheilt werden könnten, zu behandeln, dann entgleitet die Gesundheit den eigenen Händen, auch Arzneimittel können dem Menschen keine Ruhe mehr schenken. Die beste Medizin sind reine Kost, nahrhaftes Essen, frische Luft, Ausgeglichenheit zwischen Bewegung und Ruhe, klare Gedanken, reine Gefühle sowie Vertrauen in das vollendete Sein, mit dem wir verbunden und dessen Ausdruck wir sind. Dies ist das Wesen der Gesundheit. Je besser wir dies verstehen, desto sicherer ist unser gesundheitliches Wohlergehen.

Ich kannte jemanden, der von seinem Arzt nach einer Untersuchung erfahren hatte, daß er nur noch drei Monate zu leben habe. Zweifellos hätte sich dieser Mensch beeindrucken lassen, wenn er leichtgläubig gewesen wäre. Doch er kam zu mir und erklärte: »Was für ein Unfug! Binnen drei Monaten sterben! Ich lebe noch 300 Jahre!« Und zu unserer großen Überraschung starb innerhalb von drei Monaten der Arzt; dieser Patient überbrachte mir die Nachricht. Wir müssen lernen, den Menschen zu respektieren und begreifen, daß die menschliche Seele über Geburt und Tod erhaben ist, daß eine menschliche Seele den göttlichen Geist in sich trägt und Krankheiten, Schmerzen und Leiden lediglich ihre Prüfungen darstellen. Der Mensch ist mehr als das, was er zu sein glaubt; und wir müssen versuchen, über unsere Krankheiten hinauszuwachsen.

Hinter allem ist Bewegung, Vibration. Die Teilchen der Materie werden durch Vibrationen bewegt. Wir fühlen Vibrationen, unsere Sinne nehmen eine gewisse Bewegung der materiellen Teilchen war, doch die Vibration selbst ist Bewegung. Daher ist die Kraft des Wortes mächtiger als jede Medizin, jede andere Art der Behandlung oder Operation; denn das Wort verursacht gewisse Schwingungen in unserem Körper, in der Atmosphäre, in unserer Umgebung und bringt dadurch eine Heilung zuwege, die durch nichts anderes bewerkstelligt werden kann. Wenn wir einen gesunden und einen kranken Menschen sehen und wenn wir dabei an seine Pulsation und seinen Blutkreislauf denken, dann stellen wir fest, daß hinter allem eine Bewegung abläuft, eine Vibration. Bei einem Menschen sind die Schwingungen in einem guten Zustand, derjenige ist gesund; beim anderen Menschen sind die Schwingungen nicht in ihrem richtigen Zustand, deshalb ist dieser krank.

Ein Arzt in den USA hat darüber nachgedacht. Nur gibt es einen Unterschied, wenn ein Wissenschaftler so etwas zum Gegenstand seines Denkens macht, selbst wenn es ihm durch Intuition zufiel:

er verfolgt die Sache, indem er vom Fuß des Berges dessen Gipfel ersteigt. Es ist sehr schwierig, den Berg zu erklimmen; sehr oft, bevor man den Gipfel erreicht hat, ist das Leben beendet. Dieser Arzt ist heute tot. Er hatte eine gute Idee. Auch wenn er nicht zur Wurzel des Geheimnisses vorgedrungen war, inspirierte diese Idee viele Ärzte in den Vereinigten Staaten wie auch in der übrigen Welt, und sie verursachte große Aufregung in der medizinischen Welt. Aber, wie die Mystiker sagen, sucht zuerst das Königreich Gottes .... und alle diese Dinge werden euch zufallen. Das ist ein anderer Weg. Man erklimmt den Berg nicht von unten nach oben, was ja sehr mühsam ist, es bedeutet Klettereien. Sondern man geht vom Gipfel aus, dann ist alles einfach. Wer sich auf dem Gipfel des Berges befindet, kann sich leicht überallhin bewegen. Es kostet ihn nicht soviel Energie und belastet ihn nicht. Avicenna, der große Arzt vergangener Zeit, dessen Entdeckungen die Basis der mittelalterlichen Wissenschaft waren, war ein Sufi; er saß oft in Meditation vertieft und hat Rezepte intuitiv entwickelt. Gerade vor kurzem hat ein Arzt den großen Schatz von Avicenna wiederentdeckt, den dieser Mann der medizinischen Wissenschaft vermacht hat und hat ein Buch geschrieben, in dem er die Gedanken Avicennas in eine moderne Sprache übertragen hat.

VII

Die meisten körperlichen und mentalen Krankheiten entstehen aus einer Erschöpfung der Nerven. Nicht jeder weiß, in welchem Maße er die Nervenkraft im täglichen Leben einsetzen oder inwieweit er sie kontrollieren soll. Oft verteilt ein freundlicher und liebevoller Mensch seine Energie nach allen Seiten, wo immer Bedarf besteht und gibt so viel ab, daß am Ende seine Nerven beunruhigt und geschwächt sind. Schließlich kann der Mensch, der einmal freundlich, nett und höflich war, dies nicht aufrechterhalten; denn sind einmal die Reserven an Energie verbraucht, besteht keine Kontrolle mehr und das Durchhaltevermögen ist ebenfalls erschöpft. Dieser Mensch hat nicht mehr die Geduld,

das Leben leicht zu nehmen. Der einst gute und freundliche Mensch wird leicht irritierbar, gereizt, müde und ärgerlich. Sehr oft kann man es als Mißbrauch von Güte bezeichnen; denn Geben ist nicht immer eine befriedigende Antwort auf die Anforderungen des täglichen Lebens; es ist der ausgeglichene Zustand von Körper und Geist, der die Anforderungen erfüllt. Manchmal wird es zur Leidenschaft, Energie zu verschwenden, entweder durch dauernde Beschäftigung oder Reden. Diese Leidenschaft kann so intensiv werden, daß dieser Mensch selbst im Zustand der Erschöpfung darauf besteht, weiter Energie abzugeben. In Gegenwart eines solchen Menschen fühlen sich auch andere erschöpft, weil dieser Mensch trotz Erschöpfung versucht, das wenige, was er noch hat, zu geben; die Irritation und Anstrengung überträgt sich auf die anderen und diese werden ebenfalls nervös.
Nervenschwäche verursacht nicht nur körperliche Krankheiten, sondern führt auch zu Geisteskrankheiten. Es gibt eine Hauptursache körperlicher und mentaler Krankheiten: überstrapazierte Nerven, erschöpfte Nerven. Und wer darunter leidet, wird trotz seiner Tugend und Güte, trotz seines Wohlwollens und dem Wunsch, das Richtige zu tun, zur eigenen Überraschung das Falsche tun, denn er hat seine Selbstdisziplin verloren. Hohe Ideale helfen nicht, denn er hat sich nicht selbst in der Hand. Seine Qualifikationen, sein Wissen, seine Einstellung, seine Moral werden nutzlos sein, wenn es an Nervenkraft fehlt, die den Menschen kräftigt und die dem Menschen dazu verhilft, das Richtige zu tun.
Mangelnde Nüchternheit verursacht ebenfalls nervliche Erschöpfung. Alle alkoholischen Getränke und Rauschmittel verbrauchen die nervliche Energie, fressen die Energie der Nerven auf.
Man kann sich fragen, weshalb jemand an diesen Dingen Vergnügen findet. Die Antwort lautet wieder, es ist eine Leidenschaft. Alles, was einen momentanen Rausch erzeugt, alles, was die Nerven erregt, verspricht sozusagen mehr Freude für den Augenblick. Aber man ist abhängig von äußeren Reizen. Die Reaktion erfolgt, sobald die Wirkung des Rauschmittels nachläßt. Dann ist der Betreffende doppelt so schwach und erschöpft wie

vorher. Er braucht die doppelte Menge von Drogen oder Alkohol, um für einige Stunden die gleiche Freude wieder zu erleben. So geht das immer weiter, bis der Betreffende keine Beherrschung mehr über Körper und Gemüt hat, sondern zum Sklaven des Genusses wird. Der Rauschzustand ist die einzige Zeit, in der ein solcher Mensch zu leben glaubt; zu anderen Zeiten fühlt er sich elend. Dieser Zustand wird seine Welt, sein Himmel, sein Paradies, sein Leben. Jeder Exzeß in Leidenschaft, Ärger, Sinnlichkeit und Freude schwächt die Energie, die Kraft und die Vitalität der Nerven.

Außerdem ist es so, daß jede Wirkung, die mit der Stimme, mit Worten, mit Gesang erzeugt wird, ihre Basis in der Nervenkraft hat; das ganze Geheimnis des Magnetismus ist in den Nerven enthalten. Das ganze Geheimnis des Erfolges eines Menschen im öffentlichen Leben, eines Menschen auf der Bühne, im Konzertsaal, ist seine Nervenkraft. Der Erfolg eines Rechtsanwalts vor Gericht liegt in seiner Nervenkraft. Man wird immer finden, daß ein guter Anwalt, der sich einen Namen gemacht hat, diese Kraft besitzt; es handelt sich um Magnetismus. Das Kennzeichen eines Menschen von körperlicher und geistiger Gesundheit ist, daß er jenen Einfluß entwickelt, der mittels Nervenkraft ausgedrückt wird und der seinen Einfluß auf alle Dinge ausübt.

Kraft verleiht Stärke; Schwäche verursacht noch mehr Schwäche. Der richtige Zustand der Nerven ist derjenige, der uns in die Lage versetzt, Einfluß auszuüben. Jemand, der nervlich erschöpft ist, kann sich nicht behaupten, er hat keine Kraft. Selbst wenn er recht hat, wird er nicht wissen, was zu tun sei. Es fehlt die Kraft zum Handeln, er kann für seine Rechte nicht eintreten.

Die heutige Praxis, Patienten in Krankenhäusern und Nervenheilanstalten einzuschließen, bedeutet, sie zu Gefangenen ihrer Krankheit zu machen. Die Atmosphäre dieser Institutionen und der bloße Gedanke, in einem Hospital zu sein, erzeugt ein Gefühl des Krankseins. Ähnlich verhält es sich bei den Nervenheilanstalten. Wie erfolgreich auch immer die Behandlung scheinen mag, ein Mensch bekommt den Eindruck, sein Geist sei nicht in Ordnung; die ganze Atmosphäre deutet dasselbe an. Es wäre überhaupt freundlicher, seitens der Gesellschaft und der Familie, würden Freunde und Verwandte die Patienten in schwierigen Zeiten betreuen. Es könnte ihnen auf diese Weise wirksamer geholfen werden, als sie in Anstalten unterzubringen, wo sie an nichts anderes als an ihre Krankheit denken können. Ich habe selbst viele Fälle gekannt, in denen Verwandte und Freunde eine bessere Hilfe geleistet haben, als die Patienten in einem Krankenhaus erfahren hätten.

Man könnte behaupten, daß medizinische Behandlungen in einer besonderen Institution durchgeführt werden müssen, wo alles zur Verfügung steht, nicht nur der Arzt selbst und daß das besonders in Großstädten die einzige Art und Weise ist, wie Patienten versorgt werden können. Ja, es stimmt auch und ist in schwierigen Situationen nicht zu umgehen. Nur, wo es andere Hilfsmöglichkeiten gibt, sollte man sie auch nutzen.

Nervenkrankheiten werden oft mit Arzneimitteln behandelt; dabei gibt es auf der ganzen Welt keine Medizin, die den Nerven gut täte; denn Nerven sind das Natürlichste des menschlichen Wesens. Sie sind jener Teil des Menschen, der mit der physischen und geistigen Welt verbunden ist. Nerven bilden die zentralen Ströme im Menschen; es gibt kein besseres Heilmittel für Nerven als die Natur, ein Leben der Ruhe und der Entspannung, ruhiges, richtiges Atmen, richtige Ernährung und jemand, der den Patienten mit Weisheit betreut. Wenn man die Natur der Umstände und der klimatischen Einflüsse, die auf den Patienten einwirken, verstanden hat, wenn man die Einflüsse, die Menschen auf einen solchen Patienten ausüben können, erkannt hat, dann kann man ihn heilen.

Die Energie der Nerven ist eine Art Batterie für den ganzen Mechanismus von Verstand, Gemüt und Körper. Für den Mechanismus des Denkens ist es daher wesentlich, daß der nervliche Mechanismus rein und harmonisch ist und gut funktioniert; nur dann können wir klare Gedanken fassen, unsere Gedanken konzentrieren, uns etwas vorstellen und etwas im Gedächtnis behalten. Wenn das Nervensystem nicht reibungslos funktioniert, kann man nichts im Kopf behalten, man kann nicht klar denken oder einen Gedanken zu Ende führen, und verschiedene Zustände mentaler Verwirrung machen sich bemerkbar. Die Yogis kennen verschiedene Zentren des Nervensystems im menschlichen Körper. Diese Zentren sind die Stellen im Nervensystem, denen man die Intuition, die Gefühle oder geschärfte Beobachtungsgabe zuordnet.

Nun zu der Frage: wodurch und wie können die Nerven mit Energie aufgeladen werden? Unser Körper, unser Geist sind eine Batterie für jene Kraft, sie sind daraus gemacht, wir sind jene Kraft. Der Magnetismus des Menschen ist größer als alles andere in der Welt. Kein Juwel, kein Edelstein, keine Blume, keine Frucht, nichts in der Welt besitzt eine solche Magie wie ein menschliches Wesen, wenn es nur versteht, wie es sie bewahren, wie es sie in diesem Zustand erhalten kann. Denn trotz aller wissenschaftlichen Entdeckungen über Radium und Elektronen und all die verschiedenen Atome gibt es auf der ganzen Welt kein Atom, das mehr strahlt als die Atome, woraus sich der menschliche Körper zusammensetzt. Diese sind nicht nur für das menschliche Auge anziehend, sondern wirken anziehend auf die ganze Schöpfung. Das Pferd dient dem Menschen, das Kamel trägt seine Lasten, der Tiger ergibt sich dem Menschen, die Elefanten laufen, wenn der Mensch es befiehlt. Verliert der Mensch aber seinen rechten Geist, so ist das, als würde man Salz verlieren, wie es in der Bibel heißt: »Ihr seid das Salz der Erde, und wenn das Salz seinen Geschmack verloren hat, womit soll man dann würzen?« Wenn der eigene Körper und der eigene Geist alles andere überstrahlt, dann kann nichts anderes ihn mit noch mehr Geist erfüllen, er selbst ist der Geist.

VIII

Oft fragt man sich, in welchem Umfang der Geist über die Materie herrscht. Die Antwort lautet: da die Materie aus dem Geist entstanden ist, hat der Geist alle Macht über die Materie. Man wird pessimistisch, nachdem man vergebens versucht hat, durch Gedankenkraft sich selbst oder andere zu heilen; man denkt, der

Geist kann nicht helfen, es muß etwas sein, das von außerhalb kommt. Das bedeutet keineswegs, daß Dinge, die von außen kommen, keine Wirkung haben, sondern es bedeutet, daß der Geist alle Macht hat, einen Menschen von jeder Krankheit zu heilen. Zweifellos ist es so, daß der Geist einen hohen Entwicklungsstand erreichen muß, wenn er jede Krankheit vollkommen heilen soll. Im gegenwärtigen Zeitalter glaubt man, daß der Geist aus der Materie geboren wurde. Durch das Studium der Biologie weiß man, daß zuerst die Materie da war, die sich entfaltete, bis sie sich schließlich in menschlicher Form manifestierte und als Intelligenz, menschliche Intelligenz, in Erscheinung trat. Doch der Mystiker sagt, daß das Ganze ein Spiel der Intelligenz sei. Im Felsen, im Baum, in der Pflanze, im Tier und im Menschen war die Intelligenz immer vorhanden und hat sich entwickelt; im Menschen hat sie ihren reinsten Ausdruck erreicht. Durch diesen reinen Ausdruck der Intelligenz wird sich der Mensch seines Ursprunges bewußt.
Die christliche Wissenschaft lehrt, daß die Materie nicht existiert. Auch wenn es keine vollständige Erklärung ist, so gibt es doch nur ein Leben; das, was wir Materie und Geist nennen, sind lediglich verschiedene Aspekte davon. Wir müssen begreifen, daß es ein Leben gibt und daß es ganz Geist ist; auch Materie ist ein vorläufiger Zustand des Geistes. Und Geist ist Intelligenz; er ist mächtig, er unterliegt nicht dem Verfall oder dem Tod. Geist ist imstande, der dichten Substanz Leben zu verleihen, die aus ihm entstanden ist und die wir Materie nennen. Es läßt sich mit Worten kaum beschreiben, in welchem Ausmaß Gedanken, Gefühle und die Einstellung uns helfen, geheilt zu werden.
Das Gefühl, daß das Blut, das unsere Nervenbahnen, Adern und Kanäle durchströmt, göttliches Blut ist, vollkommen, vollständig und rein, hilft uns außerordentlich. Mit anderen Worten: was ist Krankheit? Disharmonie ist Krankheit. Wenn die Folge von Disharmonie Krankheit und Versagen sind, so bringt Harmonie Heilung. Wenn man sein Leben auf jede Weise und in jeder Form in Harmonie bringen kann, dann muß sicherlich das Ergebnis vollständige Harmonie sein: und das wird sich als voll-

kommene Heilung manifestieren. Kummer kann zweifellos krank machen, denn sie stört die Harmonie von Gemüt und Körper; auf diese Weise werden Krankheiten begünstigt. Für mich ist ein wirklich tapferer Mensch der, der sagt: »Was geschehen ist, das ist geschehen; was ich durchmache, werde ich überwinden; was auf mich zukommt, dem werde ich mit Mut begegnen.« Will man traurig sein, so bieten sich dazu viele Gelegenheiten. Man braucht nicht auf Gründe zu warten, die einen weinen lassen; man könnte jeden Augenblick Tränen vergießen, wenn man die Neigung dazu hat. Man sollte nicht das Unglück suchen; Unglück kann man überall finden, wenn man nur danach sucht; und unbewußt machen dies viele. Es gibt viele Krankheiten, doch die Hoffnungslosigkeit ist die schlimmste. Hat ein Mensch erst die Hoffnung verloren, so kann seine Krankheit nicht geheilt werden. Hoffnung ist ein Bestandteil der Intelligenz; Hoffnung ist die Stärke der Intelligenz. Wirkt die Intelligenz gegen jede Unordnung, sowohl gegen geistige als auch körperliche oder moralische Unordnung, dann kann eine Heilung sicherlich erreicht werden.
Etwas, was in ganz allgemeiner, einfacher Form allen bekannt ist, kannten die Mystiker seit jeher und wandten dies in vollkommener Form an: Die Idee, sich selbst zu wiederholen: »Mir geht es gut, es geht mir besser, es geht mir besser«, um tatsächlich eine Besserung zu erfahren. Viele begreifen den Grund dafür nicht, doch mit der Zeit wird man merken, daß selbst ganz materialistisch eingestellte Menschen die Wahrheit erfassen, daß es die innere Einstellung, der Wille, geheilt zu werden, der Wunsch, seine Krankheit zu überwinden, die Bereitschaft, gegen Unordnung zu kämpfen sind, die einem zur Gesundheit verhelfen.
Es gibt zwischen Glauben und Denken einen Unterschied. Man kann sagen: »Ich denke jeden Tag, daß ich geheilt werde, doch es trifft nicht ein.« Ja, Glaube ist eine Sache, Denken eine andere. Vergleicht man Glauben mit Denken, so stellt man fest, daß das eine automatisch abläuft, während das andere ein lebendiger Vorgang ist. Wenn jemand sagt: »Ich denke oder ich übe dies jeden Tag, doch geht es mir nicht besser«, dann heißt das nur, er

übt das eine und glaubt das andere. Er sagt sich zwar: »Es wird mir gutgehen«, aber dabei glaubt er: »Ich bin krank.« Es mag seine unbewußte Überzeugung sein, doch er ist sich sicher: »Dies wird mich nicht heilen, ich werde weiterhin krank sein.« Und mag er auch tausendmal am Tag wiederholen: »Es geht mir besser, es geht mir besser«, er glaubt es nicht.

Ist ein Kind krank, so kann seine Heilung durch positive Gedanken unterstützt werden. Manchmal bewirkt die heilende Kraft der mütterlichen Gedanken, das Mitgefühl der Mutter, mehr als jede Medizin; dies ist der Beweis für die Macht des Heilens. In zahlreichen Fällen läßt sich beobachten, daß der bewußte oder unbewußte Wunsch der Mutter, das Kind möge gesund werden, einen heilenden Einfluß ausübt. Ist die Mutter dagegen ängstlich und macht sich Sorgen um das Kind, dann hat dies zweifellos einen entgegengesetzten Einfluß; denn unbewußt hält die Mutter mit ihren Gedanken an der Krankheit des Kindes fest.

Die Wirkungsweise von Wunderheilungen, die mystische Heilern nachgesagt wird, liegt jenseits unseres Begriffsvermögens. Was die Macht der Gedanken auszurichten vermag, kann man in ihrem Wirken sehen. Zweifelsohne ist es so, daß ein Heiler nicht gründlich arbeiten kann, wenn jemand die heilenden Einflüsse behindert; aber wenn die Einstellung richtig ist, wenn man glaubt, daß der Geist alle Macht zum Heilen hat, kann man sicherlich geheilt werden. Die Mystiker haben in ihrem Leben bewiesen, daß es nicht nur in ihrer Macht liegt, zu heilen, sondern daß ihnen sogar der Tod als ihr ergebener Diener zur Seite steht. Für sie ist der Tod kein Polizist, der jemanden verhaftet und abführt, wenn die Zeit gekommen ist, sondern der Tod ist für sie ein Lastträger, der die Koffer trägt, wenn man reist. Abgesehen vom Heilen, wird selbst Medizin einem Pessimisten nicht helfen. Glaubt er nicht an sie, so hat sie keine Macht über ihn.

Wenn Glaube Medizin zur vollen Wirkung bringt, wieviel mehr ist dann möglich, wenn man an die Macht des Geistes über die Materie glaubt. Allgemein ist es so, daß die Menschen nicht wissen, ob es einen Geist gibt. Man überlegt sich oft, ob es überhaupt Geist gibt, denn man kennt nur Materie. Einmal fuhr ich auf einem Schiff; da kam ein junger Italiener auf mich zu und sagte: »Ich glaube nur an die ewige Materie.« Ich erwiderte: »Ihr Glaube ist nicht sehr verschieden von meinem.« Er war überrascht, so etwas von einem Priester zu hören (er dachte, ich wäre Priester). Er fragte: »Was glauben Sie?« Ich sagte: »Was Sie ewige Materie nennen, das nenne ich ewigen Geist. Sie nennen Materie, was ich Geist nenne. Was bedeutet dies? Es besteht nur ein Unterschied in den Begriffen. Es ist das Eine Ewige.« Von da an wurde er sehr interessiert; vorher war er sehr ängstlich.

Das Geheimnis des Heilens besteht darin, sich durch die Macht des Glaubens über die Begrenzungen dieser Welt in ihrer Mannigfaltigkeit zu erheben, so daß man durch die Kraft der Intelligenz die Einheit des ganzen Seins berühren kann. Dann wird man aufgeladen mit der allmächtigen Kraft; und durch die Kraft des so Erreichten kann man sich und anderen in ihren Schmerzen und Leiden helfen. Wahrlich, der Geist besitzt alle Macht, die es gibt.

IX

Die Vorstellung, daß gewisse Krankheiten unheilbar seien, ist der größte Irrtum, dem der Mensch heute unterliegt. In Wahrheit hat er keine Heilmittel für jene Krankheiten, und so nennt er sie unheilbar. Aber indem man eine Krankheit als unheilbar bezeichnet, raubt man dem Patienten die Hoffnung; und zwar nicht nur bezüglich menschlicher Hilfe, sondern auch im Hinblick auf Hilfe von oben. Es kann also nicht richtig sein, einen Menschen glauben zu machen, es gäbe keine Heilung mehr für ihn. Sind Quelle und Ziel vollkommen, dann ist das Erlangen von Vollkommenheit möglich; da die Gesundheit Vollkommenheit ist, kann sie erreicht werden. Alle Kraft wohnt dem Geist inne. Jeder besitzt Kraft in dem Maß, in dem er dem Geist nahe ist; doch hat jeder einen Funken dieses Geistes in sich; und jeder sollte wissen, daß er Verantwortung für die eigene Gesundheit trägt, als sein eigener Heiler. Auch sollte er wissen, daß er selbst seinen Teil dazu beizutragen hat und die Verantwortung nicht allein bei dem Arzt oder Heiler liegt. Er muß gleichzeitig bereit sein, selbst die Rolle des Arztes oder Heilers zu übernehmen - erstens, um zu erfahren, wie sein Zustand ist, was ihm fehlt, was los ist mit ihm und wie er zu heilen ist. Findet er dennoch nicht heraus, was zu tun ist, dann kann er andere um Hilfe bitten, doch er muß als erster den Wunsch nach Heilung haben.

Ist Hypnose als Heilmethode zu empfehlen? Heute setzen Ärzte Äther ein, um Operationen durchführen zu können, selbst, wenn es dem Patienten nicht bekommt, denn es ist notwendig. So kann also auch diese Methode angewandt werden, sofern sie notwendig ist, damit es einem Menschen besser geht. Doch sollte jeder Mensch für sich selbst sorgen können durch Gebet, Meditation und Stille, den Glauben an Gesundheit nähren und der Angst vor der Krankheit den Boden entziehen.

Heilen durch Magnetismus ist etwas anderes. Es handelt sich um eine Art Rezept; ein Arzt verschreibt etwas, verordnet eine bestimmte Medizin, um eine Krankheit zu kurieren. So wird die Kraft, die Lebensenergie ist, in einer bestimmten Form verabreicht, um dem Patienten das zu geben, was ihm fehlt. Es handelt sich hierbei genau genommen nicht um ein objektives Heilmittel, dennoch ist die Wirkungsweise die gleiche.

Es gibt keine unheilbare Krankheit. Wir versündigen uns gegen die Vollkommenheit des göttlichen Seins, wenn wir die Hoffnung auf eine Heilung aufgeben, denn in jener Vollkommenheit ist nichts unmöglich, alles ist möglich. Wir betrachten alles mit unserer begrenzten Vernunft und machen die göttliche Vollkommenheit klein, so klein, wie wir sind; aber in Wirklichkeit liegt die Weite, die Größe der allmächtigen Kraft jenseits unseres Verstandes; sie einzuengen kann nur ein Fehler sein. Im allgemeinen geschieht in einem Fall, der als unheilbar krank bezeichnet wird, folgendes: der Eindruck, der auf den Patienten gemacht wird, führt dazu, daß er weiß und fühlt, daß er unheilbar krank ist, und dies wird zur Wurzel seiner Krankheit; so wurzelt die Krankheit in der Überzeugung des Patienten. Diese kann kein Heilmittel, keine Hilfe entwurzeln. Die beste Behandlung, die ein Heiler, ein Arzt, einem Patienten bieten kann, ist, zuerst den

Glauben an eine Heilung zu stärken, dann die Medizin oder die Behandlung zu verabreichen, je nachdem, welche Methode angewendet wird.

Wir hören von Ärzten vergangener Zeit, von Mystikern und Denkern, daß sie Krankheiten durch bloßes Anschauen des Kranken diagnostizieren konnten. Dies geschah durch Intuition; und wenn die Menschen damals darin geschult waren, so heißt das nicht, daß die Seele diese Fähigkeit etwa verloren hätte. Auch heute noch kann der Mensch diese Fähigkeit entwickeln und beim ersten Blick feststellen, was dem Patienten fehlt - im Körper, im Gemüt und im Geist. Denn der äußere Eindruck verrät den inneren Zustand. Jede Störung in der Ordnung des Geistes, des Gemütes und des Körpers hat klare, äußere Zeichen. Man kann lernen, diese Zeichen zu lesen; die Fähigkeit dazu hat man, sie muß lediglich entwickelt werden. Wird diese Fähigkeit ein wenig weiter entfaltet, so kann man auch den Grund hinter jeder Krankheit, die ein Mensch hat, sei sie nun physischer oder geistiger Natur, erkennen. Ist diese Fähigkeit noch weiter entwickelt, kann man herausfinden, welches der beste Weg wäre, die beste Behandlung, den Menschen zu heilen. Avicenna, der große Mystiker Persiens, war gleichzeitig Arzt und Heiler. Der Mystiker ist von Natur aus ein Heiler, aber erst, wenn er objektives Wissen erlangt, wird er fähig, seine Möglichkeiten voll im Sinne der Heilung zu nutzen.

Was muß man also tun, um diese Fähigkeit zu entwickeln; was tun, um festzustellen, ob man selbst diese Fähigkeit besitzt? Genauso wie ein mechanisches Gerät jeden Tag aufgezogen oder ein Musikinstrument gestimmt werden muß, genauso muß ein Mensch auch jeden Tag eingestimmt werden, welchen Beruf er auch hat oder welches Leben er auch führen mag. Was bedeutet dieses Einstimmen? Dieses Stimmen besteht darin, Harmonie in jede Bewegung des physischen Mechanismus zu bringen, d.h. die Pulsation, den Herzschlag, die Blutzirkulation zu harmonisieren und zwar durch die richtige Methode der Entspannung. Wenn dies einmal getan ist, dann ist der nächste Schritt der, das Denken in Harmonie zu bringen. Das Denken, das ständig ruhelos umherwandert, das nicht der Kontrolle des Willens unterliegt, das nicht sofort reagieren kann, das rastlos ist, dieses Denken sollte in Einklang gebracht werden; es kann zunächst mit dem Willen in Harmonie gebracht werden. Herrscht Harmonie zwischen Willen und Verstand, können Körper und Verstand, kontrolliert und im Einklang, zu einem harmonischen, automatisch arbeitenden Mechanismus finden. Allein, indem man Körper und Verstand in Ordnung bringt, erlaubt man jeder seiner Fähigkeiten, sich in seiner Fülle zu entfalten. Man fängt an, das Leben genauer zu beobachten, das Leben besser zu begreifen, die Wahrnehmung wird so geschärft und die Fähigkeit, Wissen aufzunehmen, entfaltet sich.

Es ist zweifellos so, daß, je mehr ein Mensch sich entwickelt, er mehr Einsicht in die Natur der Dinge und Wesen gewinnt. Zunächst ist es notwendig, die Bedingungen des eigenen Körpers zu verstehen, sein physisches Befinden ebenso wie den Zustand des Geistes. Wenn man seinen eigenen Zustand besser versteht, kann man beginnen, den Zustand anderer zu erforschen. Die Intuition wird geboren und wird aktiv. Sowie ein Mensch sich intuitiv entwickelt, beginnt er mehr und mehr, die Schmerzen und Leiden anderer Menschen zu erkennen. Wenn sein Mitgefühl wächst und immer größer wird, wird auch sein Blick schärfer, und er lernt, die Ursachen hinter dem Leiden zu sehen; entwickelt er diese Intuition noch weiter, dann lernt er auch das Heilmittel zu sehen, das sich für den Menschen, der leidet, jeweils am besten eignet.

Außerdem erkennt ein Seher Zeichen, offenbare Zeichen, die die Grundprinzipien der Gesundheit erklären. Jeder Mensch repräsentiert die Sonne - sein Herz, sein Geist, sein Körper, alles, was zu ihm gehört. Und wie die Sonne, so hat jeder Mensch einen Sonnenaufgang und einen Sonnenuntergang. Es gibt eine Tendenz im Körper, die ihn zum Boden zieht, dies zeigt den Sonnenuntergang an, denn die Seele zieht es zu ihrem Ziel. Es gibt eine weitere Tendenz, die dem Sonnenaufgang ähnlich ist. Der Körper hat eine natürliche Neigung, sich aufzurichten. Es scheint dann so, als ob die Anziehung der Erde auf den Körper nicht so stark ist, sondern als ziehe ihn etwas nach oben. Das ist das Zeichen des Sonnenaufganges. Dies hängt nicht vom Alter, sondern von dem Zustand der Harmonie ab, der zwischen Körper und Geist erreicht ist. Ein Mystiker kann gewöhnlich sehen, ob ein Mensch innerhalb der nächsten drei Jahre sterben wird; noch klarer kann er erkennen, ob jemand binnen Jahresfrist sterben wird. Abgesehen vom Geist, gibt sogar die Neigung und Ausrichtung des Körpers darüber klare Auskunft.

X

Man kann Krankheiten auf unterschiedliche Weise betrachten. Einer sieht sie als Strafe von oben an; andere meinen, sie sei eine Strafe für die begangenen Missetaten. Eine weitere Betrachtungsweise ist die, daß sie auf vergangenes Karma zurückzuführen sind, daß man durch Krankheit das Karma, die Folgen vergangener Taten, abtragen muß. Ich habe Patienten erlebt, die ihre Krankheit in dem Gedanken durchlitten, damit eine Schuld aus der Vergangenheit abzutragen. Sie waren der Auffassung, daß es so in Ordnung sei. Wenn wir dies kritisch betrachten, dann kommen wir zu dem Ergebnis, daß derjenige, der denkt, Gott erlege einem Menschen eine Strafe auf, auf diese Weise Gott in ein schlechtes Licht rückt; aus Ihm einen unbarmherzigen Richter macht, statt äußerst barmherzige und mitfühlende Eltern, Vater und Mutter in einem. Wenn die irdischen Väter und Mütter schon nicht gern ihrem Kind Schmerzen und Leid zufügen mögen, dann ist es kaum denkbar, daß Gott, dessen Barmherzigkeit und Mitgefühl unendlich viel größer ist als von irdischen Eltern, jemanden wegen seiner Taten mit Krankheiten bestrafen würde. Einleuchtender ist es, wenn jemand meint, er habe seine Krankheit selbst verursacht. Aber selbst dieses stimmt nicht immer, nicht in jedem Fall. Oft findet man unter Leidenden die unschuldigsten und gütigsten Seelen, die nichts als gute Gedanken und freundliche Wünsche haben.

Die Idee, daß es eine Schuld aus vergangenen Leben gibt, entwickelt sich zu einem fatalistischen Denken; die Idee also, daß es ein bestimmtes Leiden gibt, das man auf sich nehmen muß, daß es keine andere Möglichkeit gibt und daß man deshalb in einer höchst unangenehmen Situation geduldig ausharren muß. Ich habe einen jungen Mann erlebt, der an einer Krankheit litt und der mir, als ich ihm riet, sich für sein Wohlbefinden einzusetzen, ganz zufrieden erklärte: »Ich bin überzeugt, es handelt sich um eine Schuld aus der Vergangenheit, die ich jetzt abtragen muß. Es ist also besser, ich werde ihr gerecht.« In geschäftlichen Belangen mag diese Einstellung sehr richtig sein, aber der spirituelle Mensch sollte es unter anderen Gesichtspunkten betrachten. Was der Mensch sich nicht selbst wünscht, ist ihm nicht bestimmt, ist nicht sein Schicksal. Denn in jeder Seele gibt es die Kraft des Allmächtigen, gibt es einen Funken des heiligen Lichtes, gibt es den Geist des Schöpfers; somit ist alles, was der Mensch sich wünscht, sein Geburtsrecht. Natürlicherweise wünscht sich keine Seele, krank zu sein, es sei denn, sie ist nicht im Gleichgewicht. Wenn die Seele sich ihrer natürlichen Neigung, sich an Gesundheit zu erfreuen, bewußt würde, so würde der Mensch in seinem Leben, trotz aller Schwierigkeiten, die ihm die Bedingungen des Lebens bereiten mögen, gesund sein.

Man mag sich fragen, ob Krankheit niemals als Gottes Wille verstanden werden kann. Und wenn nicht, wie sieht es mit dem Tod aus? Tod ist etwas anderes als Krankheit, denn Krankheit ist schlimmer als Tod. Der Stachel des Todes schmerzt nur einen Augenblick; die Vorstellung, daß man seine Umgebung verläßt, ist eines Augenblicks bittere Erfahrung, mehr nicht. Doch Krankheit ist Unvollkommenheit, und das ist es nicht, was wir uns wünschen. Ist es falsch, einen Menschen sterben zu lassen, der viel leidet, oder sollte man künstliche Mittel einsetzen, um ihm das Leben zu erhalten? Es ist nicht ratsam, daß ein Arzt oder ein Verwandter oder irgend jemand sonst einen sehr kranken Menschen, der sehr leidet, tötet, um ihm weitere Schmerzen zu ersparen. Denn die Natur ist weise und jeder Moment, den wir in dieser physischen Form verbringen, hat seinen Zweck. Wir Menschen sind zu begrenzt, als daß wir richten oder entscheiden könnten, ob einem leidvollen Leben ein Ende bereitet werden sollte. Wir müssen versuchen, das Leiden zu mindern, alles in unserer Macht stehende zu tun, damit es diesem Menschen besser geht. Doch der Einsatz künstlicher Mittel, um jemandem das Leben für Stunden oder Tage zu erhalten, ist nicht richtig; es ist gegen die Weisheit der Natur und gegen den göttlichen Plan. Es kommt dem Töten gleich. Der Mensch hat die Tendenz, immer weiter zu gehen, als er sollte, das ist ein Irrtum.

Kann die Astrologie uns helfen, die Ursache einer Krankheit zu finden? Ist eine solche Methode empfehlenswert? Ja, Astrologie, richtig verstanden, kann helfen, den Grund für eine Krankheit zu finden, doch sie sollte einem Menschen nicht empfohlen werden, der einer Situation hilflos gegenübersteht. Ist die Deutung günstig, so ist sie nützlich; doch bei ungünstigen Deutungen schadet sie. Zum Beispiel sagte ein Astrologe zu jemanden: »In drei Jahren werden sie krank sein, und am Ende werden sie sterben.« Der Mann erkrankte und starb am Ende der drei Jahre. Warum müssen wir uns denn auf so etwas verlassen? Warum verlassen wir uns nicht auf das Leben und das Licht Gottes, das in uns ist? Warum sich nicht sagen, daß das Leben lebt und der Tod stirbt? Und warum nicht immer auf das Beste hoffen, niemals das Schlechte erwarten? Man könnte behaupten, man sollte die dunklen Seiten anschauen, um gegen das Schlimmste gewappnet zu sein. Aber indem man die dunkle Seite der Dinge ansieht, richtet man seinen Geist darauf, und so verwickelt man sich in alle möglichen Unklarheiten, anstatt sich zu erheben, das Licht zu suchen und das Beste zu hoffen. Auf diese Weise bereitet man sich vor, dem Schlimmsten zu begegnen, falls es eintrifft.

Zweifellos ist ein Mensch sehr oft für die Störung seiner körperlichen Ordnung selbst verantwortlich. Diese gestörte Ordnung von Körper oder Geist nennt er Krankheit. Manchmal ist sie auf seine Nachlässigkeit zurückzuführen; manchmal führt ein Ungleichgewicht im Körper oder Geist dazu; manchmal sind es Umweltbedingungen, die Krankheit verursachen. Bei all dem ist eine nachlässige Haltung einer Krankheit gegenüber nicht richtig. Es ist zweifellos gut, eine überstandene Krankheit als Prüfung zu betrachten, als Herausforderung, als ein Martyrium, das man überwunden hat; man sollte denken, daß es so gut war, daß man

jetzt gereinigt ist, daß man dadurch gelernt hat, sich selbst und anderen Menschen durch diese Erfahrung nachdenklicher und rücksichtsvoller zu begegnen. Es ist nicht richtig zu denken: »Was ich jetzt durchmache, ist etwas, was ich für immer ertragen muß.« Die Einstellung sollte sein: »Nein, dies ist nicht mein Schicksal. Ich will es nicht haben. Ich muß mich darüber erheben, ich muß es vergessen. Ich muß alles in meiner Macht liegende tun, um es zu überwinden, durch einen Gedanken, durch ein Gefühl, durch einen Glauben, durch eine gute Tat, durch Voranschreiten, durch Gestalten, durch Heilen, durch irgendeine Methode. Es darf keine Grenzen geben.«
Manchmal sagt ein Mensch: »Ich glaube nur an das Heilen, ich rühre keine Medizin an, das ist Materie.« Diese Haltung ist ebenfalls falsch. Manchmal hört man: »Ich glaube nur an die Medizin, ich habe kein Vertrauen in das Heilen.« Auch dies ist falsch. Um vollkommen gesund zu werden, um Heilung zu erreichen, muß man sich von morgens bis abends heilen. Man sollte denken: »Jeder Sonnenstrahl heilt mich, die Luft heilt mich; das Essen, das ich zu mir nehme, hat eine Wirkung auf mich; mit jedem Atemzug atme ich etwas ein, das heilt, reinigt und mir vollkommene Gesundheit bringt.« Mit einer zuversichtlichen Einstellung der Behandlung, der Gesundheit und einem vollkommenen Leben gegenüber, erhebt man sich über Krankheiten, die nichts anderes sind als Zustände gestörter Harmonie von Geist oder Körper und schafft auf die Weise günstige Bedingungen, den Zweck des Daseins zu erfüllen.
Es ist nicht selbstsüchtig, an seine Gesundheit zu denken. Zweifelsohne sollte man nicht ständig über seine Krankheit nachdenken, sich Sorgen darüber machen, sich deswegen ängstigen. Doch sich um seine Gesundheit zu sorgen, ist etwas zutiefst Religiöses, denn es ist die Gesundheit von Körper und Geist, die einen Menschen befähigt, Gott und seinen Mitmenschen zu dienen, wodurch man den Zweck seines Lebens erfüllt. Man sollte denken. »Mein Ursprung ist die vollkommene Quelle, und ich bin für ein vollkommenes Ziel bestimmt. Das Licht des vollkommenen Wesens ist in meiner Seele entflammt. Ich lebe, bewege mich

und habe mein Sein in Gott; und nichts auf der Welt, Vergangenes oder Gegenwärtiges hat die Kraft, mich zu berühren, wenn ich mich über alles erhebe.« Dieser Gedanke erhebt einen Menschen über alle Einflüsse der Disharmonie und der Unordnung, er erfüllt einen Menschen mit Freude an dem größten Glück im Leben; der Gesundheit.

XI

Im Osten gibt es eine Redensart, die besagt, daß es lediglich für eine Krankheit kein Heilmittel gibt, diese Krankheit heißt *Vahm*, was soviel wie Einbildung bedeutet. Bei jeder Krankheit spielt Einbildung eine Rolle. Je größer die Einbildungskraft, desto schwerer lastet die Krankheit. Doch abgesehen vom Krankheitsfall wird durch eine gesteigerte Einbildungskraft selbst eine Bagatelle zu einer Katastrophe, sie übertreibt, verschlimmert und macht alles schwerer erträglich. Oftmals fühlt ein Mensch sich schon in dem Gedanken an die Arbeit ermüdet. Während der Arbeit nimmt die Müdigkeit, die er sich vorgestellt hatte, zu, und bevor die Arbeit beendet ist, ist dieser Mensch erschöpft. Oft auch stellt man fest, daß der Leiter einer Fabrik nach zwei Stunden Arbeit erschöpfter ist als der Arbeiter, der vielleicht einen ganzen Tag lang an den Maschinen gearbeitet hat; der Aufseher in einem Garten ist viel abgespannter als der Gärtner, der den ganzen Tag lang den Boden bearbeitet hat. Oft ist ein Zuhörer viel müder als der Sänger nach dem ganzen Abendprogramm. Und jemand, der eine lange Wanderung vor sich hat, ist vielleicht schon bei dem Gedanken daran erschöpft. Die Einbildung ist immer der erste Schritt, dem die Krankheit nachfolgt.
Einbildungskraft ist eine automatische Funktion des Verstandes. Man kann diese Kraft ausbilden, indem man die Denkfähigkeit trainiert. Wir müssen aus der Vorstellung den Gedanken bilden. Der Verstand entwickelt sich genauso, wie sich die Muskeln des physischen Körpers entwickeln; jeder Muskel wird ausgebildet bei jemandem, der seinen Körper trainiert. So wird auch jeder

Gedanke deutlich und klar, ehe er ausgesprochen wird, wenn die Imagination auf diese Weise entwickelt und ausbildet wird.
Zweifellos kann derjenige, der Kontrolle über seine Imagination hat, sich selbst meistern und sich über sein Leiden erheben. Ich kannte eine Dame, die Vorträge hielt, und ich war immer darüber amüsiert, wie sie anfing, sich schon fünfzehn Tage vor einem Vortrag Sorgen zu machen; die Sorgen machten sie krank, Ärzte mußten kommen, und so ging das weiter. Wenn der Tag des Vortrages kam, war die Dame ganz erledigt. Heiler mußten sie aufsuchen, Okkultisten sie beraten, Astrologen ein Horoskop für sie erstellen mit dem Hinweis, daß der Vortrag erfolgreich verlaufen würde. Erst dann war sie bereit, den Vortrag zu halten. Dies geschieht nicht selten; oft stellt man fest, daß man Müdigkeit, Verwirrung, Schmerz und Kummer übertreibt, daß man aus einer Mücke einen Elefanten macht, ohne es zu wissen. Würde man eine solche Person aufklären, so würde sie es nicht glauben wollen, es nicht zugeben wollen; und doch stimmt es. Von einhundert Kranken könnten neunundneunzig geheilt werden, wenn ihre Vorstellungskraft es nur zuließe.
Bei Kindern vergrößert sich der Schmerz mit der Phantasie; wer dies begreift, kann einem Kind die Schmerzen schneller nehmen als jede Medizin, denn ein Kind spricht auf Suggestion an. Es ist schwierig, einem Erwachsenen zu helfen, der an seinen Vorstellungen festhalten will und sie nicht losläßt. Einem Kind kann man schnell helfen. Wenn ein Kind vor Schmerzen weint, kann man es augenblicklich heilen, wenn man seine Imagination vom Schmerz ablöst. Angst vor Krankheit überfällt viele Menschen, noch ehe sie den Schmerz gefühlt haben, wenn ein Arzt sie darauf hingewiesen hat, daß ihnen etwas fehlt. Der Arzt kann sich geirrt haben, doch die Angst vor dem imaginierten Schmerz tritt an die Stelle der Krankheit. Bei geistesgestörten Menschen ist Imagination der Hauptgrund ihrer Krankheit.
Dies bedeutet nicht, daß man die Krankheit eines Kindes ignorieren sollte. Das ist etwas anderes. Man sollte weder die Krankheit eines Kindes noch die eigenen Beschwerden zu leicht nehmen, denn sie beruhen nicht immer auf Einbildung. Aber gleichzeitig

spielt Imagination eine große Rolle, und es ist besser, zu analysieren, welchen Anteil sie an den eigentlichen Beschwerden hat. Man kann dies analysieren, indem man versucht, seine Schmerzen zu vergessen, sie vollständig zu vergessen; indem man versucht, Tatsachen zu leugnen, die offenkundig Anzeichen einer Krankheit sind. Ist man in der Lage, dies zu tun, dann kann man feststellen, wieviel davon Krankheit und wieviel Imagination ist. Man wird auch folgendes Phänomen beobachten: sobald man seine Vorstellungen aus der Krankheit herauslöst, entzieht man der Krankheit die Nahrung, die sie aufrechterhält, und es ist möglich, daß durch dieses Aushungern die Krankheit stirbt. Man darf die Krankheit von Kindern nicht unterschätzen, doch darf man sie auch nicht übertreiben oder zu viel daran denken; die Vorstellungskraft hat nämlich eine lebendige Wirkung, sie kann Krankheit verursachen bei einem Menschen, der nicht wirklich krank ist. Es wäre ein großer Fehler, würden Eltern sich Sorgen machen über die Gesundheit ihrer Kinder, wenn es nicht notwendig ist.

Das Nervensystem ist der Hauptmechanismus des physischen Körpers; dieser Mechanismus reagiert viel empfindlicher auf Imagination als Fleisch, Knochen oder Haut. Die Nerven reagieren sofort auf Gedanken, das Fleisch, die Knochen und die Haut nicht; diese unterliegen lediglich dem Einfluß der Nerven. Das Nervensystem steht zwischen dem physischen und dem mentalen Aspekt des Seins. Genauso wie die Imagination eine Krankheit verursachen und erhalten kann, so ist sie auch imstande, eine Krankheit zu heilen. Wird einmal eine Krankheit durch die Vorstellungskraft geheilt, hat der Rest der Krankheit, der im Körper verbleibt, keine Nahrung mehr und stirbt eines natürlichen Todes. Öfter habe ich ein Experiment bei jemanden gemacht, der schlimme Kopfschmerzen hatte: ich bat ihn zu singen, und am Ende stellte er fest, daß er geheilt war. Alles, was den Verstand von der Imagination der Krankheit ablöst, zerstört gleichzeitig die Säulen der Krankheit; sie kann dann nicht auf ihren Füßen stehen. Es muß etwas geben, was sie aufrechterhält, und das ist Einbildung.

Selbstmitleid ist der schlimmste Feind des Menschen. Auch wenn es manchmal ein schönes, weiches Gefühl in der Herzgegend erzeugt, zu sagen: »Ach, wie schlecht geht es mir« und es guttut von jemandem zu hören: »Oh, es tut mir so leid, daß es dir nicht gutgeht«, ich denke, man freut sich noch mehr über eine sympathische Aussage wie: »Ich freue mich, daß es dir so gut geht.« Um das weiche Gefühl zu erzeugen, braucht man nicht krank zu sein; was nötig ist, ist ein Gefühl der Dankbarkeit. Wir können niemals zu dankbar sein. Wenn wir nur die Privilegien würdigen könnten, die das Leben mit sich bringt, dann gibt es eine endlose Fülle an Geschenken von oben, an die wir nie denken und die wir nie schätzen. Wenn wir sie dankbar wahrnehmen, fühlen wir eine natürliche Zärtlichkeit; und gerade diese Zärtlichkeit zu empfinden, ist etwas sehr Wertvolles.

Das Tier reagiert auf die Natur mehr als der Mensch; die Natur hilft dem Tier, seine Krankheit zu vergessen, und zwar in größerem Maße als dem Menschen, weil der Mensch nicht auf die Natur anspricht. Jeder Mensch hat seine eigene kleine Welt; manchmal nicht größer als ein Puppenhaus, und in dieser Welt lebt er. Er ist sich der großen weiten Welt nicht bewußt, ist sich des Universums nicht bewußt; er lebt nur in seiner kleinen Welt, das ist alles, was er kennt, dessen er sich bewußt ist, das ist alles, was ihn interessiert. Wenn nun seine Welt voller Leid, Krankheiten und Unglück ist, kann er nicht entkommen, weil er eine Art Gehäuse gebildet hat, wie Meerestiere sich ein Muschelgehäuse bauen, um darin zu leben. Die Welt enthält kein Leid für ihn; er selbst hat ein Schneckenhaus des Leidens für sich gebaut, und er versteckt sich gern darin. Weil er es selbst erschaffen hat, lebt er gern darin, es ist sein Zuhause; und sei es ein Zuhause des Übels, des Leides, des Guten, der Frömmigkeit oder etwas anderem.

Der Mensch konzentriert sich häufig auf die äußeren Anzeichen einer Krankheit, die es ohne Zweifel gibt. Doch Gemüt und Verstand haben eine so große Kraft, daß sie in einem Anzeichen einer Krankheit schon Tausende sehen. Wenn Sie beispielsweise glauben, Ihr Freund sei Ihnen gegenüber verärgert, dann scheint sich alles, was er tut, gegen Sie zu richten, glauben Sie hingegen, Ihr Freund sei Ihnen wohlgesonnen, dann scheint jede seiner Handlungen eine Unterstützung ihrer Gedanken zu sein.

Denkt ein Mensch, er wäre unter einem unglücklichen Stern geboren, dann führt er alles was passiert, ob gut oder schlecht darauf zurück und denkt: »Alles bringt mir Pech; das Pech scheint mich zu verfolgen.« Selbst im Guten sieht ein solcher Mensch das Schlechte, weil er auf diese Weise auf das Leben schaut. Lebt jemand in dem Gedanken, daß er Glück haben wird, dann steht alles, was ihm begegnet, unter einem glücklichen Stern.

Je mehr wir dieser Frage nachgehen, desto mehr stellen wir fest, daß unsere mentalen Kräfte Herrscher unseres Lebens sind, und wir besitzen das Königreich Gottes, wenn wir die Macht des Denkens und der Konzentration auf unser Leben begriffen haben. Fehlt die Erkenntnis, daß man diesen göttlichen Funken in sich trägt, ist man sich dessen nicht bewußt, sinkt man tiefer und immer tiefer, bis zum tiefsten Punkt. Sobald man dies erkannt hat, beginnt man sich selbst zu achten; wer sich selbst achtet, achtet auch andere Menschen; wer sich selbst hilft, wird anderen helfen; wer sich selbst emporheben kann, kann auch andere mitnehmen in die Höhen. Haben wir erst einmal das Heilmittel gefunden gegen die Krankheit, die ihren Grund in der Vorstellung hat, gibt es keine Krankheit, die wir nicht überwinden können. Wir müssen nur die Quelle der Vollkommenheit in uns selbst erkennen.

XII

Ein regelmäßiges Leben, reine Kost, gesunder Schlaf, Gleichgewicht zwischen Aktivität und Ruhe, richtige Atmung, alle diese Dinge unterstützen die Gesundheit. Doch das beste Heilmittel zur Selbstheilung von allen körperlichen und seelischen Krankheiten ist der Glaube. Viele denken, sie wären gläubig; doch gibt es nur sehr wenige, die wirklich glauben. Der Glaube vieler ist, wie ich schon jemanden sagen hörte: »Ich glaube; möge Gott meinen

Glauben stärken.« Dieses ist eine Affirmation, die keine Bedeutung besitzt. Wenn jemand sagt.»Ich glaube«, bedeutet dies noch nicht, daß er glaubt. Denn ein Glaubensbekenntnis in seiner Vollkommenheit wird zur Überzeugung. Und was sagt Christus über diesen Glauben? Er sagte:»Glaube versetzt Berge.« Zweifellos spricht der Priester vom Glauben in die Kirche, der Pfarrer vom Glauben in die Bibel; aber das ist nicht die echte Bedeutung des Glaubens. Gewißheit ist die höchste Form von Glauben; wenn Glaube ein bestimmtes Maß erreicht, wächst er wie eine Pflanze. Wenn Glaube vollständig ist, wird er zum Glauben voller Vertrauen. Heilung geschieht in allen Fällen durch Gewißheit im Glauben, ob es sich um eine plötzliche Heilung handelt oder wie auch immer Natur und Charakter des Falles sein mögen. Glaube, dem tiefe Gewißheit zugrunde liegt, beschleunigt den Prozeß der Heilung; je größer der Glaube, desto schneller die Heilung. Ohne Glaube kann auch die Medizin nicht helfen. Keine Behandlung kann gute Erfolge erzielen, wenn das Vertrauen fehlt. Glaube ist das erste Heilmittel; alles andere folgt. All unser Versagen, unsere Trauer, unsere Enttäuschungen, Schwierigkeiten im Leben erwachen aus dem Mangel an Glauben. Krankheit ist Mangel an Glauben. Der erste und letzte Beweis für einen Mangel an Vertrauen ist Krankheit. Wäre man fest in seinem Glauben, dann gäbe es mit Sicherheit keinen Raum für Krankheit. Denn Krankheit nimmt den Raum vom Glauben ein. Man kann nicht zweifeln in dem, was man glaubt. So rückt die Krankheit an die Stelle des Glaubens, das ist die Schwierigkeit. Wenn jemand sagt:»Ich kämpfe gegen meine Krankheit«, meint er: »Meine Vorstellung kämpft gegen meinen Glauben.« Er bestätigt: »Ich kämpfe gegen meine Krankheit«, wodurch er Krankheit in sich etabliert. Er kämpft gegen etwas an, dessen Existenz er bestätigt. In seinem Glauben räumt er der Krankheit den ersten Platz ein; die Vorstellung der Heilung dagegen wird zweitrangig. Auf diese Weise ist die Kraft, mit der er sich von seiner Krankheit zu befreien wünscht, viel schwächer als die Kraft, die schon durch die Krankheit etabliert ist. Er kämpft gegen etwas an, dessen Existenz er bestätigt.

Es gibt Menschen, die meinen, sie würden nie einem solchen Irrtum unterliegen, an etwas zu glauben, was nicht bewiesen werden kann; und sie halten dies für sehr klug. Wenn wir in der Welt der Beweise suchen, stoßen wir auf eine irreführende Schicht nach der anderen. So kann man weitergehen, immer weiter die Tiefen des Lebens ausloten, von einer Illusion zur nächsten und wird doch niemals die Wahrheit begreifen. Wie kann man sich auf etwas verlassen, das der Veränderung unterworfen ist? Wenn es überhaupt etwas Verläßliches gibt, dann den Glauben. Nicht Beweise führen zum Glauben; und wenn Beweise zum Glauben führen würden, würde dieser Glaube nicht bestehen können, denn Beweise sind nicht beständig. Es ist jener Glaube, der über Beweise hinausgeht, der in seiner höchsten Form in der Gewißheit gipfelt. Es sind Menschen wie Bayazid, den viele für jemanden halten würden, der »in den Wolken schwebt«, Menschen, die in ihrem Leben deutlich machen, was Glauben ist. Bayazid machte eine Pilgerfahrt nach Mekka; unterwegs traf er einen Derwisch, der am Wegesrand saß. Er wollte dem spirituellen Menschen seinen Respekt zeigen, ging auf ihn zu und setzte sich zu seinen Füßen, um seinen Segen zu empfangen. Der Derwisch fragte: »Wo gehst du hin«? Er antwortete: »Ich reise nach Mekka.« »In Geschäften«? Bayazid war erstaunt. »Nein, ich mache eine Pilgerreise?« »Auf eine Pilgerreise? Was tut man so auf einer Pilgerreise?« Bayazid antwortete: »Man läuft um den heiligen Stein, um die Ka'ba herum.« Der Derwisch meinte: »So weit brauchst du nicht zu laufen für diese Pilgerreise. Wenn du Kreise um mich herum ziehst und wieder zurückgehst, ist deine Pilgerfahrt beendet.« Bayazid sagte: »Ja, das glaube ich.« Er lief um den Mann herum und ging nach Hause zurück. Und als die Leute fragten: »Hast du deine Pilgerreise zur Ka'ba gemacht?« antwortete er: »Ja, ich habe eine Pilgerreise zu einer lebenden Ka'ba gemacht.«

Glaube ist keine Einbildung, Glaube ist ein Wunder für sich, denn Glaube ist schöpferisch. Zum Beispiel glaubt jemand, er bekomme soundsoviele Centimes für einen Franc und jeder glaubt das, denn es gibt Beweise dafür. Keiner muß weit gehen, um Beweise dafür zu erhalten. Man muß nur zur Bank gehen. Doch wird der Glaube da schwierig, wo es keine Beweise gibt; es ist, als baue man Luft-schlösser, doch dann wird das Schloß zum Paradies. Wenn jemand an etwas glaubt, was es nicht gibt, dann wird es durch den Glauben existent. Glaubt man an einen Zustand, den es nicht gibt, dann wird er durch den Glauben geschaffen. Der Unterschied zwischen dem Geist eines Gläubigen und eines Ungläubigen liegt darin, daß der Geist des Gläubigen wie eine Fackel ist, während der Geist des Ungläubigen wie ein Licht ist, das von etwas verdeckt wird, so daß es nicht voll erstrahlen kann.

Sehr oft befürchtet jemand, seinen Verstand zu verlieren; lieber bleibt er im Bereich des Bekannten, als etwas Ungewöhnliches zu tun. Er hat Angst, sich zu verlieren, denn er weiß nicht, daß, sich zu verlieren, bedeutet, sich zu finden. Es könnte jemand behaupten: »Über solche Dinge nachzudenken ist, als schwebe man in der Luft.« Aber wenn wir nicht in der Luft wären, was würde aus uns werden? Luft ist die Substanz, von der wir leben, sie ist wichtiger für uns als die Nahrung, die wir essen und das Wasser, das wir trinken. Genauso ist der Glaube die Nahrung des Gläubigen; er ist die Nahrung für seine Zuversicht. Durch diesen Glauben lebt er, nicht durch Essen und Trinken.

Gottvertrauen ist so heilig, daß es nicht vermittelt oder gelehrt werden kann; jeder muß es in sich entdecken; niemand auf der Welt ist ohne diesen Glauben, er ist nur verdeckt. Was bedeckt ihn? Eine Art pessimistische Lebensanschauung. Es gibt Menschen, die nach außen pessimistisch sind, andere sind unbewußt pessimistisch, sie wissen nicht, daß sie Pessimisten sind. Der Mensch kann mit der ganzen Welt kämpfen, doch er kann nicht mit seinem eigenen Selbst kämpfen, er vermag nicht, die eigenen Zweifel aufzulösen; wer diese Wolken aufzulösen versteht, hat in der Welt ein großes Werk vollbracht.

Kann man Vertrauen erlangen durch einen beharrlichen Glauben? Die Dinge des Himmels können nicht durch Beharrlichkeit erlangt werden; sie sind Ausdruck der Gnade Gottes. Keine Beharrlichkeit ist erforderlich, um die Gnade Gottes zu erbitten, um an die Gnade Gottes zu glauben, um sich für die Gnade Gottes zu öffnen, um Vertrauen zu haben. Dieses stärkt den Glauben soweit, daß er zur Gewißheit wird. Für alles, was zur Erde gehört, müssen wir mehr oder weniger bezahlen, es kaufen; es gibt nur eins, was sich nicht kaufen läßt, denn wir könnten den Preis dafür niemals bezahlen, in keiner Form, auf keine Art und Weise, nicht durch Güte, nicht durch Frömmigkeit, nicht durch große Qualitäten, Verdienste oder Tugenden, durch nichts. Denn was macht unsere Güte schon aus? Die Güte eines ganzen Lebens ist nicht mehr als ein Tropfen Wasser verglichen mit dem Meer. Als menschliche Wesen sind wir zu arm, als daß wir die Gnade Gottes bezahlen könnten, zu arm, um sie zu kaufen. Sie kann uns nur geschenkt werden.

Denn Gott ist Liebe. Was erwarten wir von der Liebe? Gnade. Die Gnade Gottes ist die Liebe Gottes, die Liebe Gottes manifestiert sich in Form von unzähligen Segnungen, Segnungen, die uns bekannt und unbekannt sind. Menschliche Wesen leben in der Welt in ihren Schneckenhäusern, meist ohne all die Privilegien des Lebens wahrzunehmen und deshalb undankbar dem gegenüber, der sie gibt. Um die Gnade Gottes zu sehen, muß man die Augen öffnen, den Kopf erheben über die kleine Welt, die man um sich herum schafft und nach oben und unten schauen, nach links und nach rechts, vorne und hinten; die Gnade Gottes erreicht uns von überallher im Überfluß. Wenn man versucht, sich zu bedanken, so könnte man sich Tausende von Jahren bedanken, und es reichte nicht aus. Aber wenn man sich nur in seinem kleinen Schneckenhaus umschaut, findet man nicht die Gnade Gottes. Man findet vielmehr Leid, Kummer, Schwierigkeiten, Unrecht, Hartherzigkeit, die Kälte der Welt, nur Häßlichkeit um einen herum. Denn wenn ein Mensch nach unten schaut, sieht er Schlamm, schaut er nach oben, sieht er die Schönheit der Sterne und Planeten. Es hängt also davon ab, wohin man schaut, nach unten oder nach oben. Was ist dies für eine vergängliche Welt? Was ist dies für eine körperliche Existenz? Was ist dies für ein Leben der Wechselfälle? Wäre nicht die Gewißheit im Glauben, welchen Sinn hätte dann alles? Etwas, das sich verändert, etwas, das nicht zuverlässig ist, etwas, das der Zerstörung unterliegt. Deshalb muß man nicht nur um der Wahrheit willen, sondern um des Lebens willen den Glauben in sich selbst entdecken; ihn entwickeln, ihn nähren, ihm erlauben zu wachsen in jedem Augenblick seines Lebens, so daß er in Gottvertrauen gipfeln kann. Dieser Glaube ist das Mysterium des Lebens, das Geheimnis der Erlösung.

B. Heilen

I. Die Hauptaspekte des Heilens

Gleichgewicht

Gesundheit ist abhängig vom Gleichgewicht zwischen Ruhe und Aktivität der fünf Sinne: Sehen, Riechen, Hören, Schmecken und Tasten. Bei guter Gesundheit muß jeder der Sinne in der Lage sein, sich ausdrücken und reagieren zu können. Die Sinne brauchen mehr Zeit zur Entspannung als für die Aktivität. Deshalb ziehen sich Mystiker zurück, um den Sinnen, die bei jedem verschieden sind, Gelegenheit zur Ruhe zu geben. In jedem Augenblick seines Wachzustandes sind die Sinne des Menschen zum Teil willkürlich, zum Teil unwillkürlich, tätig. Zum Beispiel schauen sich die Augen vielleicht hundertmal pro Tag bewußt Dinge an, doch neunhundertmal schauen sie Dinge ohne jede Absicht an. Dies zeigt die Energieverschwendung, die im Leben des Durchschnittsmenschen stattfindet.

Will man Heilkräfte entwickeln, so muß man die Sinne regulieren und steuern, indem man ihre Aktivität und Ruhe reguliert; wird dies im spirituellen Sinn getan, wird die mentale Kraft in göttliche Kraft verwandelt. Ein Mensch kann allein mit der mentalen Kraft heilen, doch die Ergebnisse sind begrenzt; aber ein Mensch mit göttlicher Kraft kann unbegrenzte Ergebnisse erreichen.

Vom Gesundheitszustand hängt es ab, wieviel Aktivität man ertragen kann und wieviel Ruhe notwendig ist; es ist nicht möglich, eine allgemeingültige Regel aufzustellen. Ein normales Maß an Aktivität belebt und stärkt den Körper. Deshalb gibt es körperliche Übungen für die körperliche Entwicklung und Konzentrationsübungen und Studien für die Entwicklung und Ruhe des Geistes. Nach dem psychischen Gesetz ist der Tag natürlicherweise den Aktivitäten und die Nacht der Ruhe bestimmt; wenn dies nicht beachtet wird, richtet es sich gegen die Gesundheit. Es ist nicht notwendig, nach jeder kleinen Anstrengung zu ruhen, doch sollte ein gewisses Gleichgewicht erhalten bleiben. Es ist ratsam, ganz allgemein im Leben, sich auszuruhen, ohne die Ruhe in Faulheit ausarten zu lassen.

Atem

Der Atem ist die grundsätzliche und wesentliche Kraft, die das Heilen unterstützt. Es gibt stilles Heilen, auch Heilen durch den Blick, indem der schmerzhafte Bereich mit den Fingern gehalten wird, indem er gerieben wird, indem die Hand darüber bewegt wird, indem er berührt oder nicht berührt wird; doch hinter diesen verschiedenen Möglichkeiten wirkt eine Kraft, das ist die Kraft des Atems. Diese Kraft kann man durch Atemübungen entwickeln, und wenn der Atem so entwickelt ist, daß er eine Atmosphäre um den Heiler herum aufbaut, dann heilt schon die Gegenwart des Heilers. Die Atemkraft kann durch körperliche Übungen, durch rhythmische Atemübungen, durch reine Lebensführung und Konzentration entwickelt werden.

Die Kraft des Heilens ist größer als die Kraft der Kanäle, die zum Heilen benutzt werden, wie die der Fingerspitzen oder die der Augen. Die Augen besitzen mehr Heilkraft als die Fingerspitzen. Sie sind feiner; die durch sie manifestierte Kraft strahlt, aus den Fingerspitzen wirkt die Kraft nicht so stark. Neben der Kraft des Heilens muß der Heiler eine klare Vorstellung haben, wie man die Beschwerden eines anderen Menschen erkennen kann und auf welche Art man ihn am besten heilen könnte.

Heilen mit den Fingerspitzen

Beim Heilen mit den Fingerspitzen ist zuerst die Hygiene zu bedenken. Hände, die gearbeitet haben oder auf sonstige Art beschmutzt sind, müssen vor dem Heilen gewaschen werden; der Heiler muß die Regeln der Körper- und Kleiderhygiene beachten. Besonders zum Zeitpunkt des Heilens muß der Heiler von allem frei sein, was unhygienisch ist. Die Ärmel sollten zum Zeitpunkt des Heilens hochgekrempelt, die Fingernägel sauber und kurzgeschnitten sein. Nach dem Heilen sollte man die Hände bewegen, als würde man sie schütteln, um feine Atome oder Schwingungen abzuschütteln, damit ein von den schmerzhaften Bereichen des Patienten aufgenommenes Gift nicht auf diesen zurückübertragen wird.

Es gibt Fälle, bei denen der Schmerz die Körperempfindung betäubt hat und tief in den betroffenen Körperteil eingedrungen ist. In einem solchen Fall sind einfache Bewegungen der Hände oder Berühren des Körpers nicht ausreichend; hier muß massiert werden. Hat man es mit den Nachwirkungen von Giften zu tun, hervorgerufen durch Bienen- oder Skorpionstiche, durch Schlangenbisse oder Biß- und Stichwunden anderer Tiere, so erfolgt die Behandlung durch sanftes Berühren oder auch Streichen des betroffenen Körperteils. Bei intensiveren Schmerzen braucht man die Stelle nicht zu berühren, dann genügen schon das Bewegen der Hand nahe des betroffenen Bereichs. Bei Bissen durch einen tollwütigen Hund geht man wie folgt vor: Kalk wird mit Wasser vermischt und auf eine Kupfermünze gestrichen; die Münze wird auf dem Bereich festgebunden, den die Zähne berührt haben. Der übrige Bereich wird durch Berühren oder Streichen mit den Fingerspitzen geheilt. Moskito- und Mückenstiche werden durch Auftragen von gekochter und gekühlter Butter geheilt. Die Hand wird dann über der betroffenen Stelle wellenartig hin- und herbewegt. Rosenwasser ist gut für Bißwunden aller Art, falls sie schwer entzündet sind.

Das Aufspüren der Krankheit

Beim Aufspüren einer Krankheit ist die Arbeit des Heilers subtiler als beim Heilen. Denn beim Heilen ist Kraft erforderlich; aber untersucht man eine Krankheit, ihr Wesen, ihre Ursache und ihr Geheimnis, nützt übersinnliche Kraft nicht; dann bedarf es der Inspiration. Ein Heiler ohne Inspiration ist ein unvollkommener Heiler. Im allgemeinen kennt ein Patient nicht die wirkliche Ursache, das Wesen oder das Geheimnis seiner Krankheit. Er braucht es auch nicht zu wissen, er kennt die Auswirkungen des Giftes, doch nicht dessen Ursache, Wesen oder Geheimnis. Der

Gesundheit und Heilen

Heiler muß die Beschwerden des Patienten anhand seines Gesichts, seines Ausdrucks, seiner Stimme, seiner Arbeit, seiner Bewegung herausfinden, alles sagt etwas aus. Manchmal muß der Heiler die Ursache herausfinden, indem er den Patienten über die Einzelheiten seines Schmerzes und die Lebensumstände befragt und indem er die Einstellung und die Neigungen des Patienten kennt.

Das Geheimnis der Krankheit kann man auch ergründen, indem man beobachtet, wie ein Mensch sich kleidet und was er ißt, welche Umgebung er bevorzugt, welche Einstellung er gegenüber Freunden und Feinden hat, ob er Süßes oder Herzhaftes wählt und welche Farben ihn anziehen. Ein Mensch mit einer Krankheit, deren Grund in der Melancholie liegt, wird eine Vorliebe für Purpur zeigen; ein Mensch, der seine Beherrschung über seine Leidenschaften verloren hat, wird zu leidenschaftlichen Ausbrüchen neigen und im allgemeinen rot bevorzugen; ein Mensch ohne Lebenslust mit einem Gefühl der Leere in sich, wird weiß bevorzugen; ein Mensch, der Leid erfahren mußte, der getrauert und so sein Herz geschwächt hat, wird schwarz bevorzugen.

Ähnlich verhält es sich mit süßen und herzhaften Speisen; wer Süßes bevorzugt, zeigt eine Schwäche des Herzens und dadurch eine allgemeine Schwäche, wer Herzhaftes bevorzugt, leidet unter Kreislaufschwäche.

Nicht nur die Neigungen des Patienten geben Auskunft über ihn, auch über sein Gesicht und seine Gesichtszüge erfährt man vieles; denn dadurch erkennt man mehr, als durch jede andere Methode. Die Gesichtszüge tragen im allgemeinen Merkmale, die auf die entsprechende Schwäche schließen lassen, die die Ursache der Krankheit sein könnte und der allgemeine Ausdruck zeigt den Gedanken hinter der Krankheit. Da der Geist die grundlegendste aller Ursachen ist, kann der Heiler die Wurzel der Krankheit sofort ergründen, sobald er mit dem Geist des Patienten in Berührung kommt. Wie wahr ist doch die Redensart: das Gesicht eines Menschen ist der Spiegel seines Herzens.

Die Hauptursache einer jeden Krankheit

Vom Standpunkt der Mystiker aus gesehen, gibt es eine Hauptwurzel, die man die allgemeine Ursache nennen kann, von der alle Krankheiten ausgehen, und diese ist in einem in seiner Ordnung gestörten Rhythmus zu suchen. Wissenschaftler sind der Meinung, daß der Ursprung von Geistes- und Gemütskrankheiten in der Hauptsache in Störungen der Nerven zu finden ist und daß in deren Folge physische Krankheiten ausgelöst werden können. Religiöse Menschen lehren Konzentration und Meditation und lehren, dabei in einer andächtigen Haltung zu sitzen. Die Weisheit, die darin liegt, ist, daß hierdurch die Aktivitäten von Geist und Körper im Gleichgewicht gehalten werden. Es liegt in der Natur der Aktivität, sich mehr und mehr steigern. Die Aktivität selbst erzeugt Energie, und die Konsequenz daraus ist, daß sie durch ihre eigene Kraft aus dem normalen Rhythmus geworfen wird.

Dies kann man bei einem brennenden Feuer beobachten. Anfangs ist die Aktivität mäßig; doch von Moment zu Moment erhöht sich die Aktivität und gipfelt schließlich in höchster Geschwindigkeit. Die Geschwindigkeit am Anfang und am Ende zeigen im Vergleich zueinander, daß die Geschwindigkeitssteigerung des Feuers den Höhepunkt verursacht, bis zu dem Punkt, wo es sich selbst verzehrt. Die menschliche Natur besitzt die gleiche Tendenz. Beim Sprechen neigt man dazu, schneller und schneller zu werden, bis die Geschwindigkeit so zugenommen hat, daß man ohne jede Absicht Wörter ausläßt. Ebenso ist es beim Gehen. Die Schrittgeschwindigkeit erhöht sich, bis man fast rennt. Das gleiche gilt für die Vorstellungskraft, und man beobachtet manchmal das gleiche Prinzip anhand des Pulsschlages und des Blutkreislaufs. Eine unkontrollierte Steigerung der Geschwindigkeit, in all ihren Aspekten, treibt auf den Höhepunkt zu; einmal aus dem Gleichgewicht geraten, endet sie katastrophal.

Ein Heiler ohne Wissen ist blind; er kennt nicht den Grund der Krankheiten, er heilt auf gut Glück. Derjenige jedoch, der ein Wissen hierüber erlangt hat, ist mehr als ein Arzt und mehr als ein Heiler. Er hat die Kontrolle über die eigene Aktivität, und die so erlangte Macht der Kontrolle kann er einsetzen, um die Aktivität anderer zu regulieren, um sie zu normalisieren, denn darin liegt die wahre Gesundheit von Körper und Geist.

Die Ursache von Müdigkeit

Müdigkeit wird durch drei Ursachen ausgelöst: die Hauptursache ist Energieverlust, neben körperlicher und mentaler Überaktivität. Es ist allgemein bekannt, daß zuviel körperliche Aktivität ermüdet; oft wird aber übersehen, daß dies ebenfalls bei starker mentaler Beanspruchung zutrifft.

Die Aktivitäten, die ganz besonders Müdigkeit verursachen sind Sorgen, Furcht, Angst und Schmerzen. Es gibt aber noch eine weitere mentale Ursache, die weniger offensichtlich ist: der Gedanke, daß man müde ist. In neunzig von hundert Fällen handelt es sich um diese spezielle Art der Müdigkeit. Wenn jemand denkt, ich bin müde, dann erzeugt dieser Gedanke, um sich selbst zu bestätigen, Müdigkeit, und die Vernunft bringt tausend Gründe vor, welche die Müdigkeit zu rechtfertigen versucht. Es gibt Menschen, die denken, daß die Gegenwart anderer oder bestimmter Menschen oder einer bestimmten Person sie ermüdet; einige denken, daß ihre Energie, ihr Leben verschlungen wird von bestimmten Menschen; andere denken, daß eine bestimmte Tätigkeit ihre Energie aufbraucht; wiederum andere sind der Meinung, daß sie Kraft durch ihre alltägliche Beschäftigung wie Singen, Reden, körperliche oder mentale Arbeit verlieren, und tatsächlich erleben sie das, was sie denken.

In Wahrheit verbraucht zweifellos jede Aktivität mehr oder weniger Energie. Doch die Vorstellung läßt den Verlust bedeutender erscheinen. Man kann Energie sparen und ökonomisch nutzen und sie so weitgehend bewahren. Es gibt eine spirituelle Einstellung, die besagt, daß man bei jeder Aktivität, die Energie erfordert, Energie gibt und dennoch die Fähigkeit entwickelt, gleichzeitig mehr Energie zu absorbieren, als man verliert. Man absorbiert Energie aus dem Leben von innen, von außen und um einen herum. Aus diesem Grund geht man in den Religionen von der Vorstellung eines allmächtigen Gottes aus. Diejenigen, die meinen, Er sei weit entfernt im Himmel, bleiben Ihm fern; doch diejenigen, die begreifen, wie die Bibelworte »Denn in Ihm leben, weben und sind wir« auszulegen sind, spüren Ihn stets an ihrer Seite. Wenn das Bewußtsein von Reichtum ein Gefühl, reich zu sein, erzeugt und das Bewußtsein von Stärke ein Gefühl, stark zu sein, wieviel stärker und reicher sollte derjenige sich fühlen, der wirklich gottbewußt ist!

Gleichgewicht

Ein Heiler trifft häufig auf Patienten, deren Beschwerden zwar verschieden sind, die aber alle in einem Mangel an Gleichgewicht begründet sind. Das Gleichgewicht aufrechtzuerhalten ist für jedermann das Schwierigste im Leben. Oftmals verläuft die Behandlung durch einen Heiler einfach erfolgreich, indem er dem Patienten bestimmte Übungen zeigt, durch die er sein Gleichgewicht wiedererlangen kann. Neben dem Heilen erzielt man hierdurch zusätzlich einen sehr günstigen Effekt. Gleichgewicht erlangt man auf verschiedene Weise, sogar bei ganz normalen Aktivitäten wie Sitzen, Liegen, Stehen, Gehen; das Gewicht auf beide Füße gleichzeitig verlagern, mit gekreuzten Beinen oder auf seinen Fersen sitzen, wobei beide Fersen gleichmäßig belastet sind, ferner knien, rhythmisch laufen mit gleicher Schwungkraft in beiden Armen. Auch durch regelmäßiges Essen, Trinken, Arbeiten und Ruhen, Schlafen und Wachen bewahrt man das Gleichgewicht. Das erste, worauf ein Heiler bei der Behandlung eines Patienten achten sollte, ist, wie er diesen wieder ins Gleichgewicht bringen kann.

Schmerz

Schmerzen haben zweierlei Ursprung: körperlich und geistig. Manchmal wird der Schmerz vom Körper erzeugt und durch Verstand und Gemüt aufrechterhalten, manchmal wird der Schmerz im Geist erzeugt und vom Körper übernommen. Verweigert ein Aspekt davon seinen Anteil und würde sich nicht am Schmerz beteiligen, der von dem anderen suggeriert wird, so gäbe es keinen Schmerz, oder wenn es ihn gäbe, würde er sofort wieder verschwinden. Da der Körper dem Geist dient, kann er sich niemals weigern, dessen Schmerz zu empfinden, denn er hat keinen eigenen freien Willen. Nur der Geist kann den Schmerz verweigern, wenn er darin geübt ist.

Die Behauptung mancher Menschen, daß es Schmerz eigentlich nicht gäbe, kann sehr hilfreich sein im Zusammenhang mit einem mentalen Training, auch wenn die Wahrheit dieser Behauptung in Frage gestellt werden kann. Wenn es stimmt, daß es den Schmerz nicht gibt, dann sicherlich nur in dem Sinne, daß alles in dieser Welt Illusion ist, keine eigenständige Existenz besitzt, daß nichts wahrhaft existiert im Vergleich zur letzten Wirklichkeit. Negiert hingegen jemand lediglich den Schmerz, hält aber alles andere, z.B. auch die Freude, für wirklich, dann irrt er sich.

Unter den Sufis haben Derwische versucht, sich schmerzunempfindlich zu machen, indem sie sich grausame Verletzungen beibrachten, zum Beispiel durch Peitschen der nackten Arme, Schnitte in die Muskulatur, Durchstechen des Körpers mit Messern oder indem sie ihre Augäpfel herausnehmen und dann wieder in die Augenhöhlen einsetzten, was ich selbst gesehen habe. Dadurch haben sie eine Wahrheit entdeckt und an die denkende Welt weitergegeben: daß nämlich der Geist sich weigern kann, an körperlichen Schmerzen Anteil zu nehmen und daß dadurch die körperlichen Schmerzen weniger wahrgenommen werden, als es sonst der Fall wäre. Wenn der Geist sich dazu entschließt, körperliche Schmerzen zu empfinden, aus Angst oder aus Selbstmitleid, so verstärkt dies den Schmerz und macht ihn schlimmer, als er sonst wäre, so daß etwa fünf Prozent auf den tatsächlichen Schmerz und fünfundneunzig Prozent auf das Selbstmitleid entfallen. Will ein Heiler einen Patienten von Schmerzen befreien, muß er als erstes durch Suggestion und auch durch seine Heilkraft den Schmerz von der Oberfläche des Geistes des Patienten ablösen. Fehlt die Unterstützung des Geistes, muß der Körper den Schmerz aufgeben, denn er hat keine Kraft den Schmerz weiterhin ohne den Geist festzuhalten.

Heilen durch Arznei

Es kommt vor, daß ein Heiler oder ein Mensch, der an das Heilen glaubt, soweit geht, daß er das Heilen durch Arzneimittel ablehnt. Tatsächlich ist der Gedanke psychisch hilfreich, abgesehen von der medizinischen Wirksamkeit der Medikamente, daß ein Arzt die Medizin verschrieben und ihre Einnahme mehrmals täglich verordnet hat. Die Heiler des Ostens haben dies berücksichtigt und auch die Rolle des Arztes bis zu einem gewissen Grad übernommen. Mit ihrer spirituellen, medialen und magnetischen Heilkraft, mit ihrer hypnotischen Suggestion und mit ihrem mesmerischen Einfluß haben sie dem Patienten in Form von Medizin etwas zu essen oder zu trinken gegeben. Manchmal gaben sie dem Patienten einen Talismann, den er bei sich tragen sollte, manchmal magnetisiertes Wasser.

Die Idee dahinter ist die, daß der Mensch sich der objektiven Welt und ihrer Aktivitäten bewußter ist als jeder anderen Existenzebene. Durch Essen oder Trinken oder indem er etwas Bestimmtes in Händen hält oder besitzt, wird das, was ihn beeinflußt, eher greifbar. Die Gedanken des Heilers, die den Patienten beruhigen sollten, werden oft dadurch geschwächt, daß die äußeren Sinne des Patienten dafür nicht voll empfänglich sind; wenn der Patient aber etwas ißt oder trinkt, etwas schmeckt oder fühlt, wenn etwas auf die schmerzhafte Stelle gelegt oder diese berührt wird, dann werden die Sinne zum Medium für den Gedanken des Heilers, der dadurch den Geist des Patienten erreichen kann. Das Wissen um die physischen Mittel ist äußerst wichtig für einen Heiler, denn jedes übersinnliche Verfahren erfordert ein Mittel oder Medium; durch ein klar erkennbares Mittel und empfängliches Medium wird jede übersinnliche Arbeit erfolgreich.

II. Die Psychologische Natur
von Krankheiten

Krankheitsursachen

Die psychologische Natur der Krankheit kann mit wenigen Worten als Mangel an Leben erklärt werden: entweder ist die Materie des Körpers unzulänglich oder es ist zuviel Materie vorhanden, wodurch dem Geist kein freier Wirkungsraum bleibt; außerdem halten Verstand und Gemüt die Wirkung von Schmerzen aufrecht. Schmerzen sind nicht immer körperlich bedingt. Es gibt körperliche Ursachen; doch sobald sich der Geist des körperlichen Unbehagens bewußt wird, hält er dies aus Angst fest, und dieser Zustand wird Schmerz genannt.

Krankheit wird häufig durch eine Disharmonie im Rhythmus hervorgerufen, sei es im Denken oder Fühlen, im Atem, im Handeln oder im alltäglichen Leben, wie etwa nachts aufzustehen, wenn man gewohnt ist zu schlafen; die Essenszeiten zu ändern, entgegen der Gewohnheit ein Schläfchen zu halten; überhaupt etwas zu tun, was dem Gewohnten entgegensteht, denn dies bringt einen aus dem Rhythmus. Menschen, die gewohnt sind, sich zu ärgern oder sich zu streiten, würden krank, wenn man es ihnen unmöglich machen würde. In Indien erzählt man sich die Geschichte eines Mannes, der keine Geheimnisse für sich behalten konnte, aber dazu gezwungen wurde; schließlich wurde er krank, und der Arzt hat ihn geheilt, indem er ihn das Geheimnis ausplaudern ließ. All dies zeigt die Bedeutung des Rhythmus; jede Gewohnheit erschafft einen Rhythmus.

Die Angst, eine Krankheit zu bekommen, ist ebenfalls eine Krankheitsursache. Es gibt Menschen, die sich fragen, ob sie krank sind und die versuchen festzustellen, ob ihnen etwas fehlt. Und einige gefallen sich im Selbstmitleid oder genießen das Mitleid, das andere ihnen entgegenbringen; diese Menschen laden die Krankheit geradezu ein. Wiederum andere Menschen haben die Vorstellung, krank zu sein, wenn sie ein wenig Unwohlsein verspüren; sie wollen wie Patienten behandelt werden oder ver-

suchen, sich einem Leben der Trägheit hinzugeben. Unter solchen Umständen halten Verstand und Gemüt natürlich die Krankheit länger fest, sie haben ja auch die Erlaubnis dazu.
Es gibt viele verschiedene Krankheitsursachen. Die Verhängnisvollste jedoch ist wohl die Einstellung: »Ich leide an einer unheilbaren Krankheit.« Diese Auffassung ist schlimmer als die Krankheit selbst. In Wirklichkeit ist die Seele eines jeden Menschen, ob dieser nun gesund oder krank ist, gänzlich rein und frei von Schmerzen und Krankheiten; sie heilt auch unentwegt Körper und Geist und würden Körper und Geist nicht die Krankheiten erzeugen, dann wäre der Mensch immer gesund. Der natürliche Zustand ist die Gesundheit; jede Krankheit, jeder Schmerz, jedes Unwohlsein sind unnatürlich.

Die Kraft des Magnetismus

Die Gesundheit von Körper und Geist hängt von einer magnetischen Kraft ab, die in metaphysischer Sprache als die Kraft der Affinität zwischen Elementen und zwischen Atomen beschrieben werden könnte. Das läßt sich bildhaft so vorstellen: verstreute Reiskörner werden durch gegenseitige Anziehungskraft zusammengefügt. Diese Kraft hat die Körner angezogen und ihnen eine bestimmte Formation gegeben. Sowohl Körper als auch Verstand und Gemüt bestehen aus Atomen, ersterer aus körperlichen Atomen, letzterer aus mentalen und emotionalen Atomen. Die den Atomen innewohnende Kraft, die sie sammelt und zu einem Körper und Geist formt, ist die Kraft des Magnetismus.
Ein Mangel an dieser Kraft verursacht alle Schmerzen, Beschwerden und Krankheiten, während die Entwicklung dieser Kraft körperliche und geistige Gesundheit fördert. Diese Kraft wird im Körper durch physische Übungen ausgebildet; mentale Übungen stärken dieselbe Kraft im Bereich des Geistes. Im allgemeinen ist es so, daß Kranke ihren Magnetismus bis zu einem gewissen Grad verlieren. Ein gesunder Mensch versucht oft, die Gegenwart Kranker zu vermeiden; dies ist natürlich, denn es ist der Magnetismus in einem Menschen, der andere Menschen anzieht. Ein Mangel an Magnetismus stößt ab. Dies erklärt die

Anziehungskraft von Jugend und Kindheit, obwohl in der Kindheit dieser Magnetismus noch nicht voll entwickelt ist. Hingegen ist im Alter ein Mangel an Magnetismus zu bemerken. Die Sufis nennen diesen Magnetismus: *Quwwat-e-Maknatis.* Er entspringt jedem einzelnen physischen oder geistigen Atom. Man kann ihn Kraft oder Energie nennen. Er stellt ein Vermögen dar; wenn man sorgsam mit diesem wertvollem Gut umgeht, kann man es länger genießen; ein anderer folgt vielleicht seinen Launen und vergeudet es gedankenlos. Ebenso geht ein Mensch auch mit diesem Magnetismus um. Entweder zieht er andere Menschen an oder er wird von anderen angezogen. In dem einen Fall ist er besser dran, im anderen Fall ist er der Verlierer. Der Mensch, gleich auf welchem Stand der Evolution, welcher Disposition, welcher Lebensumstände, braucht diesen Magnetismus mehr als alles andere; denn Gesundheit, die größte aller Gaben im Leben, hängt im wesentlichen vom Magnetismus ab.

Atem

Im Sanskrit heißt der Atem Prana - Leben. Prana schenkt nicht nur uns selbst Leben, sondern kann auch an andere Menschen weitergegeben werden. Manchmal erfüllt uns die Gegenwart eines anderen Menschen mit Leben, manchmal entzieht uns sozusagen die Gegenwart eines anderen Lebenskraft. Man fühlt sich müde und deprimiert und regelrecht aufgefressen durch die Gegenwart eines bestimmten Menschen; die Gegenwart eines anderen Menschen bringt dagegen einen Zuwachs an Kraft, Lebendigkeit und Vitalität. Und dies alles ist auf den Atem zurückzuführen. Wer mehr Leben hat, hat mehr Leben zu verschenken, wer weniger Leben hat, nimmt Leben von dem, der mehr davon hat. Aber auch den umgekehrten Prozeß gibt es: manchmal nimmt der Stärkere das wenige Leben, das in dem Schwächeren noch vorhanden ist, und manchmal gibt der Schwächere seine Lebenskraft dem Stärkeren. Wer Leben nimmt, absorbiert tatsächlich das Leben anderer. In der Gegenwart eines solchen Menschen verblühen sogar Blumen vorzeitig und Pflanzen sterben.

Leben und Tod sind diesem Phänomen des Atems unterworfen. Deshalb gibt es für den Heiler keine bedeutendere Quelle des Heilens. Er kann seinen Atem auf das erkrankte Organ des Patienten ebenso leicht richten, wie er einen Blick darauf werfen kann. Auch Lebensmittel und Gegenstände, die der Atem eines Heilers magnetisiert hat, besitzen Heilkraft. Wenn das Berühren eines Gegenstandes Fingerabdrücke durch Perspiration hinterläßt, warum sollte dann nicht der Atem, diese Essenz des Lebens, in einem Gegenstand leben und diesen Gegenstand mit mehr Leben erfüllen können, indem er in ihm einen Effekt hervorruft, der eine größere Heilwirkung haben kann als Arznei? Wenn der Atem entwickelt und gereinigt ist, braucht der Heiler keine Anstrengung zu unternehmen, seinen Atem auf den Patienten zu richten, sondern die Atmosphäre, die sein Atem schafft, allein die Gegenwart des Heilers, führt zur Heilung, denn die ganze Atmosphäre ist mit Magnetismus aufgeladen.

Geisteskrankheiten

Es gibt zweifellos viele körperliche Ursachen für die verschiedenen Aspekte von Geisteskrankheiten; doch wird eine eingehende Untersuchung beweisen, daß sie vorwiegend auf mentale Ursachen zurückzuführen sind. Eine gewisse Störung des Gleichgewichts, die durch die Intensität oder den Exzeß eines bestimmten Gedankens und Gefühls hervorgerufen wird, findet man an der Wurzel aller Geisteskrankheiten. Der Arzt kann solche Fälle nicht heilen, besonders nicht derjenige, der die Ursache des Wahns in seinen äußeren Manifestationen und im physischen Körper sucht. Zwar hat jede Ursache eine äußere Wirkung, doch ist es ein Fehler, Ursache und Wirkung zu verwechseln. Normalerweise sind Arzneimittel, chirurgische Eingriffe oder äußere Behandlungen von geringer Wirkung. Geisteskrankheiten zu heilen ist eher die Aufgabe eines Heilers als die eines Arztes.
Wie jede Krankheit, so kann auch diese leichter im Anfangsstadium geheilt werden; es ist wiederum Aufgabe des Heilers, die Anzeichen früh zu erkennen. Meistens werden diese Anzeichen bei einem Menschen nicht beachtet, oder man geht darüber hin-

weg mit der Feststellung, er sei »merkwürdig« oder »komisch«. Der erste Schritt zur Heilung von Geisteskrankheiten besteht darin, an die Wurzel der Beschwerden im Umgang mit der Person zu gelangen; sobald die Wurzel der Beschwerden berührt wird, erfolgt eine große Erleichterung - noch vor der Heilung. Da Geisteskrankheiten mentale Krankheiten sind, ist allein die Macht der Gedanken das Heilmittel für sie.
Gedächtnisschwäche, Verwirrung, Verwirrtheit, plötzliche Stimmungsschwankungen und Zornesausbrüche sind Anzeichen einer beginnenden Geisteskrankheit. Geisteskrankheiten sind erblich, sind aber auch auf verschiedene Schwächen und Laster zurückzuführen wie Alkohol- und Drogensucht, unnatürliche Gewohnheiten, zu viele Sorgen, Ängste und die Entwicklung melancholischer Gedanken. Dieses alles sind Dinge, die Geisteskrankheiten verursachen.
Die Arbeit des Heilers besteht darin, den ersten Hinweis auf eine Geisteskrankheit zu entdecken, und das ist eine Gedächtnisstörung. Die Ursache dafür liegt in einer Schwäche von Gemüt und Verstand. Sie haben nicht genügend Kraft, den ihnen anvertrauten Gedanken auf Befehl des Willens zum Ausdruck zu bringen. Dies kann man als Gedächtnisschwäche bezeichnen, die in den ersten Anfängen behandelt und geheilt werden muß. Die erste Stufe ist durch eine extreme Aktivität von Verstand und Gemüt gekennzeichnet, die zu extrem unbesonnenen Ausbrüchen von Zorn und Leidenschaft führt. Ist der Ausbruch vorbei, folgt die Reue. Solchen Ausbrüchen sollte gleich zu Beginn Einhalt geboten werden. Denn Schuldgefühle, Angst vor Konsequenzen, die Tendenz zu Zweifeln sind Nahrung für das Feuer des Wahnsinns. Indem man ein reines, dankbares, nützliches Leben führt, unter kontinuierlichen Wertschätzung der Dinge, und indem man gleichzeitig vermeidet, Dingen, Menschen und Umständen die Schuld zu geben, trägt dazu bei, den Bazillus des Wahnsinns fernzuhalten.

Geist

Es gibt einen Teil im Leben des Menschen, der allein nur Leben genannt werden kann. Es gibt keine andere angemessene Bezeichnung dafür, und die englische Redewendung »sich zusammennehmen« bedeutet, eben diesen Teil des Lebens zu aktivieren. Er könnte Geist genannt werden, weil dieser Teil in sich Intelligenz und Macht zugleich ist. Er ist Intelligenz, weil er jeden Teil des Körpers und Gemütes, den er bewohnt, empfindsam macht; und er ist machtvoll, weil er jedem Teil, den er berührt, Kraft verleiht.

Wenn Menschen bei Sport und Spiel aus großer Höhe herunterspringen, was schützt sie dann vor Verletzungen? Es ist dieser Geist; und sie haben es sich zur Gewohnheit gemacht, diesen Geist zu Hilfe zu rufen. Wenn Menschen miteinander boxen, erweckt derjenige, der getroffen wird, diesen Geist in dem Körperteil, an dem er getroffen wird. Der Sportler weiß nicht, was dieser Geist ist, doch er sucht bei ihm Zuflucht. Der Mystiker versteht ihn durch seine Meditationen und durch das Studium der Metaphysik. Wenn ein Mensch aus tiefem Schlaf erwacht, so ist dieser Geist das erste, das durch das Gemüt sich zu seinem Körper erhebt, während er sich reckt und streckt, sich dreht und wendet und die Augen langsam öffnet; er steht sozusagen auf und breitet sich aus.

Durch die Beherrschung dieses Geistes werden Krankheiten geheilt, wird das Alter gemeistert, sogar der Tod besiegt. Mangelt es an diesem Geist, so mangelt es an Energie, an Intelligenz, an Freude und Ruhe; wenn dieser Geist vorhanden ist, gibt es Hoffnung, Freude und Ruhe. Denn die Natur dieses Geistes besteht darin, den Körper aus Atomen und Vibrationen intakt zu halten. Wohlbefinden beruht darauf, daß dieser Geist den Körper erhält, Unwohlsein entsteht, wenn dieser Geist nicht ausreicht, den Körper von Beschwerden freizuhalten. Somit verursacht ein Mangel an diesem Geist viele Krankheiten. Indem der Heiler diesen Geist in sich entwickelt, kann er einen Teil von seinem Geist an andere weitergeben; und dieses wird zur höchsten Quelle des Heilens.

Der Ursprung der Krankheiten

Fast jede Krankheit entspringt dem Verstand und dem Gemüt. Dies gilt selbst für ansteckende Krankheiten. Das heißt nicht, daß es immer eine Unzulänglichkeit in Verstand und Gemüt geben muß; wäre dies der Fall, dann würden gute Menschen niemals krank; und doch kann man nicht übersehen, daß es eine gewisse Schwäche in diesem Bereich ist, die einer Krankheit den Zutritt ermöglicht. Daneben verursachen Vernachlässigung, Unachtsamkeit und Unregelmäßigkeit auf körperlicher und mentaler Ebene ebenfalls Krankheiten. Leben und Tod sind zwei Kräfte, die konstruktiv und destruktiv wirken, und es gibt einen ständigen Kampf zwischen diesen beiden Kräften. Zu manchen Zeiten gewinnt eine Macht die Oberhand, und der Sieg dieser Macht bedeutet dementsprechend entweder eine bessere Gesundheit oder Krankheit und Tod. Der Körper muß darauf vorbereitet und in einer guten Verfassung sein, um diese Schlacht schlagen zu können; doch dem Geist fällt ein noch bedeutenderer Part zu. Wenn es ihm nicht gelingt, seine Rolle zu spielen, ist der Körper trotz seines guten Zustandes nicht in der Lage, gesund zu bleiben. Wenn aber der Geist imstande ist, gesund zu bleiben, dann wird der Körper im wesentlichen folgen. Doch um den Kampf des Lebens zu bestehen, ist die Harmonie von Geist und Körper gleichermaßen notwendig.

Die Wirkung der Nahrungsmittel

Es ist das Geheimnis der Natur, daß Leben sich von Leben ernährt; alle fleischfressenden Tiere leben vom Fleisch anderer Tiere, manchmal sogar von der eigenen Art. Dies zeigt, daß das Leben sich durch dasselbe Element erhält, aus dem es gemacht ist. Der Körper des Menschen ist aus der Nahrung gemacht, die er zu sich nimmt, und entsprechend dem Leben, das dieser Nahrung zu eigen ist, entwickelt sich sein Leben. Kleine Insekten, die durch Blumen leben, entwickeln die Schönheit der Blume in ihrem Körper; Insekten, die sich von Blättern ernähren, werden oft grün und schön wie ein Blatt; Insekten, die in der Erde und im Schmutz leben, ähneln diesem Element. Dies lehrt, daß der

Körper des Menschen von der Nahrung, die er zu sich nimmt, abhängig ist. Jede Fäulnis im Gemüse, das er ißt und jede Krankheit des Tieres, dessen Fleisch er ißt, all dies beeinflußt die Gesundheit des Menschen.

Brahmanen, die einst die am weitesten philosophisch und wissenschaftlich entwickelten Menschen waren, haben seit jeher diesem Gegenstand Beachtung geschenkt; man findet unter ihnen stets intelligente und hervorragende Geister. Obwohl im Westen beständig über ein hygienisches Leben geforscht und diskutiert wird, werden wichtige Aspekte der Ernährung übersehen, und diese Tatsache kann in wenigen Worten damit erklärt werden, daß sie auf einem Mangel an häuslichem Leben begründet ist. Viele Menschen müssen außer Haus essen, wo es oft unmöglich ist, Überlegungen dieser Art zu berücksichtigen. Es gibt zudem Unterschiede in dem Fleisch der Tiere, das man verzehrt. Es gibt reine und unreine Tiere, und ihr Fleisch ist dementsprechend unterschiedlich. Dies hat einen großen Einfluß auf die Gesundheit und den Geist eines Menschen.

Die Frage stellt sich nun, in welcher Form Nahrung für den physischen Körper den Geist beeinflußt. Sie kann damit beantwortet werden, daß jedes Atom im Essen eine besondere Wirkung ausübt, genauso wie ein alkoholisches Getränk das Gemüt beeinflußt. Es gibt dreierlei Arten von Nahrungsmitteln: *Sattwa* gibt Ruhe und Frieden; *Rajas* regt zum Arbeiten und zur Bewegung an; und *Tamas* fördert die Schläfrigkeit, die Trägheit und die Verwirrung.

Ein Heiler muß alle Nahrungsmittel und ihre Auswirkungen kennen, um sie den Patienten empfehlen zu können und um festzustellen, ob die Nahrung die Krankheit verursacht hat, was häufig der Fall ist und um selbst seinen Gesundheitszustand zu erhalten, so daß er fähig ist, erfolgreich zu heilen.

Selbstbeherrschung

Es gibt viele Menschen, von denen man sagen könnte, sie besitzen ein nervöses Temperament; sie neigen dazu, schnell zu gehen, eilig zu arbeiten, schnell zu reden - so schnell, daß sie

Worte überspringen und den Zuhörer verwirren; sie sind vielleicht schnell erregbar und neigen dazu, leicht zu lachen und zu weinen. Diese Disposition erzeugt eine gewisse Freude, doch sie schwächt auch, und derartige Menschen verlieren leicht ihre Selbstbeherrschung, was schließlich zu nervösen Krankheiten führt. Es beginnt damit, daß sie diesen aktiven Zustand ausleben und genießen und endet in Schwäche. Viele mentale Krankheiten werden durch diese negative Veranlagung von Geist und Körper verursacht. Eine solche Neigung besteht von Kindheit an, besonders bei Kindern mit nervösem Temperament; wenn es zu diesem Zeitpunkt unter Kontrolle gebracht werden kann, ist der Erfolg sicher. Es gibt keine schlimmere Krankheit als eine zunehmende Schwäche der Nerven, die gleichbedeutend ist mit einem Mangel an Selbstbeherrschung. Das Leben ist nicht lebenswert, wenn die Beherrschung des Selbst verlorengegangen ist.

Das Wesen des Menschen

Der Mensch besteht in seinem Wesen nicht nur aus Materie, sondern auch aus Geist. Er kann einen vortrefflich wohlgeformten Körper mit einem gut funktionierenden Mechanismus haben, und doch gibt es etwas, das in ihm Not leidet. Denn der physische Körper wird durch materielle Nahrung und Getränke erhalten, der Atem durch Luft, Verstand und Gemüt durch Gedanken, Vorstellungen und Eindrücke. Doch dies ist nicht alles. Es gibt etwas neben Körper, Verstand und Gemüt, das der Mensch in seinem Wesen besitzt, und das ist sein Geist, der Licht ist, ein göttliches Licht. Aus diesem Grund stimmt Sonnenschein heiter; doch der Geist braucht mehr als nur Sonnenschein. Des Menschen Seele ist wie ein Planet, und wie der Planet durch die Sonne erleuchtet wird, so wird des Menschen Geist durch das Licht Gottes erleuchtet. Fehlt dies, dann ist der Mensch nicht wirklich gesund, wie kraftvoll und voller Freude er auch erscheinen mag. Er muß einen gewissen Sinn für das Geistige haben, eine Öffnung in seinem Herzen, die das Licht hereinläßt, das Licht Gottes.

III. Die Entwicklung der Heilkraft

Der Atem

Der Atem ist die grundlegende Kraft, die zum Heilen erforderlich ist. All die verschiedenen Manifestationen des magnetischen Stroms, die von den Fingerspitzen, vom Blick und von den Hautporen ausgehen, sind indirekte Erscheinungsformen des Atems. Es ist die Kraft des Atems, die die magnetische Kraft in all ihren verschiedenen Aspekten erzeugt. Ein schwacher Atem schwächt Geist und Körper, ein kräftiger Atem stärkt beide. Ist der Atem voller Energie, kann kein Mangel an Energie oder Magnetismus bestehen. Deshalb sollte, bevor man irgendeine andere Methode zum Heilen erschließt, zuerst die Kraft des Atems entwickelt sein.

Die Atemkraft wird auf zweierlei Weise entwickelt: ein Weg ist es, den Atem auszudehnen, der andere, ihn zu stärken. Danach sollte der Atem so weit kontrollierbar sein, daß er nach jeder Seite, jeder Ebene, aufwärts, abwärts, nach rechts oder links gerichtet werden kann. In der gleichen Weise wie ein Meisterschütze jeden beliebigen Punkt auf der Zielscheibe treffen kann, muß auch der Atem gemeistert werden.

Es gibt in Indien Yogis, die mit ihrer Atemkraft aus großer Entfernung ein Licht auslöschen können; und auch die Wunderkraft des Tansen, von dem es heißt, er habe durch die Macht seines Gesanges, wenn er den Dipak sang, Kerzen entzündet, kann nichts anderes sein, als die Kraft des Atems in seiner vollständigen Entfaltung.

Reinigung

Die Wissenschaft hat immer schon darauf hingewiesen - und heute mehr denn je -, wie wichtig eine reinliche Umgebung für Patient und Arzt ist. Zum Desinfizieren sind die unterschiedlichsten Mittel eingesetzt worden. Der Heiler, der vorrangig mit dem Geist zu tun hat, muß daher begreifen, wie wichtig für seine Zwecke die Reinlichkeit von Verstand und Gemüt wie auch die

des Körpers ist. Nachdem man die Natur der Dinge kennengelernt hat, ist es zweifelsohne schwierig zu sagen, was rein und was unrein ist; doch eine Art, dies zu verstehen, ist folgende: alles ist an sich rein, und wenn ein Element mit einem anderen vermischt wird, dann wird es verunreinigt. Hier eröffnet sich ein weites Feld demjenigen, der wachsam dieses Leben erforscht.
Eine andere Art, das Reine und Unreine zu verstehen, liegt darin, daß es eines allein ist, was die Dinge rein erhält, und das ist Leben; und wenn das Leben sie verlassen hat, sind sie unrein. Eine dritte Sichtweise: der Tod ist die Unreinheit der Dinge, Zerstörung jedoch ihre Reinheit. Auch dies eröffnet demjenigen, der aufmerksam das Leben studiert, weite Räume des Verstehens. Kurzum, der Heiler muß die Gesetze des hygienischen Lebens beachten und sich davor schützen, die Krankheitserreger vom Patienten, den er heilt, aufzunehmen. Er sollte außerdem alle Gedanken der Bitterkeit, des Übelwollens, des Ärgers, des Zorns und der Eifersucht vermeiden und Verstand und Gemüt reinigen von jeder Mißgunst und Boshaftigkeit und sozusagen in Hingabe an Gott baden, so daß sein Herz mit Barmherzigkeit und Mitgefühl erfüllt wird. Es ist nicht nur die Kraft des Geistes, die heilt, sondern auch die Reinheit von Verstand und Gemüt. Nur der Geist, der von aller Unaufrichtigkeit, Täuschung und allem Verrat frei ist, kann allein die Kraft ausstrahlen, stark und reiner Natur, die einem Patienten neues Leben geben und ihn von allen Schmerzen befreien kann.

Rhythmus

Die Entwicklung der Heilkraft hängt von der Entwicklung des Atems ab. Der Atem kann entwickelt werden durch Reinigung, Verlängerung, Ausdehnung und Rhythmus.
Es gibt drei verschiedene Arten des Rhythmus im Atem: der Rhythmus, der keine Unterscheidung zwischen dem kontinuierlichen Ein- und Ausatmen zuläßt; der Rhythmus, der gekennzeichnet ist durch die zwei eindeutigen Schwünge von Ein- und Ausatmung; und der ebenmäßige Rhythmus der Atmung. Wer seine Atmung noch nicht gemeistert hat, unterliegt dem Einfluß dieser

drei Rhythmen, seiner Gesundheit, seiner Laune und seiner Lebensbedingungen. Doch wer seinen Atem beherrscht, der kann ihn auf irgendeinen dieser Rhythmen einstellen. Ist Meisterschaft im Atmen erlangt, so hat der Heiler den Schlüssel, jede beliebige Uhr aufzuziehen. In Wirklichkeit bedeutet jede Krankheit, daß irgend etwas mit dem Rhythmus falsch ist. So wie ein Arzt meint, Stauung sei die Wurzel aller Krankheiten, so meint der Sufi, daß Stauung ein Mangel an Rhythmus ist, das kann eine Schwäche im Kreislauf sein, im Atem, im Handeln oder im Ruhen. Um eine Krankheit zu finden, untersucht der Arzt den Puls, die Herzschläge und den Zustand der Lunge. Dies allein zeigt deutlich, daß der Rhythmus der Wächter über die Gesundheit ist. Ist die Gesundheit angeschlagen, so deutet es daraufhin, daß etwas mit dem Rhythmus nicht in Ordnung ist, wie bei einer Uhr. Wenn das Ticken aus dem Rhythmus gerät, läuft die Uhr vor oder nach, sie zeigt nicht mehr die richtige Zeit an.

Der Heiler muß also seinen Rhythmus richtig einstellen, um den Mechanismus des Körpers eines anderen Menschen regulieren zu können. In Indien gibt es den Brauch, in die Hände zu klatschen oder mit den Fingern zu schnipsen, wenn jemand gähnt. Die Idee ist, daß Gähnen ein Zeichen dafür ist, daß der Rhythmus langsamer wird; denn es ist der Rhythmus unseres Körpers, der sich verlangsamt, wenn man sich schläfrig fühlt, und das Händeklatschen und Fingerschnipsen stellt die Pulsation des anderen Menschen auf denselben Rhythmus ein wie zuvor. Es ist genauso, als würde man jemanden schütteln, der eingenickt ist, um die körperlichen Mechanismen funktionsfähig zu machen. Wenn der Heiler seinen eigenen Rhythmus regulieren kann, kann er auch den Rhythmus eines anderen Menschen normalisieren. Es bedarf eines großen Wissens und eines tiefen Einblicks in die Natur von Geist und Körper des Menschen; der Heiler, der damit umzugehen versteht, ist wie der Dirigent eines Orchesters. Er hält die Gesundheit der Menschen, die er heilt, in Ordnung, wie der Dirigent den Rhythmus eines jeden Musikers reguliert, der im Orchester spielt.

Die Kraft des Atems

Es ist die Kraft des Atems, die Körper und Geist heilt, da Atem Leben ist; und durch den Atem kann Leben in den Geist und den Körper eines anderen Menschen weitergegeben werden. Der Atem ist auch das Band, das durch alle Menschen läuft und sie zu einem Leben verbindet. Gäbe es den Atem nicht, hätten die Sinne niemals die äußere Welt wahrgenommen. Man sieht, riecht, fühlt, schmeckt und hört alles durch den Kanal des Atems, und deshalb kann keine Arznei so einen Einfluß auf einen Patienten haben wie der Atem. Ein schwacher Atem ist empfindlich gegenüber allen ansteckenden Krankheiten, und ein Heiler mit schwachem Atem könnte beim Heilen mit der Krankheit des Patienten angesteckt werden. Deshalb ist es wichtig, bevor man versucht zu heilen, diese Atemkraft zu entwickeln.

Die Kraft des Atems kann man in zweierlei Hinsicht entwickeln: in Volumen und Dauer, so daß er intensiviert und gedehnt wird. Es ist gefährlich, Heilversuche zu unternehmen, bevor man sich der Kraft des Atems in diesen beiden Aspekten sicher ist. Die Entfaltung der Atemkraft kann man spüren, und man weiß, wann man bereit ist, damit zu heilen.

Eine gemeinsame Ursache aller Krankheiten

Schmerz, Unwohlsein, Krankheit, Zerfall und Zerstörung jeder Art deuten auf Mangel an Leben. Das Wort Leben, wie wir es in der Alltagssprache verwenden, ist die Bezeichnung für das Ergebnis zweier Aktivitäten, die harmonisch zusammenwirken: die eine ist das beständige Leben des Geistes, die andere das Leben, das Materie dafür zur Verfügung stellt. Es handelt sich um eine negative und eine positive Aktivität. Es ist die Kraft des inneren Lebens, die das äußere Leben anzieht, und wiederum ist es die Stärke des äußeren Lebens, durch welche dieses dem inneren Leben anhaftet. Auf diese Weise läßt die wechselseitige Aktion der beiden die Flamme des Lebens brennen, eine Schwächung einer dieser Funktionen verursacht Krankheiten.

Es gibt fünf Körper, durch die die Seele Leben erfährt. Der physische Körper ist der ärmste von allen; er wird aus Materie geboren, mit Materie genährt, wird angezogen von Materie, findet sein Leben in Materie und kehrt zu Materie zurück. Da er Materie als Nahrung bedarf, so fordert Materie ihn am Ende zurück; dieser Anspruch der Materie wird Krankheit oder Tod genannt, wenn der Körper seine Stärke verliert. Die Ursache dafür ist ein Energieverlust der Nerven, die sozusagen Fleisch, Knochen, Blut und Haut nicht nur intakt, sondern aktiv und lebendig zusammenhalten. Es ist die Schwächung dieser Nerven, die durch Erschöpfung oder Ernährungsfehler, durch Mangel an Ruhe oder durch jegliche Art von Energieverlust alle Krankheiten verursacht.

Folglich kann Heilen als lebenspendend für den Teil des Körpers, der Leben braucht, oder für den Körper insgesamt bezeichnet werden. Der Materialist glaubt, daß ein Mensch, wie schwach er auch sein mag, durch Blutübertragung gerettet und ins Leben zurückgerufen werden kann. Wenn dies ein erfolgreiches Heilmittel ist, um wieviel mehr könnte die Macht des Geistes und des Lebens, die mehr Kraft besitzen als Materie, Leben in einem anderen Menschen bewirken! Und selbst die feine Essenz des physischen Körpers des Heilers kann Verwandlungen durchlaufen nach dem gleichen Prinzip wie Erde zu Wasser, Wasser zu Feuer, Feuer zu Luft und Luft zu Äther wird. So kann der Heiler die feinsten Atome physischer Energie und die stärkenden Vibrationen geistiger Energie zu einem Menschen senden, der dieser bedarf. Der Unterschied zwischen Medizin und Heilen besteht darin, etwas, anstatt es mit der Eisenbahn zu befördern, durch die Luft per Flugzeug zu transportieren.

Man kann die Frage stellen, ob es falsch wäre, sich selbst zu schwächen, indem man einen Teil seiner eigenen Lebenskraft an jemand anderen abgibt. Zweifellos wäre es nicht gut, wenn ein armer Mensch seinen letzten Groschen an einen Hungernden weggeben würde; doch für einen reichen Mann gibt es keine Alternative. Er soll seinen Reichtum für das Wohl und das Glück derer, die in Not sind, einsetzen. Ein spiritueller Heiler ist reich an göttlicher Kraft, und seine Kraft wird nicht dadurch geschmälert, daß er etwas davon abgibt. Daher versagt die materielle

Heilung. Wie erfolgreich sie auch erscheinen mag, sie ist machtlos verglichen mit spiritueller Heilung; denn der spirituelle Heiler hat die Macht Gottes auf seiner Seite.

Die Entwicklung der Kraft in den Fingerspitzen

Die menschliche Gestalt kann man materialisiertes Licht nennen. Das Symbol in der Mystik dafür ist der fünfzackige Stern, der Kopf, Arme und Füße andeutet, die zusammen fünf Zacken bilden. Es liegt in der Natur des Lichtes sich auszubreiten, und da die menschliche Gestalt aus Licht - *Nur* - gemacht ist, repräsentieren die Hände, die Füße, die Finger, die Zehen, die Sinnesorgane und das Haar Strahlen. Es ist das Wissen um dieses Licht, das sich im Osten in dem Brauch ausdrückt, den anderen durch Berührung des Kopfes oder der Füße mit den Fingerspitzen oder durch Küssen der Hände zu segnen; denn die Finger und die Zehen sind Quellen der Strahlung.

Deshalb entwickelt der Heiler die Kraft der Fingerspitzen. So wie man eine bestimmt Tonhöhe erzielt, indem man den Atem auf bestimmte Art und Weise durch den Körper und den Mund lenkt, so entwickelt man Heilkraft, indem man Energie durch die Fingerspitzen sendet und die Entwicklung der magnetischen Kraft in den Fingerspitzen entfaltet. Von Moses weiß man, daß er ein Licht in seiner Handfläche hatte, welches die Dichter *Yad-e-baiza** (* *Baiza* bedeutet Ei, der Handteller ist eiförmig) nennen; und Zarathustra wird stets mit einem brennenden Feuer in der Hand dargestellt. Beides deutet die Strahlung an, die Batterie, die in der menschlichen Hand entwickelt werden kann. Wenn die Kraft in der Handfläche ausgebildet ist, fließt sie in die Fingerspitzen, und sie strömt heraus, wenn sie durch den Willen gerichtet wird. Durch magnetisches Streichen oder durch Berühren des schmerzhaften Körperteils kann der Heiler Krankheiten kurieren.

Die Kraft der Gegenwart

Der Heiler sollte verstehen, daß seine bloße Gegenwart Heilkraft ausstrahlen muß; dazu muß der Heiler Leben im Überfluß haben, Kraft und Magnetismus besitzen. Allem voran muß sein Körper gesund, sauber und rein sein, damit der körperliche Magnetismus heilsame Wirkung erzielen kann. Auch Reinheit des Geistes ist notwendig, zusammen mit Sympathie für den Patienten und dem Wunsch, ihn zu heilen, anstatt aus der Heilung Nutzen zu ziehen. Die Seele spricht im wesentlichen in ihrer Sprache der Atmosphäre; mit anderen Worten, die Atmosphäre erzählt, was die Seele ausdrückt. Die Seele entfaltet sich durch einen spirituellen Prozeß und durch spirituelles Leben. Deshalb ist die Entwicklung des Geistes, des Körpers und der Seele notwendig, um heilende Kraft durch Präsenz zu besitzen.

Die Kraft des Verstandes

Die Kraft der Konzentration ist die erste Voraussetzung zur Entwicklung der Heilkraft. Der Heiler muß imstande sein, den Gedanken an Heilung seines Patienten konstant halten zu können, wenn er dessen bedarf. Konzentration ist äußerst schwierig, doch wenn sie zur Verfügung steht, gibt es nichts, was man damit nicht erreichen kann. Es ist müßig, den Patienten durch irgendwelche Prozesse heilen zu wollen, wie erfolgreich und gut sie auch sein mögen, wenn die Kraft der Konzentration fehlt. Die Arbeit, die dem Geist beim Heilen zufällt, ist bedeutender als alles andere, denn die Kraft des Geistes wird benutzt, um auf die Materie einzuwirken. Materie, die von jeher ein ungehorsamer Diener des Geistes gewesen ist, rebelliert stets gegen eine Kontrolle; das trifft zu für die Welt der Mineralien, der Pflanzen und sogar die der Tiere.

Zweifellos kann der Verstand die Materie kontrollieren und mit ihr umgehen, wie er will, doch wenn der Verstand der Materie dient, so wird er geschwächt und verliert die Kraft über sie. Wäre dies nicht der Fall, so könnte jeder Mensch sich selbst heilen durch Beherrschung der Materie, und es wären keine Heiler nötig. Die eigene Kraft hat größeren Einfluß auf einen selbst als die eines anderen; außerdem kann kein Mensch mehr Sympathie für einen anderen empfinden als für sich selbst. Es liegt in der Natur des Geistes, daß er sich unserem Zugriff entzieht. Konzentration ist die Kraft, die den Verstand befähigt, ihm sozusagen die eigenen Finger kräftigt, festzuhalten, was er halten kann. Ein weiteres Geheimnis des Verstandes liegt darin, daß er, trotz seines Konzentrationsvermögens, nichts festhält, was ihn nicht interessiert; Sympathie stimuliert die Kraft des Verstandes, Gedanken zu halten. Deshalb kann niemand ein erfolgreicher Heiler sein, solange er nicht in Sympathie seine ausgestreckten Händen dem Patienten zu reichen vermag, um ihn aus seinem Schmerz herauszuheben.

Die Kraft der Konzentration

Bevor jemand versucht, einen anderen Menschen zu heilen, muß er die Kraft der Konzentration in sich selbst entwickeln. Die Konzentration des Heilers sollte so weit entwickelt sein, daß er nicht nur, wenn er mit geschlossenen Augen in Meditation sitzt, das gewünschte Objekt visualisieren kann, sondern er sollte selbst mit offenen Augen fähig sein, das sich einmal vorgestellte Bild in seinen Gedanken festzuhalten, trotz der Dinge, die sich gegenwärtig vor seinen Augen abspielen. Beim Heilen ist es notwendig zu wissen, auf welches Bild sich die Gedanken konzentrieren sollen. Wenn der Heiler das Bild einer Wunde festhält, unterstützt er die Fortdauer der Wunde, anstatt zu ihrer Heilung beizutragen; denkt er an Schmerz, intensiviert und verlängert er möglicherweise den Schmerz. Er sollte den Gedanken in seinem Geist bewahren, er muß sich das Erwünschte vorstellen, nicht den derzeitigen Zustand. Es ist wichtig, sich dieser für alle Aspekte des Lebens geltenden Regel zu erinnern, daß nämlich selbst in schwierigen Zeiten man nicht an den Sorgen festhält und im Krankheitsfall in der Lage sein muß, die Beschwerden zu vergessen. Der Mensch hält oftmals die mißlichen Umstände des Lebens aufrecht, indem er sie gedanklich manifestiert. Der Heiler muß kontinuierlich seinen Geist auf Heilung richten und auf nichts anderes.

Das Aussenden von Kraft über Entfernungen

Die Höherentwicklung der Heilkraft liegt darin, daß man fähig wird, Kraft in die Ferne zu senden. Weder Land noch Meer können die Kraft, die durch Gedanken gesendet wird, aufhalten. Wissenschaftliche Erfindungen wie Radiotelegrafie beweisen, daß es mittels Instrumenten möglich ist, Gedanken an ferne Ziele zu senden, aber die Mystiker haben es immer verstanden, Gedanken über Entfernungen zu senden und haben dies in großem Ausmaß praktiziert. Da ein Mystiker ganz davon beseelt ist, der Menschheit in Liebe und Güte zu dienen, verspürt er natürlicherweise nicht den Drang, der Welt die Größe seiner Macht zu beweisen oder seine Kraft für weltliche Zwecke zu nutzen, sie ist dem Heilen vorbehalten.

Der metaphysische Begriff *Nada Brahma* der Hindus bedeutet »Klanggott« und erklärt so das Geheimnis des Lebens, daß Klang Bewegung ist und daß deshalb nichts stattfindet, ohne daß es durch eine dahinterliegende Kraft bewegt wird. Genauso wie körperliche Bewegung zum Handeln notwendig ist, so liegt dem geistigen Handeln die Bewegung des Verstandes zugrunde. Die Stimme eines Menschen erreicht vielleicht die andere Ecke eines Zimmers, die Stimme eines anderen hingegen das Ende einer Straße. So ist es auch mit der Kraft des Denkens. Ebenso wie es notwendig ist, die Stimmkraft durch Übung zu entwickeln, so ist es notwendig, durch Übung die Kraft des Denkens zu stärken und zu entwickeln. Aber dabei sollte nicht vergessen werden, daß die Gabe zum Heilen immer ausschlaggebend ist; ein begabter Mensch kann weiter und schneller vorankommen, als ein Mensch ohne diese Gabe.

Drei Dinge sind notwendig, will man Gedanken auf ein fernes Ziel richten: erstens Glaube an die Theorie, zweitens Selbstvertrauen, d.h. Vertrauen in die eigene Kraft und drittens die Kraft der Konzentration. Mag die Kraft der Konzentration auch noch so groß sein, sie nutzt nichts ohne Selbstvertrauen, und Selbstvertrauen wiederum bewirkt nichts ohne von dem zugrunde liegenden Wissen überzeugt zu sein. Fernheilen ist die letzte Stufe, die ein Heiler erst nach langer Erfahrung im Heilen erreicht, und dies gleich zu Anfang zu versuchen, kann natürlich nur mißlingen. Arbeit bringt Erfahrung, und Erfahrung gibt Vertrauen; der Glaube wird gefestigt, wenn er auf Erfahrung beruht und durch Vertrauen gestärkt wird.

IV. Die Anwendung der Heilkraft

Heilen durch Talismane

Eine große Kraft liegt in dem Mysterium der Wiederholung eines heiligen Wortes verborgen, aber eine noch größere Kraft liegt darin, ein heiliges Wort zu schreiben; denn die Zeit, die man braucht, ein heiliges Wort sorgfältig zu schreiben, ist vielleicht fünf- oder zehnmal so lang wie für die Wiederholung eines heiligen Wortes. Daneben bringt Handeln die Gedankenkraft vollständiger zum Ausdruck als Sprechen. Indem man einen heiligen Namen schreibt, wird der Gedanke vollständiger und kraftvoller als die Äußerung des Wortes. Doch wenn ein Mensch denkt, fühlt, spricht und schreibt, hat er den Gedanken durch vier Stufen hindurch entwickelt und ihn so kraftvoll gemacht. Deshalb geben Sufis Talismane an die Gläubigen, von denen sie meinen, diese glaubten an die Heilkraft des Talismanes. Sie nennen es *Taviz*. Der Patient trägt einen solchen Talisman Tag und Nacht bei sich, verbindet seine Gedanken mit denen des Heilers und fühlt jeden Augenblick, daß er geheilt wird.

In Indien werden Talismane in Silber- oder Goldscheiben gefaßt oder in Stein oder Metall graviert. Die Tatsache, daß der Betreffende weiß, er besitzt etwas in Form eines Talismanes mit einem heilenden Einfluß auf ihn, wird zu einer solchen Hilfe für den Kranken, daß er fühlt, wie er zu jeder Tages- und Nachtzeit den Heiler bei sich hat und geheilt wird.

Da ein Geschenk auch immer von der Person des Gebenden abhängt, ist auch ein solcher Talisman nichts ohne die Persönlichkeit, welcher der Patient sein Vertrauen schenkt. Deshalb hat ein von einem gewöhnlichen Menschen geschaffenen Talisman keine Wirkung; die Persönlichkeit desjenigen, der den Talisman herstellt, sollte beeindruckend sein, seine Frömmigkeit, seine Spiritualität, seine Liebe, seine Güte, all dies hilft, den Talisman, den er gibt, wertvoll und wirksam zu gestalten.

Magnetisiertes Wasser

Wasser ist die Substanz mit der größten Reaktionsfähigkeit; es hat Anteil an Farbe und Wirkung von allem. Der Magnetismus, der durch die Fingerspitzen strömt, erreicht alles, was ein Heiler mit seinen Händen berührt. und so kann Wasser mit jener Elektrizität in größerem Maß als alle anderen Substanzen aufgeladen werden. Der Atem, der heilt, ist wiederum stark genug, um allen lebenspendenden Substanzen zusätzliches Leben zu geben. Insbesondere Wasser, eine sehr belebende Substanz, bezieht Leben aus dem Atem.

Ehemals herrschte unter den Hindus der Brauch, Wasser als Segen an Gäste auszuschenken; dieser Brauch wird noch heute praktiziert. Ein Brahmane wird normalerweise als erstes seinem Gast Wasser anbieten, nicht nur, um den Durst zu löschen, sondern weil es eine lebenspendenden Substanz ist. Die Perser haben dieses Wasser des Lebens *Ab-e Hayat* genannt, und man findet dieses Wort in vielen Gedichten. Unter Sufis überall im Osten gibt es den Brauch, daß der Shaikh ein Laib Brot oder ein Glas Wasser, Milch, Sirup oder Buttermilch, Obst oder eine Süßigkeit anbietet, etwas, von dem man annimmt, daß es Körper und Geist heilt. Zweifellos handelt es sich nicht lediglich um die physische Wirkung des Atems oder die Berührung, auch die Kraft des Geistes ist verborgen darin enthalten, wie die Seele es im Körper ist.

Heilen durch Atmen

Ein Heiler muß vor allem wissen, daß der Atem das Leben selbst ist, daß Atem das Leben spendet, daß Atem Leben hervorbringt. Man kann eine Zeitlang leben ohne zu essen; doch ohne Atem kann man noch nicht einmal einige Minuten lang überleben. Dies zeigt, daß die Nahrung, die Leben durch den Atem aufnimmt, wesentlich mächtiger und bedeutender ist als irgendein sonstiges Nahrungsmittel auf Erden. Jedes Atom des menschlichen Körpers strahlt; jedoch wenn der Körper die Flamme ist, dann ist der Atem das Feuer; und wie die Flamme zum Feuer gehört, gehört der Körper zum Atem. Solange Atem im Körper wohnt, lebt er,

wenn der Atem ihn verläßt, stirbt der Körper, trotz seiner Schönheit, Kraft und seines komplizierten Mechanismus. Deshalb kann der Atem eines heiligen Menschen Wasser, Brot, Milch oder Wein, Früchte oder Blumen magnetisieren.
Ein vom spirituellen Geist durchdrungener Atem, wirkt heilend auf alle schmerzhaften Körperteile, die von ihm berührt werden. Es gibt kein besseres Verfahren, als mit dem Atem zu heilen, wenn man weiß, wie man den Atem lenken kann. Unter all den verschiedenen Heilmethoden ist der Atem die Hauptsache, denn im Atem liegt der Lebensstrom verborgen.

Heilen durch magnetisches Streichen

Alle Heiligen Schriften erklären auf die eine oder andere Art, daß das Leben dem Licht gleicht. In der Heiligen Schrift der Muslime wird das Wort *Nur* verwendet; im Vedanta heißt es *Chaitanya*. Es ist das Wesen dieses Lichtes, sich in einer bestimmten Form auszudrücken, und dies erklärt die Vorder- und Rückseite jeglicher Gestalt. Gleichzeitig hat das Licht die Tendenz, in alle Richtungen zu strahlen. Dies wird in der Eigenschaft von Feuer und Wasser, sich auszubreiten, sichtbar. Luft hat dieselbe Neigung, auch die Erde und alle Dinge auf Erden. Ein tiefes Studium jeder Form wird zeigen, daß es das Wesen des Lebens ist, sich in vier Richtungen auszudehnen, zum Beispiel nach Norden, Süden, Osten und Westen oder nach oben, unten, rechts oder links.
Leben und Licht haben ihren Mittelpunkt im Zentrum einer jeden Form, doch sie drücken sich durch die Richtungen aus, in die sie sich ausbreiten. Dies wird deutlich im Symbol der Hand. Hindus haben die göttlichen Inkarnationen oftmals mit vier Händen dargestellt; dies bedeutet, zwei Hände werden dem Verstand zugeordnet und zwei Hände dem Körper, und vier Hände, die zusammenarbeiten, vollbringen etwas Ganzes. Das macht deutlich, wie wichtig die Hände beim Heilen sind. Die physischen Hände werden benötigt, um den Händen des Geistes zu helfen; und wenn der Geist seine Gedanken durch die Hand lenkt, verdoppelt sich ihre Kraft, und ihr Ausdruck wird vollständiger.

Jedes geistige oder physische Atom des menschlichen Wesens strahlt und sendet seine Strahlen aus; diese sind das Leben selbst, und sie geben Leben. Jede Krankheit ist Mangel an Leben; sie braucht Leben, um geheilt zu werden. Die Kraft der Elektrizität wurde von Wissenschaftlern entdeckt, und sie glaubten, daß diese Kraft bei entsprechendem Einsatz Krankheiten heilt; doch die Mystiker erkannten Jahrhunderte zuvor bereits die Kraft dieser verborgenen Elektrizität, die vom lebendigen Geist und lebendigen Körper ausgeht, und sie glauben und wissen, daß deren Anwendung für die Heilung von Krankheiten äußerst förderlich ist. Es gibt wunde, schmerzhafte Stellen und Verletzungen, die zu empfindlich für Berührungen sind. In solchen Fällen führt die Behandlung durch magnetisches Streichen zum Erfolg, d.h. mit anderen Worten, man bewegt die Hände über dem betroffenen Körperteil hin und her und erlaubt dabei den Gedanken zu heilen.

Heilen durch Berühren

Jedes Atom im menschlichen Körper strahlt wahrhaft, lebendig und kraftvoll im Vergleich zu anderen Gegenständen, Kräutern oder Heilmitteln. Durch die einfache Tatsache, ein lebendiger Körper zu sein, daneben der feinste und vollkommenste Organismus im Vergleich zu anderen lebenden Wesen, besitzt der Körper eine große Kraft. Deshalb haben Händeschütteln oder das direkte Ansprechen und Berühren eine bestimmte Wirkung. Wenn in Indien ein Ringer von einem Kampf zurückkehrt, schlägt ihm sein Lehrer auf den Rücken und sagt: »Shabaz, Bravo!« Dies verleiht dem Ringer zusätzlich Stärke, Mut und Kraft, die er sonst nicht hätte. Wenn Menschen miteinander freundschaftlich reden, oder selbst in Disput und Streit, können sie sich besser verständigen, wenn sie sich gegenseitig bei den Händen halten. Eine Mutter befreit ihr Kind augenblicklich von Unwohlsein und Unruhe, wenn sie es streichelt. Deshalb ist bei Schmerzen Massage hilfreich; doch ist dies eine armselige Behandlung verglichen mit einer Heilbehandlung. Denn der Heiler arbeitet, indem er die Macht seines Geistes durch die Finger leitet, so wie ein Musiker seine Gefühle auf der Violine zum Ausdruck bringt.

Kann jeder der Violine denselben Ton entlocken wie ein erfahrener Musiker? Kommt es nicht darauf an, den Finger auf eine bestimmte Stelle des Instrumentes zu legen? Das Gefühl im Herzen des Musikers, das durch seine Fingerspitzen Gestalt annimmt, erschafft einen lebendigen Ton. Das gleiche gilt für die Berührung durch einen spirituellen Heiler.

Heilen durch den Blick

Das Auge ist ein wunderbares, machtvolles Instrument des Körpers, mit dessen Hilfe man einem anderen Menschen Vergnügen oder Mißstimmung, Freude oder Trauer, Liebe oder Haß mitteilen kann, ohne daß ein Wort gesprochen wird. Dies zeigt, daß das Auge das empfänglichste Instrument des Geistes ist, um Gedanken und Gefühle auszudrücken. Manchmal schauen sich in einer Menge zwei Menschen an, und es herrscht Übereinstimmung zwischen ihnen; oder zwei Menschen können sich anstarren, und es hat eine schlimmere Wirkung, als würden sie aufeinander schießen; dies beweist wiederum, daß Feuer und Wasser zerstören oder auch inspirieren können. Deshalb gibt es für einen Heiler kein besseres Mittel als die Augen, um seine heilenden Gedanken zu übermitteln; und für den Patienten gibt es kein besseres Mittel als die Augen, um die Gedanken zu empfangen. Der Heiler kann die Heilkraft durch seinen Blick auf den schmerzhaften Teil des Körpers richten, doch ist es besser, die Heilkraft direkt in die Augen des Patienten zu richten. Genauso wie es eine Verbindung zwischen dem Geist und den Augen des Heilers, der die Kraft sendet, gibt, so gibt es ebenfalls eine Verbindung zwischen den Augen und dem Geist des Patienten, der sie empfängt. Arzneimittel können den physischen Körper erreichen, doch heilende Gedanken können den Geist berühren, dort, wo oft jede Krankheit ihre Wurzeln hat; und die Suggestion eines kraftvollen Heilers erreicht des Patienten Herz und zerstört die Krankheitserreger.

Nicht eines jeden Menschen Augen können heilen; es ist der durchdringende Blick und die Stille der Augen, ebenso die Macht des Blickes und die Zielgerichtetheit, die wichtig sind. Diese

Fähigkeiten werden durch bestimmte Übungen gestärkt; es gibt aber Augen, die eine natürliche Gabe besitzen. Auch die Konzentrationsfähigkeit des Geistes, welche Kraft verleiht, ist für das Heilen notwendig, denn die Kraft des Geistes, die durch die Augen gelenkt wird, bringt den Erfolg.

Heilen durch Suggestion

Fünf Elemente konstituieren das menschliche Wesen: Erde, Wasser, Feuer, Luft und Äther. Luft repräsentiert die Stimme, und sie erreicht den Äther, was bedeutet, daß die Stimme weiter reicht, als alles andere auf der Welt. Sie berührt die Tiefen des menschlichen Herzens. Deshalb ist Musik ein lebendiges Wunder. Nichts kann das Wesen des Menschen so durch und durch ansprechen wie der Klang. Dies erklärt die höhere und wirksamere Heilkraft der Suggestion im Vergleich zu allen anderen Heilmethoden.

In Indien, wo das tägliche Leben der Menschen auf übersinnlichen Gesetzen basiert, wird sorgfältig darauf geachtet, daß beim Reden mit einer anderen Person keine negative Wirkung auf deren physisches, mentales oder spirituelles Selbst ausgeübt wird. Ein Heiler, der durch die Kraft des *Dhikr*[1] die Heilkraft in seiner Stimme entwickelt, prägt sein Wort mit der Kraft seines Herzens in das Herz seines Patienten ein.

Ein Heiler muß aufrichtig sein in seinen Suggestionen, weil die ganze Kraft in seiner Aufrichtigkeit liegt; er muß auch Selbstvertrauen haben; er muß übersinnliche Kraft in sich entwickelt haben, doch vor allem anderen muß er ein guter Mensch sein, damit ihn niemals ein erniedrigender Gedanke oder irgendeine Art von Unbehagen überkommen kann. Seine Gedanken, Gefühle und Handlungen müssen seinem Gewissen Genüge tun; wenn dies nicht der Fall ist, dann schwächen Unbehagen, Unzufriedenheit, Angst oder Reue seine Kraft. Dann ist er nicht mehr in der Lage zu heilen, wie gelehrt und machtvoll er auch sein mag. Wenn der Heiler denkt, er sei es, der heile, dann ist seine Kraft so klein

---

[1] Gottesgedenken, Sufi-Mantra (arab. Wazifa)

wie ein Tropfen; wenn er jedoch denkt, Gott heile, und wenn er aufgrund dieses Gedankens sein eigenes Selbst vergißt und er nur des Selbst Gottes bewußt ist, dann wird seine Heilkraft so groß sein wie der Ozean.

Heilen durch Gegenwart

Im Feuer ist Wärme, im Gefühl ist noch mehr Wärme. Die Gegenwart eines Menschen mit warmen Gefühlen kann eine Atmosphäre der Wärme erzeugen; die Gegenwart eines kaltherzigen Menschen kann frieren machen. Sicherlich ist die Warmherzigkeit nicht die einzige Qualität, die ein Heiler braucht. Er muß die Kraft zum Heilen besitzen, neben der Konzentration und dem Wunsch zu heilen; doch gleichzeitig ist es der Name Christi, des »Messias«. Im Osten bedeutet Messias Heiler, und für einen Messias ist die Kraft der Liebe die vorrangige Qualität, Liebe in Form von Sympathie. Man hat Sympathie für einen anderen und denkt vielleicht: »Er ist mein Verwandter, Freund oder Bekannter«, doch wenn Sympathie voll entwickelt ist, beginnt man in jedem Menschen »ich«, »ich selbst« zu sehen, und der Schmerz eines jeden beginnt, sich wie der eigene Schmerz anzufühlen.

Dies ist das Zeichen eines wahren Messias. Wie kann er die Wunden in den Herzen der Kinder dieser Welt heilen und sie befreien von Schmerz und Leid in ihrem Leben, wenn sein Mitgefühl noch nicht so weit entwickelt wurde, daß er die Schmerzen des anderen wahrnimmt, noch ehe dieser den eigenen Schmerz empfindet? Jeder Heiler mit spiritueller Sehnsucht muß einen Funken des Herzensfeuers des Messias entwickeln; und noch ehe er versucht, jemanden zu heilen, wird seine bloße Gegenwart heilen. Wenn ein Kind krank ist, wünscht die Mutter, es möge wieder gesund werden. Es bereitet ihr Schmerzen, ihr Kind leiden zu sehen. Von diesem Moment an wird sie zur Heilerin; ihre Berührung, ihr Wort, ihr Blick vollbringen mehr als jede Medizin oder andere Behandlungen. Wenn im Herzen des Heilers diese Mutterqualität entwickelt ist, wenn er nicht wegen der Belohnung heilt, außer der des Glücks, eine Seele vom Schmerz befreit zu sehen, dann wird er zu einem Heiler, der durch seine bloße Gegenwart heilen kann.

Heilen durch Gebet

Das Gebet ist eine wundervolle Art, sich selbst und andere zu heilen, denn Konzentration allein, ohne Gedanken an Gott, ist machtlos; es ist das göttliche Ideal, das die Heilkraft stärkt, das ihr einen lebendigen Geist verleiht. Deshalb kann ein spiritueller Heiler eher auf Erfolg hoffen als ein materieller Heiler, denn der materielle Heiler arbeitet mit seinen eigenen Gedanken, und wie machtvoll diese auch sein mögen, seine eigene Persönlichkeit ist seine Begrenzung. Der spirituelle Heiler dagegen, der in Gedanken an Gott und dessen göttliche Kraft sich selbst vergißt, hat viel größeren Erfolg. Es ist gleich, welche Form das Gebet annimmt; ein aufrichtiges Gebet, in jeglicher Form, trägt Früchte.

In Wirklichkeit ist Beten die Kontemplation der Gegenwart Gottes, die Ursprung und Kraft der ganzen Schöpfung ist; man betrachtet sich als ein Nichts vor Ihm und bringt den Wunsch, der mit der eigenen Persönlichkeit verbunden war, dem Allmächtigen dar. Deshalb muß das Ergebnis natürlich unvergleichlich größer sein, obwohl dies von der Kontemplation eines jeden Einzelnen abhängt.

Zuerst wird derjenige, der für die Heilung eines anderen betet, sicherlich gesegnet sein, denn Wohlwollen und Liebe, aus denen sich sein Gebet erhebt, bringen notwendigerweise ihm selbst Segen. Das Beten um die eigene Heilung ist nicht selbstsüchtig. Dadurch wird man zum geeigneten Instrument, man wird nützlicher im Sinne des ganzen Lebensplanes wirken können. Andersherum ist die Vernachlässigung der eigenen Gesundheit oft ein Frevel. In Gedanken an Gott zu beten, ist vielleicht besser als ein laut gesprochenes Gebet. Aber man muß sich daran erinnern, daß Worte ein Gebet vergegenständlichen; deshalb sind Gebete, ausgedrückt durch Gedanken und das gesprochene Wort wirkungsvoller, als Gedanken allein es sein könnten. Worte ohne Gedanken sind eitle Wiederholungen.

Fernheilen

Wenn ein Heiler eine gewisse Zeitlang erfolgreich praktiziert hat, besteht der nächste Schritt darin, Patienten aus der Entfernung zu heilen. Die Methode des Heilens in Abwesenheit des Patienten ist etwas völlig anderes, als die des Heilens in dessen Gegenwart. Beim Fernheilen ist allein die Kraft des Denkens wichtig, und diejenigen, die gewohnt sind mit Magnetismus durch die Fingerspitzen, die Augen oder durch Berühren zu heilen, finden es schwierig, ihre Gedankenkraft ohne einen materiellen Kanal auszurichten. Auch fragt sich der Anfänger, ob seine Gedankenkraft den Patienten auch in dessen Abwesenheit erreichen werde; und ebenso ist es schwierig, in Gedanken bei einem Patienten zu verweilen, der nicht anwesend ist.

Die Beherrschung des *Fikr*[2] hilft einem Heiler, den Gedanken an den Patienten in der Vorstellung zu halten. Es ist ebenfalls der *Fikr*, der dabei hilft, einen Patienten aus der Ferne zu heilen. Atem ist eine elektrische Leitung, die überall angeschlossen werden kann; Entfernung spielt keine Rolle. Ein Atemstrom, der auf diese Weise etabliert wurde, setzt Ätherwellen im Raum in Bewegung, und je nach der magnetischen Kraft des Heilers wird der Raum zwischen ihm und dem Patienten mit einem fließenden Strom von Heilkraft erfüllt. Zweifellos ist die spirituelle Entwicklung die erste Voraussetzung; ohne sie ist die Gedankenkraft eines Heilers, wie stark sie auch sein mag, zu schwach, um der Aufgabe gerecht werden zu können.

Spirituelle Entwicklung bedeutet Gott-Bewußtsein. Es gibt den frommen Gläubigen, doch es ist der gottbewußte, der Spiritualität entwickelt. Es handelt sich um den Glauben und die Erkenntnis, »nicht ich existiere, sondern Gott«, die dem Heiler die Macht zum Fernheilen verleiht; es ist diese Erkenntnis, die ihn mit der Zuversicht erfüllt, daß er seine Gedanken in die Ferne übertragen kann, denn das Wissen um den allesdurchdringenden Gott bringt die Erkenntnis, daß das Absolute das Leben selbst ist und daß der Raum, der für den gewöhnlichen Menschen nichts ist, alles ist; tatsächlich ist der Raum sogar das eigentliche Leben aller Dinge.

---

[2] Fikr, ist das Sufi-Mantra (arab. Wazifa), das lautlos gesprochen bzw. in Gedanken gehalten wird.

V. Verschiedene Heilmethoden

Der Ursprung des Heilens

Jedes Wesen vermag, bewußt oder unbewußt, sich selbst und andere zu heilen. Dieser Instinkt ist Insekten, Vögeln, Tieren und auch dem Menschen angeboren. Alle finden sie ihre eigene Medizin und heilen sich und andere auf verschiedene Art und Weise. In alten Zeiten lernten Ärzte und Heiler viel von den Tieren über die Behandlung von Krankheiten. Dies zeigt, daß natürliche Intuition sich genauso in der niederen wie in der höheren Schöpfung manifestiert hat. Die Wissenschaftler von heute sollten daher nicht stolz von sich behaupten, sie hätten chemische Heilmittel erfunden, sondern sie sollten demütig den Kopf zum Gebet neigen, wenn sie sehen, daß jedes Atom dieses Universums, sich seiner Krankheit bewußt, aus sich selbst heraus und aus äußeren Quellen Mittel zur Heilung verschafft. Mit anderen Worten: Arzneimittel wurden nicht durch Wissenschaftler entdeckt, sondern intuitiv in der Schöpfung gefunden, als sie dessen bedurfte.

Die im Übermaß vorhandenen künstlichen Heilmittel der Menschen haben eine Zunahme der Krankheiten bewirkt. Dies ist ebenfalls eine Konsequenz der modernen, künstlichen Lebensweise, die gänzlich verschieden ist von der natürlichen Lebensweise der Altvorderen, die heute in unserer sogenannten zivilisierten Gesellschaft belächelt wird. Heute werden sowohl die Luxusgüter als auch das Lebensnotwendige auf Kosten wahrer Gesundheit und wirklichen Wohlbefindens beschafft.

Heilen ohne Arznei- und Heilmittel ist die natürlichste Methode, obwohl ein vollständiger Verzicht darauf nicht ratsam ist. Es gibt Fälle, in denen die Verwendung chirurgischer Instrumente zulässig ist, aber nur dann, wenn dies unumgänglich ist. Wenn Pferde Wagen bewegen können, wozu dann Maschinen einsetzen? In diesem Sinn sollten nach Möglichkeit Krankheiten mit einfachen Heilmitteln geheilt werden, damit die geistige Kraft nicht verschwendet, sondern für ernstere Fälle eingesetzt werden kann. Wenn alle Krankheiten auf geistigem Wege geheilt werden könnten, wozu hätten wir dann die vielen Kräuter und Drogen? Andererseits sollten Krankheiten, die sich leichter auf geistigem Wege behandeln lassen, nicht allein mit materiellen Heilmitteln behandelt werden, denn als erstes muß die Wurzel geheilt werden. Viele Patienten scheinen sich vorübergehend mit Hilfe von Arzneimitteln zu erholen, werden aber wieder krank; in solchen Fällen ist Heilen besonders notwendig. Es ist wirklich bedauerlich, daß in der heutigen Zeit eine solch wesentliche Arbeit wie das Heilen von Menschen getan wird, die oft sehr materialistisch ausgerichtet sind, die die Psychologie des Heilens nicht begreifen, daraus einen Beruf machen und das Heilen so in Mißkredit bringen.

Selbstheilung ist dem Heilen durch andere vorzuziehen; Selbstheilung stärkt den Willen, Fremdheilung schwächt ihn. Viele Menschen denken, daß hypnotische und übersinnliche Kräfte allein heilen können; aber sie verstehen nicht, daß der Heiler zuerst sich selbst durch ein streng moralisches Leben heilen muß, von der niedrigsten bis zur höchsten Stufe des Seins. Er muß sich selbst durch *Iman* oder Glauben reinigen. Erst dann kann er behaupten, ein Heiler zu sein.

Es gibt fünf Arten von Krankheiten, hervorgerufen durch unterschiedlichste Störungen auf den verschiedenen Ebenen der Existenz. Einige Krankheiten der physischen Ebene dringen von außen in uns ein, andere haben ihre Quelle im Inneren. Es lassen sich verschiedene Ursachen vermuten, doch in Wirklichkeit ist die wahre Ursache von Krankheit Schwäche, während die Ursache von Gesundheit Stärke ist. Hierunter ist nicht nur körperliche Schwäche oder Stärke zu verstehen, sondern Stärke und Schwäche auf allen Ebenen der Existenz. Aktivität verursacht das, was man Leben nennt, während das Gegenteil davon den Tod bringt. Das eine regt die Zirkulation an, das andere schafft Stauungen, Zirkulation schenkt Gesundheit, Stauung bewirkt Krankheit.

Die Wissenschaftler von heute behandeln zum Teil mit Elektroschocks als einer vergleichsweise neuen Entdeckung, und es wird behauptet, es sei das beste Heilmittel. Heilen ist ebenfalls eine Behandlung mit elektrischem Strom, und sie wurde in allen

Zeitaltern auf den verschiedenen Ebenen des Lebens angewandt. Jedes Wesen hat mehr oder weniger eine natürliche Gabe zum Heilen; sie kann weiterentwickelt werden. Die physischen und geistigen Fähigkeiten sollten in der Weise entfaltet sein, daß die elektrischen Schwingungen auf den verschiedenen Ebenen der Existenz zur Geltung kommen. Die physischen Schwingungen hängen von der Reinheit und der Energie des Körpers ab, und sie können durch die feineren Körperteile wie die Handflächen, die Fingerspitzen, die Fußsohlen, die Wangen, die Stirn, die Ohren, die Lippen, die Nase und die Augen projiziert werden. Das feinste Organ von allen ist das Auge; es ist viel wirksamer als andere Organe, denn es sind die Augen, durch welche die elektrische Strahlung ausgestrahlt werden kann. Die Nase hat ebenfalls eine wichtige Funktion. Sie ist der Kanal des Atems. Die Ohren können arbeiten, wenn der Heiler spirituell fortgeschritten ist, und die Vibrationen können ebenfalls durch die Fingerspitzen strömen.

Der orientalische Brauch, die Augen auf die heiligen Hände oder Füße der Weisen zu legen, drückt nicht nur Demut aus, sondern hat eine größere Bedeutung. Er zeigt, daß von den heiligen Händen oder Füßen Heilung ausgeht, die den Ergebenen erleuchtet. Die Weisen, die die aufstrebenden Seelen durch Handauflegen auf den Kopf segnen, inspirieren diese, indem sie die Strahlen ihrer Macht durch die Fingerspitzen aussenden. Wenn die Orientalen die Hände oder die Füße der Heiligen küssen, beabsichtigen sie das gleiche. Auf die gleiche Weise heilt die Liebkosung der Mutter alle Schmerzen ihres Kindes und wiegt es in den Schlaf. Mut und Stärkung werden übertragen, indem man die Hände auf die Schultern des anderen legt, die Schwingungen, die so übertragen werden, geben neues Leben und Mut.

Körperliches Heilen

Die Heilung eines Patienten ist nur möglich, wenn dieser fest an die Kraft des Heilens glaubt und zu dem Heiler Vertrauen hat. Bei der Selbstheilung sind Selbstvertrauen, die Kraft des Atems und der Konzentration äußerst notwendig. Es gibt eine bekannte

Geschichte, die erzählte, daß Shams-i-Tabrisi, der »Shiva« von Persien, einst respektvoll von den Priestern jener Zeit gebeten wurde, den Kronprinzen, der gerade gestorben war, aus seinem letzten, langen Schlaf zu erwecken. Der Schah, sein Vater, veröffentlichte ein Dekret, daß, gäbe es überhaupt eine Wahrheit in der Religion, sein Sohn durch Gebet ins Leben zurückgebracht werden müsse, andernfalls würden sämtliche Moscheen zerstört und die Mullahs mit dem Schwert hingerichtet werden. Um also viele Leben zu retten, willigte Shams-i-Tabrisi ein und suchte den toten Körper des Kronprinzen auf. Als erstes sagte er zu dem Körper des Prinzen: »Kun ba Ismi Allah« (Wache auf im Namen Gottes). Der tote Körper bewegte sich nicht. Dann rief er im Bann der Ekstase: »Kun ba Ismi« (Wache auf bei meinem Befehl). Bei dieser Aufforderung stand der Kronprinz auf der Stelle auf. Die Geschichte erzählt weiter, daß dieser abrupte Befehl, obwohl er den Prinzen zum Leben erweckte, die Ursache einer Klage gegen Shams-i-Tabrisi war, der behauptet habe, Gott zu sein. Er wurde zum Enthäuten bei lebendigem Leibe verurteilt, gemäß dem Gesetz der Religion. Gern unterwarf er sich dieser Strafe, um der Religion Genüge zu tun, da sie der einzige Weg ist, die Massen einer höheren Entwicklung entgegenzuführen.
Hierbei verstehen wir, daß Shams-i-Tabrisi bei seiner ersten Aufforderung den Toten konventionell ansprach, wobei er Gott als dritte Person um Hilfe bat; dies hatte keinerlei Wirkung auf den toten Körper; doch bei seinem nächsten Befehl löste sich sein individuelles Selbst von seinem Bewußtsein, und er hatte das Gefühl, das ganze Wesen Gottes zu sein. Die Geschichte legt dar, daß der Heiler auf sein Einssein mit Gott vertrauen muß und daß er zum Zeitpunkt des Heilens ganz fest und sicher fühlen sollte, wie die Macht des Allmächtigen durch ihn wirkt, wobei er gänzlich den Gedanken an sein individuelles Selbst verliert.
Die elektrische Batterie, die heilt, wird auf drei Arten aufgeladen: durch Beherrschen des Atems, Stärken des Willens und durch das Absorbieren der Elektrizität aus dem Raum.
Um diese Batterie des Heilens zu nutzen, ist es äußerst notwendig, daß die Augen so entwickelt werden, daß sie Elektrizität

ausstrahlen können. Sie müssen zuerst von ihrer Nervosität befreit werden, dem Zustand der ständigen Bewegungen, von dem sie von Geburt an abhängig sind. Die Augen werden auf natürliche Weise geschwächt und ermüden, da man ihnen erlaubt, von morgens bis abends auf alle Ablenkungen zu reagieren, die ihre Aufmerksamkeit fordern. Um die Augen zum Heilen nutzen zu können, muß der Heiler sie zuerst trainieren, ruhig zu verweilen. Die Elektrizität kann aufgenommen werden, indem man die Finger im Raum so bewegt, als würde man mit ihnen die feinen Schwingungen im Raum anschlagen. Sie kann auf die gleiche Weise entladen werden, indem man langsam die Fingerspitzen durch den Raum über der betroffenen Körperstelle des Patienten bewegt. Manchmal ist es hilfreich, die Finger näher am Körper zu bewegen, manchmal auch, den betroffenen Teil leicht zu berühren. Es hängt von der Intensität des Schmerzes ab, an dem der Patient leidet und der erforderlichen Menge an Elektrizität. Es ist sehr wichtig, daß die Finger jedesmal, nachdem sie über den betroffenen Körperteil gestrichen haben, ausgeschüttelt werden, um aufgenommene Gifte zu zerstreuen. Mit anderen Worten, es sollten die giftigen Keime, die an den Fingern haften, abgeschüttelt werden. Es ist ratsam, die Finger über einem Feuer auszuschütteln, damit die Erreger nicht auf dem Boden liegenbleiben. Es ist auch ratsam, Weihrauch im Raum zu verbrennen. Um die Finger zu schützen und um alle Bakterien fortzufegen, benutzen manche Heiler Pfauenfedern.
Der Heiler kann seine Heilkraft prüfen, indem er den elektrischen Strom in seinen Fingern fließen fühlt, während er sie schüttelt. Selbst wenn er ein Musikinstrument spielt, kann ein Heiler mit seiner Musik die Zuhörer heilen. Wenn ein Heiler etwas mit seinen guten Wünschen verschenkt, bringt es Glück; wenn er ein Wort schreibt, wird es zum Talisman, wird es zum Heilmittel, das den Besitzer kuriert und vor Tod und Unglück bewahrt.

Heilen durch Gedanken

Heilen durch Gedankenkraft geschieht durch Suggestion. In den meisten Fällen sind die Eltern die ersten Heiler, denn sie vermitteln dem Kind ihre Gedanken durch Stirnrunzeln oder indem sie das Kind unverwandt ansehen. Auch Tiere können auf diese Weise dressiert werden.

Es gibt viele Krankheiten des menschlichen Gemütes, die durch Selbstbezogenheit erzeugt werden. Diese entwickeln sich unbewußt, wie etwa Empfänglichkeit für Lob und Schmeicheleien, Verletzlichkeit gegenüber Beleidigungen, Reizbarkeit, Schwärmerei, Eifersucht, Zorn, Leidenschaft und Gier neben Alkohol- und Drogensucht. Um solche Krankheiten zu behandeln, muß der Heiler große Kontrolle über sich selbst haben, oder seine eigenen Unzulänglichkeiten können den Patienten blockieren. Der Heilige Prophet wurde einst von einer alten Frau gebeten, mit ihrem Sohn zu reden, der ständig seinen ganzen Tageslohn für Datteln ausgab und sie mittellos ließ. Der Prophet versprach, dies nach Ablauf von fünf Wochen zu tun. Am verabredeten Tag wurde der Junge zum Propheten gebracht, der sehr freundlich zu ihm sprach: »Du bist so ein vernünftiger Junge, daß du wissen müßtest, wie sehr deine Mutter deinetwegen gelitten hat; sie hat ihren Lohn geopfert, um dich großzuziehen. Jetzt ist sie alt und du könntest sie unterhalten, doch du verschwendest deinen Lohn, um Datteln zu kaufen. Ist das gerecht oder richtig? Ich hoffe bei der Güte und Barmherzigkeit Allahs, daß du diese Gewohnheit aufgeben wirst.« Der Junge hörte aufmerksam zu und zeigte sich einsichtig. Doch die Jünger des Propheten wunderten sich und fragten, weshalb die Belehrung um fünf Wochen verschoben wurde. Der Heilige Prophet erklärte: »Ich selbst esse Datteln gern, und ich war überzeugt, kein Recht zu haben, den Jungen zum Verzicht auf Datteln aufzufordern, bis ich selbst fünf Wochen lang keine Datteln gegessen hatte.« Der Heiler mit Charakter sollte niemals auch nur den Versuch unternehmen, jemanden von Schwächen zu heilen, die ihm selbst zu eigen sind.

Spirituelles Heilen

Spirituelles Heilen hat seiner Natur nach eine noch größere Bedeutung als die erstgenannten Methoden. Sie kann von einem einzelnen Menschen oder von einer Gruppe ausgeführt werden. In diesem Fall können durch das Herz des Heilers Gefühle und Schwingungen ausgestrahlt werden, und entsprechend ihrer Intensität wird der Patient geheilt. Bei der spirituellen Fernheilung sendet der Wunsch zu heilen seine Strahlen aus, erreicht den Patienten, wo er auch sein mag und heilt ihn ohne direkten Kontakt zum Heiler. Die geeinte Konzentration von mehreren Menschen wirkt hier noch wundervoller.

Die Kraft des Heilers stützt sich auf die Wärme seines Herzens. Menschen mit Hingabe werden Kraft ihrer Konzentration, ihrer Reinheit und ihrer göttlichen Liebe zu wundervollen Heilern. Jede ihrer Tränen und Seufzer werden zur Quelle der Heilung für sich selbst und für diejenigen, die in ihrer Umgebung sind. Hingabe ist das Feuer, das alle Schwächen verzehrt. Der sich hingebende Mensch wird innerlich erleuchtet; seine Freude und sein Schmerz können unmöglich mit einer anderen Freude des Lebens verglichen werden. Spirituelles Heilen erfordert nicht die Macht des festen Blicks, die Berührung mit den Fingern oder die Kraft des Atems; sondern lediglich *Tawajoh* (ein freundlicher Blick) oder *Do'a* (ein guter Gedanke) des spirituellen Heilers.

Abstraktes Heilen

Beim abstrakten Heilen werden Seele, Herz und Körper von allen Krankheiten und Schwächen geheilt. Dieses Heilen ist nur möglich, wenn der Heiler sich in Ekstase befindet. Die starken übersinnlichen Schwingungen, die aus seinem inneren Selbst durch die Poren seines Körpers gesendet werden, durchdringen auf natürliche Weise Körper, Herzen und Seelen aller, die ihn umgeben, sofern sie bereit sind, diese Schwingungen zu empfangen. Murshids [Lehrer] haben oft ihre Murids [Schüler] ohne Vorlesungen oder Diskussionen inspiriert und solche Murids haben die Vollendung erreicht. Es ist ein wunderbares Phänomen, das einem außergewöhnlichen Murid dann und wann unter der Führung seines Murshids zuteil wird.

Es wird eine Geschichte erzählt über Hafiz Shirazi, der gemeinsam mit zehn anderen Hafiz unter der Führung desselben Murshids ausgebildet wurde. Eine bestimmte Zeit war für Meditation und andere Übungen vorgesehen, eine andere Zeit für Essen und Schlafen. Hafiz Shirazi jedoch verweilte während der Nacht in Kontemplation auf Allah. Nach Jahren des geduldigen Wartens rief der Murshid in einer Nacht in Ekstase nach dem Hafiz. Der wachgebliebene Hafiz war der einzige, der es hörte. Er antwortete dem Ruf und wurde durch den Murshid gesegnet, der diese ideale Zeit zur Inspiration aller seiner Murids wählte. Jedesmal, wenn er Hafiz rief, antwortete derselbe Hafiz dem Ruf, denn alle anderen schliefen. So erhielt der Wachgebliebene eine elffache Segnung, seine eigene und die der zehn anderen, die diese wertvolle Gelegenheit durch ihr Schlafen versäumt hatten. Und Hafiz wurde zum größten spirituellen Heiler seiner Zeit, dessen Worte bis in die heutige Zeit die Macht zum Heilen haben.

Teil 2
Geist und Bewusstsein

1. Geistige Reinigung

Ebenso wie es notwendig ist, den Körper zu reinigen, so ist es vielleicht von noch größerer Bedeutung, den Geist zu reinigen und zu läutern. Jegliche Unreinheit verursacht sowohl körperliche Krankheiten als auch Disharmonien im Zusammenwirken des physischen Systems. Dasselbe gilt auch für den Geist. Es gibt Unreinheiten im Bereich des Geistes, die verschiedene Krankheiten verursachen können, und indem man den Geist reinigt, unterstützt man die Entwicklung eines gesunden Körpers und eines gesunden Geistes. Mit Gesundheit meine ich den natürlichen Zustand. Und ist Spiritualität nicht ein natürlicher Zustand?
Nur wenigen Menschen ist dies klar. Sehr viele Menschen denken, spirituell zu sein, bedeute, man könne Wunder bewirken, bedeute das Wahrnehmen außergewöhnlicher Erscheinungen, und nur wenige wissen, daß es etwas sehr Einfaches ist, daß es bedeutet unmittelbar und natürlich zu sein.
Geistige Reinigung kann auf drei verschiedenen Wegen erlangt werden. Der erste Weg ist, den Verstand ruhig zu stellen, denn sehr häufig ist es die Aktivität des Intellekts, die Unruhe verursacht. Das Stillegen der Denktätigkeit beseitigt geistige Unreinheit; es ist, als stimme man den Geist auf seinen natürlichen Ton ein. Der Geist kann verglichen werden mit einem Teich: ist das Wasser im Teich ungestört und still, so ist auch das Spiegelbild klar. Und ebenso verhält es sich mit unserem Geist. Ist er beunruhigt, so ist er nicht imstande, Inspirationen und Eingebungen zu empfangen. Sobald das Denken still ist, reflektiert auch der Geist klar, wie auch der Teich als klarer Spiegel wirkt, wenn sein Wasser still ist.
Dieser Zustand wird durch physische Zurückgezogenheit erreicht. Indem man in einer bestimmten Position sitzt, kann man

eine entsprechende Wirkung hervorrufen. In dieser Wissenschaft erfahrene Mystiker sind vertraut mit den verschiedenen Arten still zu sitzen, und jede dieser Haltungen hat eine besondere Bedeutung. Diese Wirkung ist nicht eingebildet, der Effekt ist unbestreitbar. Ich habe persönlich - und auch andere haben dies bestätigt - Erfahrungen gemacht, wie eine bestimmte Art zu sitzen die Haltung des Geistes beeinflußt. Unsere Ahnen wußten von diesen Dingen und fanden heraus, daß unterschiedliche Menschen auch auf unterschiedliche Weise sitzen: der Krieger, der Student, der Mensch in Meditation, der Geschäftsmann, der Arbeiter, der Rechtsanwalt, der Richter, der Erfinder. Stellen Sie sich vor, wie wunderbar es ist, daß die Mystiker all dies herausgefunden haben und so die Erfahrungen von Tausenden von Jahren zusammenfaßten - die ungeheure Wirkung, die eine bestimmte Art zu sitzen auf den Menschen - insbesondere auf seinen Geist - hat.

In unserem alltäglichen Sein machen wir Erfahrungen, aber wir denken nicht weiter darüber nach. Wir sitzen auf eine bestimmte Weise und fühlen uns unruhig; dann ändern wir unsere Position und fühlen uns ausgeglichen und friedlich; wiederum in einer anderen Haltung fühlen wir uns inspiriert, in einer weiteren hingegen ohne jegliche Energie und Freude. Indem wir den Verstand mit Hilfe einer bestimmten Sitzhaltung ruhig stellen, können wir Verstand und Gemüt reinigen.

Der zweite Weg, den Geist zu reinigen, ist das Atmen. Für einen Asiaten ist es sehr interessant zu sehen, daß manchmal Menschen im Westen in ihren Erfindungen sich unbewußt Erfahrungen aus dem Bereich der Mystik zunutze machen. So hat man dort eine Maschine erfunden, die den Teppich säubert, indem sie den Staub ansaugt. Genauso arbeitet auch unser inneres System: die rechte Art zu Atmen saugt den Staub in unserem Geist auf und bläst ihn anschließend hinaus. Wissenschaftler gehen sogar so weit zu behaupten, daß man Kohlendioxid ausatmet; die üblen Gase werden durch das Ausatmen aus dem Körper entfernt. Der Mystiker geht noch weiter, indem er erklärt, daß sie nicht nur aus dem Körper beseitigt werden, sondern daß auch der Geist davon

befreit wird. Wenn man herausgefunden hat, wie Unreinheit beseitigt werden kann, wäre es möglich, sich in viel größerem Maße davon zu befreien, als es für uns jetzt vorstellbar ist. Durch richtiges Atmen könnte der Geist von störenden Elementen befreit werden; aus diesem Grunde verbindet der Mystiker das rechte Atmen mit der entsprechenden Art zu sitzen. Die richtige Art zu sitzen hilft, den Geist zu beruhigen, das Atmen dient der Reinigung des Geistes; diese beiden gehören zusammen.
Der dritte Weg, den Geist zu reinigen, ist der des rechten Verhaltens, die rechte Haltung dem Leben gegenüber. Das ist der bewußte Weg, der königliche Weg. Jemand kann atmen und still sein, dabei auf tausenderlei Arten sitzen; wenn er nicht die rechte Einstellung dem Leben gegenüber hat, wird niemals eine innere Entwicklung stattfinden; das ist das Wesentliche. Aber die Frage ist, wie findet man die rechte innere Haltung? Das angemessene Verhalten hängt davon ab, mit welchem Wohlwollen man auf die eigenen Schwächen schaut. Sehr oft ist man nur zu bereit, seine Fehler und Irrtümer zu verteidigen und ist gewillt, den Schaden wiedergutzumachen. Mit anderen Menschen gehen wir nicht so um. Man stellt sie zur Rede, verurteilt sie. Es ist einfach, andere zu richten! Und so leicht geht man noch einen Schritt weiter und entwickelt Abneigung, und dann ist es nur noch ein kleiner Schritt bis zum Haß. Und in diesem Zustand erkennt man nicht mehr, daß man Unrecht begeht. Obgleich es ein Vorgang ist, der sich in unserem Inneren abspielt, wird er nur im Außen sichtbar; all das Übel, das sich im Inneren zusammenballt, sieht man dann in dem Gegenüber, in dem anderen. Deshalb befindet sich der Mensch ständig in einem Zustand der Illusion; sich selbst gegenüber ist er stets nachsichtig, die Schuld sieht er bei dem anderen. Und das Außerordentliche daran ist, daß der, der das größte Unrecht begeht, auch derjenige ist, der die anderen am meisten verurteilt, oder besser umgekehrt ausgedrückt: weil man die Schuld immer auf den anderen überträgt, wird man selbst zum Schuldigen.
Es gibt die Schönheit der Form, der Farbe, der Linie, die Schönheit, die in den Eigenheiten der verschiedenen Charaktere liegt.

Einigen Menschen mangelt es an Schönheit, andere wiederum sind reich damit ausgestattet; es ist jedoch nur der Vergleich, der uns dies bewerten läßt. Würden wir nicht vergleichen, dann wäre jeder Mensch gut. Es ist der Vergleich, der uns denken läßt, etwas habe mehr Schönheit als etwas anderes. Würden wir hingegen sorgfältiger schauen, könnten wir auch die verborgene Schönheit in dem anderen entdecken. Unser Urteil stimmt oft nicht mit der Wirklichkeit überein, aus dem einfachen Grunde, daß, obwohl wir heute in unserem Urteil sicher sein mögen, was wir als gut oder schön erachten, wir doch durchaus fähig sind, diese Vorstellung innerhalb eines Monats, eines Jahres zu wandeln. Dies zeigt, daß wir imstande sind, Schönheit zu erleben, wenn sie sich unserem Blick offenbart.

Es ist durchaus möglich, daß jemand sich zu einem Zustand entwickelt, in dem er sagt: »Alles, was ich auf dieser Welt sehe, liebe ich, und das trotz allen Schmerzes, aller Konflikte und Schwierigkeiten; alles hat seine Bedeutung«. Ein anderer hingegen erklärt: »Alles ist Elend, das Leben ist häßlich, da ist kein Fünkchen von Schönheit in dieser Welt«. Jede dieser Personen hat ihre Gründe, mit dem Leben einverstanden zu sein oder es abzulehnen; nur daß jener davon profitiert, daß er eine Vision von Schönheit hat, während letzterer sich selbst schadet, indem er Schönheit nicht erkennt.

Durch falsche Vorstellungen sammelt der Mensch so in Verstand und Gemüt hinderliche Eindrücke an, denn nichts in dieser Welt ist perfekt. Jeder hat etwas an sich, was kritisiert werden kann, was der Heilung bedarf. Wenn man nur darauf schaut, verstärkt sich das Gefühl von Mangel, und dies beeinflußt dann unser Welterleben. Wie ein Schwamm, vollgesogen mit belastenden Vorstellungen, kann so ein Gehirn auch nur wieder Trübes hervorbringen. Niemand kann schlecht von anderen sprechen, ohne daß es ihm selbst schadet; weil man schlecht über den anderen redet, wird man selbst gewöhnlich.

So sollten Methoden zur Klärung des Geistes, auch vom moralischen Standpunkt aus, von jedem für sein alltägliches Sein erlernt werden; indem man versucht, Dinge mit Zuneigung zu betrachten, wohlwollend, andere anzunehmen wie sich selbst, sich in ihre Situation zu versetzen, anstatt ihnen ihre Unzulänglichkeiten vorzuwerfen. Seelen auf dieser Welt offenbaren sich unvollkommen, ihr Wirken ist unvollkommen, und natürlicherweise entwickeln sie sich zur Vollkommenheit. Wenn alles vollkommen perfekt wäre, gäbe es keinen Zweck für die Schöpfung. Die Sichtbarmachung der Erscheinungen geschieht, damit jedes Wesen sich von der Unvollkommenheit zur Vollkommenheit entwickeln kann. Das ist der Sinn und die Freude des Lebens; und aus diesem Grunde wurde die Welt erschaffen. Und würden wir von jedem Menschen Unfehlbarkeit und Vollkommenheit erwarten, dann gäbe es keine Freude im Leben und keinen Sinn darin, geboren zu werden.

Reinigung des Geistes bedeutet daher, ihn von allen hinderlichen Eindrücken zu befreien; nicht nur in Bezug auf die Unzulänglichkeiten der anderen, sondern es sollte ein Zustand erlangt werden, in dem auch die eigenen Mängel ignoriert werden. Ich habe aufrichtige Menschen gesehen, die sich ihre Fehler so lange vorwarfen, bis sie schließlich nur noch aus einem Gefühl des Mangels bestanden. Wenn man sich nur noch auf das Unvollkommene konzentriert, gräbt sich dieses Gefühl der Unzulänglichkeit tief in unseren Geist ein. Es ist das Beste, sich von den Vorstellungen, die von uns selbst sowie von dem anderen bestehen, zu befreien, um unseren Geist aufnahmefähig zu machen für das, was gut und schön ist.

Es gibt eine sehr bezeichnende Beschäftigung unter den Straßenkindern in Indien. Sie nehmen etwas Erde von einem bestimmten Platz und haben eine Methode entwickelt, in diesem Haufen Erde Metall zu entdecken, wie etwa Gold oder Silber, und den ganzen Tag hindurch wühlen ihre Hände im Staub. Und wonach suchen Sie? Nach Gold und Silber.

Wenn wir in dieser unvollkommenen Welt nach dem Guten und Schönen suchen, sind die Chancen, häufig enttäuscht zu werden, groß. Aber gleichzeitig, wenn wir danach forschen, nicht auf den Staub schauen, sondern unseren Blick auf das Gold richten, werden wir es finden. Und haben wir erst einmal angefangen, etwas zu entdecken, so wird es mehr und mehr. Und dann kommt die Zeit, wo es möglich ist, selbst in dem größten Elend noch etwas Positives zu sehen. Und ist ein Mensch erst einmal dazu imstande - auch wenn das Gute verborgen ist unter Tausenden von Schichten -, so wird er seine Hände danach ausstrecken, weil er danach sucht und es ihn anziehen wird.

2. Der reine Geist

Der reine Geist erschafft keine Wunder, sondern ist ein Wunder in sich selbst.

Jemand, der nach einem Regal für sein Haus suchte, wußte nicht, wo in der Stadt er das geeignete finden konnte. Aber er hatte eine feste Vorstellung in seinem Kopf, wie es aussehen sollte, und sobald er das erste Geschäft betreten hatte, fielen seine Augen auf das Regal, das dort stand. Vielleicht hätte er in der ganzen Stadt kein ebensolches gefunden, aber seine klare Idee davon führte ihn geradewegs zu dem gewünschten Objekt. Wie ist dies zu erklären? Es geschieht durch die Eindeutigkeit des Geistes.

Der Geist kann mit einer Wasseroberfläche verglichen werden. Auf das klare Wasser eines Flusses in all seiner Reinheit zu schauen ist eine der größten Freuden, die man erleben kann, und ebenso ist es ein Genuß, davon zu trinken. Genauso verhält es sich mit dem Geist. Jemandem zu begegnen, dessen Geist klar ist, empfinden wir als höchst beglückend, mag er nun sprechen oder auch nicht; er strahlt eine Reinheit aus, eine natürliche Reinheit, die nicht geschaffen wurde, sondern zur Seele selbst gehört, und löst dadurch ein tiefes Glücksempfinden in uns aus. Andere haben gelernt, amüsant und weltgewandt zu sein; ihre Umgangsformen sind elegant und fein, ihr Charme ist umwerfend und ihre Sprache verfeinert. Und wozu all das? Wenn keine Reinheit des Geistes vorhanden ist, kann nichts sonst diese herrliche Freude verursachen, nach der unsere Seele verlangt.

Man sagt, daß ein Mensch, dessen Geist derart rein ist, zu vollkommen ist für diese Welt, und daß es scheint, als mangele es ihm an gesundem Menschenverstand, daß es oft den Anschein

habe, als seien diese Menschen nicht Teil dieser Welt. Und das ist wahr; doch liegt der Makel nicht bei diesem Menschen, sondern es ist ein Trugschluß der Welt. Diese Welt hat sich immer mehr zum Nachteil entwickelt. Jeder, der reinen Geistes ist, wird zum Außenseiter und es scheint, als sei er nicht imstande, sein Leben praktisch zu handhaben. Aber was macht das schon? Man kann reinen Geistes und gleichzeitig auch weise sein. Ein solcher Mensch kann sich ebenso intensiv in weltlichen Belangen engagieren, genauso effektiv sein wie ein Weltmensch; andersherum kann ein Mensch, dessen Geist nicht klar ist, wohl imstande sein, einen gewissen Erfolg zu erlangen, wird diesen aber nicht halten können.
Wenn wir uns mit der Frage von Erfolg und Mißerfolg näher befassen, sehen wir, daß es keine Grundlage gibt, worauf sich das eine oder andere begründen läßt. Es ist nicht wahr, daß es notwendig ist, gut und aufrichtig zu sein, um Erfolg zu haben. Oft scheint das Gegenteil der Fall zu sein. Aber auch dies läßt sich nicht mit Sicherheit sagen; denn häufig führen auch Unaufrichtigkeit und ein unklarer Geist zu Mißerfolg. Gäbe es irgendein entsprechendes Gesetz, so sähe es so aus, daß der Erfolg, den jemand durch Aufrichtigkeit und Weisheit erlangt, auch abhängig ist von eben diesen Eigenschaften. Und derjenige, der seinen Erfolg auf Unehrlichkeit begründet, wird an dem Tag scheitern, an dem er sich entschließt, aufrichtig und ehrlich zu handeln. Einfach, weil ihre Wege unterschiedlich sind. Die ganze Einstellung hat Auswirkungen auf die Begebenheiten des Lebens; es ist wunderbar, dies zu beobachten. Je mehr Sie darüber nachdenken, um so klarer werden Sie erkennen, wie sehr Erfolg und Mißerfolg vollkommen von der inneren Gesinnung abhängen.
Von einem Freund, einem Händler, der in einem bedeutenden Juweliergeschäft angestellt ist, hörte ich etwas sehr Interessantes. Er kam häufig zu mir, um mit mir zu philosophieren. Er sagte: »Es ist sehr merkwürdig. Immer, wenn ich in ein Haus komme, wo ich denke, die Menschen dort könnten mehr als den derzeit gültigen Preis bezahlen, war ich versucht, einen Preis weit über Wert zu fordern. Aber immer, wenn ich dieser Versuchung

nachgab, mißlang das Geschäft. Jedoch wurde ich ermutigt, es erneut zu versuchen, wenn ich meine Kollegen ein Juwel verkaufen sah zu einem Preis, der vielleicht viermal so hoch wie sein eigentlicher Wert war. Warum hatten sie Erfolg damit und ich nicht?« Ich antwortete ihm: »Dein Weg ist ein anderer als der ihre. Sie können erfolgreich sein durch Unaufrichtigkeit; du kannst nur erfolgreich sein, indem du ehrlich bist. Gehst du ihren Weg, wirst du scheitern.«

So kann es passieren, daß derjenige, der seinen Geist beständig entwickelt, der ihn klärt, manchmal kleine Opfer bringen muß, unbedeutende Niederlagen einstecken muß. Jedoch sind diese Teil eines Prozesses, der zu einer tiefen Erfahrung, zu etwas wirklich Kostbarem führt. Wenn man sich durch diese kleinen Fehlschläge nicht entmutigen läßt, wird man mit Sicherheit am Ende doch begünstigt sein. Der reine Geist ist ein freifließender Strom der Inspiration, der ansonsten blockiert ist. Und es ist unsere Inspiration, die uns Freude empfinden läßt und unseren Blick für all das Schöne öffnet, die uns etwas erschaffen läßt, auch zum Wohlgefallen anderer.

Einst besuchte ich das Studio eines verstorbenen Malers. Ich saß dort etwa fünfzehn Minuten und ich wurde von einer solch depressiven Stimmung erfaßt, daß ich die Witwe des Malers fragte: »In welchem Zustand befand sich ihr Mann vor seinem Tode?« Und sie antwortete: »Er war in einem schrecklichen Zustand. Seine Inspiration war verlorengegangen. Ich sagte: »Das ist es, was seine Bilder ausdrücken.«

Auf alle Menschen, die diese Bilder sahen, hatten sie dieselbe Wirkung wie auf mich. Wenn unser Geist klar ist, ist auch unsere Schöpfung von dieser Klarheit durchdrungen. Alles, was wir tun, in der Kunst, im Beruf, in der Politik, der Musik, in der Wirtschaft, ist dann von der Reinheit des Geistes durchdrungen, sogar in solchem Maße, daß unsere Umgebung, seien es nun Freunde oder Fremde, diese Glückseligkeit empfinden. Man sagt, daß Krankheiten ansteckend sind. Aber die Reinheit des Geistes ist es ebenso, und sie kann auch in anderen diese Klarheit hervorrufen. Bei einigen bleibt sie dann für längere Zeit bestehen, bei anderen

nur für kurze Zeit. Das ist abhängig von der Bedingung des Gemütes.
Gemüt und Verstand sind wie Warenlager, wo all das angesammelte Wissen aufbewahrt wird, das wir aus Studien, Erfahrungen und Eindrücken durch unsere fünf Sinne zusammengetragen haben. Mit anderen Worten, jeder Ton, selbst wenn wir ihn nur ein einziges Mal gehört haben, wird dort registriert; jede Gestalt, die unsere Augen je gesehen haben, wird dort festgehalten. Und wenn wir reinen Herzens sind, wird das Licht unserer Seele reflektiert, genauso, wie das Licht eines Scheinwerfers reflektiert wird. Und das Wunderbarste daran ist, daß das Licht Kraft unseres Willens geradewegs auf diese bestimmte Begebenheit im Warenlager unseres Gehirns gelenkt wird, die wir suchen. Zum Beispiel haben wir vor zehn Jahren eine Person gesehen und stehen diesem Menschen jetzt wieder gegenüber. Wir schauen ihn an und sagen: »Ich haben Sie schon einmal gesehen, aber wo war es nur?« In diesem Augenblick richten wir den inneren Suchscheinwerfer unserer Seele auf das Bild, das unser Gehirn vor zehn Jahren dort gespeichert hat. Es ist noch immer dort, obwohl wir es längst vergessen glaubten. In dem Moment, wo wir danach suchen, hat das Licht unserer Seele sein Licht darauf geworfen; und das Phantastischste daran ist, daß sich Millionen von derartigen Bildern in unserem Gehirn befinden. Warum sollte sich das Licht ausgerechnet auf diese Einzelheit richten? Das ist ein Phänomen. Das innere Licht hat eine so große Macht; diese Macht ist auf natürliche Weise schöpferisch. Und beleuchtet sie unser Gehirn, so trifft sie geradewegs den Punkt, den wir suchen.
Mit dem Wort »Gemüt« meine ich in diesem Falle das, was oftmals auch als das Unterbewußte bezeichnet wird. Dieses Lager, von dem ich zuvor sprach, ist unser Unterbewußtsein. In diesem Lagerhaus befinden sich Dinge und sie leben; alle Gedanken und Eindrücke leben dort; es gibt nichts in unserem individuellen Geist, das stirbt. Es lebt und es lebt lange; aber wenn wir dessen nicht gewahr sind, wirkt es im Unterbewußten.
Zum Beispiel wird einem Menschen gesagt, er solle seinen Freund an einem bestimmten Tag zu einer festgelegten Zeit tref-

fen. Er hat sich dies in seinem Notizbuch notiert, aber dann hat er es vergessen. Während er nun seinen täglichen Geschäften nachgeht, taucht für einen Moment in seinem Gehirn der Gedanke auf: »Ich sollte doch dort sein! Ich war nicht hingegangen, ich hatte es ganz vergessen. Warum bin ich nicht an jenem Ort? Warum habe ich es vergessen?« Jetzt also meldet sich sein Unterbewußtes mit dieser Erinnerung. Und ein starker Wille zu wissen ließ diese Information wieder gegenwärtig werden; er wußte zweifellos, daß er eine Verabredung hatte, daß er eigentlich woanders hätte sein sollen. Er hatte es nur zeitweilig vergessen. Wo war es? In dem Teil seines Gehirns, den man das Unterbewußte nennt.
Einst hatte ich einen Schüler, der sehr interessiert war an spirituellen Übungen und metaphysischen Fragen. Er verließ mich und wurde ein Geschäftsmann. Seine ganze Zeit wurde von geschäftlichen Dingen beansprucht. Er vergaß mich völlig. Zehn Jahre lang machte er keine spirituellen Übungen. Eines Tages kam ich in die Stadt, in der er lebte. Er erinnerte sich an seinen alten Lehrer, und als er hörte, daß ich dort einen Vortrag halten würde, wurde all das, was ich ihn vor zehn Jahren gelehrt hatte, wieder in ihm lebendig; es war nur zu bereit, wiedererweckt zu werden. Er sagte: »Es lebt alles noch in mir. Bitte sagen Sie mir, was ich tun soll.« Und er war begierig darauf, erneut zu lernen.
Und so ist es. Alles ist gespeichert, all das, was wir längst vergessen glaubten, alles, worüber wir längst nicht mehr nachgedacht haben, es ist dort; und wenn ein Moment der Muße eintritt in unser alltägliches Geschehen, wird es wieder lebendig.
Im Sterben kommt die Muße; nach dem Tod wird unser Geist lebendiger, das Leben wird wirklicher, als es in der materiellen Welt jemals sein kann. Der Tod entfernt den Schleier; danach wird der Seele vieles in Bezug auf das vergangene Dasein und die Welt klarer, was bis dahin im Verborgenen schlummerte. Deshalb wird das, was man über Himmel und Hölle erzählt und was wir davon in unserem Geist angesammelt haben, sich nach dem Tode für uns verwirklichen. Heute ist unser Geist in uns; nach dem Tode sind wir in unserem Geist. Und folglich ist das, was

jetzt unser individueller Geist ist, im Jenseits die Welt. Falls es der Himmel ist, wird es auch der Himmel sein, ist es ein anderer Platz, so wird es ein anderer Platz sein. Es ist das, was wir erschaffen haben. Wir haben es für uns selbst so erschaffen.
Wir haben das angesammelt, wonach wir verlangten. Ein kostbares Gewand, wenn es von großer Bedeutung für uns war, ist ein Teil dieser Sammlung. Auch wenn wir im nachhinein feststellen, daß es eine Torheit und völlig unnötig war, es wird dort seinen Platz haben.
Ebenso werden Nichtigkeiten in unserem Geist Gestalt annehmen, denn alles hat eine Form. Aber seine Form ähnelt der Quelle unserer Eindrücke. Zum Beispiel hat nicht nur ein Gemälde, ein Bild eine wahrnehmbare Form; auch die Musik hat eine Sprache; die Augen können sie nicht sehen, aber die Ohren können sie wahrnehmen. So wird also jede Form gespeichert, sei sie bitter, süß, sauer oder scharf - in allen Variationen. Wir können sie nicht sehen, aber unser Geist hat sie registriert als Formen, die wir unterschieden haben. Die Augen können diese Formen nicht sehen, aber der Geist unterscheidet sie so, wie wir sie gespeichert haben. Für den Geist sind alle diese Formen verständlich, so als würden sie direkt durch unsere Sinne wahrgenommen.
Einige Eindrücke bleiben auch nach dem Tod erhalten. Denn was ist das Individuum? Ein Individuum zu sein bedeutet, sich im Nebel zu befinden: Wenn der physische Körper den Geist nicht länger beherbergen kann, so gibt er auf, und der Geist verläßt ihn. Der Körper geht, aber der Geist kommt. Der Geist ist ebenso ein Individuum wie die Person es in ihrem Körper war. Nachdem der physische Körper sein Dasein beendet hat, werden die nicht körperlichen Eindrücke deutlicher, denn die Begrenzung durch das physische Sein ist aufgehoben. Der physische Körper ist eine starke Beschränkung. Wenn sie endet, wird die Individualität deutlicher, fähiger im Handeln als auf der physischen Ebene.

3. Das Gelernte wieder verlernen

Es ist ungeheuer schwierig, das, was wir einmal gelernt haben, wieder zu vergessen. Lernen ist eine Sache; es wieder zu verlernen eine andere. Spirituelle Entwicklung ist nur durch das Verlernen des angesammelten Wissens möglich. Viele Menschen betrachten ihren Glauben als Religion. Tatsächlich ist jedoch der Glaube nur ein Sprungbrett zur wahren Religiosität. Wenn ich den Glauben bildhaft darstellen sollte, so würde ich ihn als eine Treppe sehen, die zu einer höheren Erkenntnis führt. Aber anstatt diese Treppe hinaufzusteigen, verharren die Menschen auf ihr. Es ist geradeso, als würde man einen Strom fließenden Wassers unterbrechen. Die Menschen haben ihren Glauben zu etwas Erstarrtem gemacht, und so schadet er ihnen eher, als daß er förderlich ist. Wäre es nicht so, würde man doch meinen, daß alle Menschen, die an Gott glauben, an die Wahrheit und an ein Leben nach dem Tode, besser wären als die Ungläubigen. Tatsache jedoch ist, daß sie noch schlimmer sind, denn sie sind vollkommen festgelegt auf ihren Glauben.

Sehr oft passiert es mir, daß jemand zu mir kommt und ich nur wenig zu sagen vermag, besonders, wenn ein Mensch zu mir kommt, der vorgefaßte Vorstellungen hat und gleichzeitig meinen Rat sucht, meine Führung auf dem spirituellen Pfad. Zunächst möchte er herausfinden, ob seine Gedanken mit meinen übereinstimmen. Er kann sich nicht leer machen für das, was ich ihm zu geben habe. Er ist nicht gekommen, um sich für meine Gedanken zu öffnen, sondern möchte eigentlich nur die Bestätigung für seine Vorstellungen. Von hundert Menschen sind neunzig Prozent auf diese Weise befangen. Was zeigt das? Sie wollen ihre Grundsätze nicht aufgeben, sondern wollen sie nur bestärkt haben.

Spirituelle Entwicklung, von ihrem Anfang bis zu ihrem Ende, bedeutet, das angesammelte Wissen zu verlernen. Aber wie können wir das? Was man einmal gelernt hat, ist im Gehirn gespeichert. Man kann reifer und weiser werden. Je weiser man ist, desto mehr ist man imstande, seine eigenen Vorstellungen in

Frage zu stellen. Andersherum, je beschränkter man ist, desto beharrlicher klammert man sich an seine Grundsätze. Weise zu sein bedeutet auch, gewillt zu sein, sich anderen zu beugen. Der größte Narr ist der, der beharrlich seine Vorstellungen verteidigt. Ein weiser Mensch kann auch leicht einmal einen Gedanken ziehen lassen; nur der Tor hält daran fest. Aus diesem Grunde wird er sich nie weiterentwickeln, niemals weise werden.
Die Reinigung des Geistes ist somit die einzige Methode, durch die höchste spirituelle Erkenntnis erlangt werden kann. Um dies zu erreichen, ist es notwendig, mit den Augen des anderen zu schauen. Denn was immer der andere denkt, ist nicht unterschieden von dem, was sich in unserem Verstand abspielt. Je mehr sich unser Geist weitet, um so größer ist die Erkenntnis, zu der wir gelangen, desto klarer wird uns, daß jede Vorstellung in Ordnung ist. Sind wir fähig, unser Bewußtsein so weit auszudehnen, daß keine Trennung mehr besteht zwischen unserem Bewußtsein und dem des anderen, so ist unser Bewußtsein so weit wie das zweier Menschen zusammen. Und so kann es auch das Bewußtsein von Tausenden von Menschen umfassen, wenn man sich beständig darin übt, den Geist des anderen in sich aufzunehmen.
Der nächste Schritt der Reinigung von Verstand und Gemüt ist, das Rechte im Falschen und das Falsche im Rechten zu erkennen, das Böse im Guten und das Gute im Bösen. Es ist eine schwierige Aufgabe, aber hat man sie erst einmal vollendet, erhebt man sich über beides, über das Gute ebenso wie über das Böse.
Man muß den Schmerz im Vergnügen und das Vergnügen im Schmerz wahrnehmen; den Gewinn im Verlust und den Verlust im Gewinn. Normalerweise sind wir für eine Sache blind, während wir unsere Augen für eine andere öffnen; wir bemerken nicht den Verlust oder wir nehmen den Gewinn nicht wahr; erkennt jemand das Rechte, so sieht er das Falsche nicht.
Geistige Reinigung bedeutet, sich von diesen Gegensätzen wie gut oder schlecht, richtig oder falsch, Vergnügen oder Leid, zu befreien, indem man sich jeweils das Gegenteil anschaut. Dann kann man den Feind im Freund erkennen und den Freund im

Feind. Wenn man sich des Giftes im Nektar gewahr wird und des Nektars im Gift, dann werden Leben und Tod zu einer Einheit. Gegensätze lösen sich auf. Das nennt man geistige Reinigung. Und diejenigen, die dies erreicht haben, nennen wir Erleuchtete. Der dritte Weg besteht darin, sich mit etwas eigentlich Fremden zu identifizieren. Dadurch befreit man sich von falschen Selbstbildern.

Ich möchte Ihnen dies anhand einer Geschichte über einen Erleuchteten in Indien beschreiben. Die Geschichte beginnt damit, daß ein junger Mann seine Mutter, eine Bäuerin in einem kleinen Dorf, fragte: »Was ist rechtes Handeln? Und die Mutter antwortete: »Ich weiß es nicht, mein Sohn, ich weiß nur, daß jene, die nach dem Höchsten forschten, sich auf die Suche nach Gott begaben.« »Wohin also soll ich dann gehen, Mutter?« Sie sprach: »Ich weiß nicht, ob es richtig ist, aber sie sagen, man solle sich in die Einsamkeit des Waldes zurückziehen.« So ging er also für lange Zeit fort und lebte ein Leben in Geduld und Einsamkeit in den Wäldern. Ein oder zweimal besuchte er auch seine Mutter. Manchmal schien seine Geduld zu erlahmen, sein Herz zu brechen. Manchmal verspürte er Enttäuschung darüber, Gott noch immer nicht gefunden zu haben. Und jedesmal schickte seine Mutter ihn zurück mit noch strengerem Hinweis. Beim dritten Besuch sagte er: »Ich bin jetzt für so lange Zeit fort gewesen.« »Ja,« sagte seine Mutter, »ich glaube, jetzt bist du bereit, dich einem Lehrer zu öffnen.« So ging er zu einem Lehrer. Es gab viele Schüler dort. Jeder hatte einen kleinen Raum für sich zum Meditieren, und auch dem jungen Mann wurde ein Zimmer zum Meditieren zugewiesen. Der Lehrer fragte ihn: »Gibt es irgend etwas in deinem Leben, das du liebst?« Da der junge Mann seit seiner frühen Jugend von zu Hause fort war und nichts weiter von der Welt gesehen hatte, kam ihm nur die kleine Kuh in den Sinn, die mit ihm lebte. So antwortete er: »Ich liebe die Kuh in meinem Haus.« Der Lehrer sagte: » Dann denke während der Meditation an deine Kuh.«

Alle anderen Schüler kamen und gingen, saßen wohl fünfzehn Minuten in Meditation; dann wurden sie müde. Aber der junge

Mann blieb beharrlich in seiner Meditation. Nach einiger Zeit fragte der Lehrer: »Wo ist er?« Die anderen Schüler antworteten: »Wir wissen es nicht, er wird wohl noch in seinem Raum sein.« Sie gingen, um ihn zu suchen. Die Tür war verschlossen und es kam kein Laut von dort. So ging der Lehrer selbst hin, öffnete die Tür und sah seinen Schüler dort in Meditation sitzen, vollständig versunken. Und als der Lehrer ihn mit seinem Namen anrief, reagierte er mit dem Laut einer Kuh. Der Lehrer forderte ihn auf, herauszukommen, doch der Schüler entgegnete: »Meine Hörner sind zu groß, sie passen nicht durch die Tür.« Darauf erklärte der Lehrer seinen anderen Schülern: »Seht! Das ist das lebendige Beispiel für wahre Meditation. Ihr meditiert auf Gott, aber ihr wißt nicht, wo Gott ist. Er hingegen meditiert auf seine Kuh, und er wurde zu der Kuh; er hat seine Identität verloren. Er hat sich mit dem Objekt seiner Meditation identifiziert.« Die größte Schwierigkeit in unserem Leben ist, daß wir uns nicht von falscher Identifikation lösen können.

Ich möchte Ihnen ein weiteres Beispiel geben. Einst versuchte ich, einer Frau zu helfen, die schon seit zwanzig Jahren an Rheumatismus litt. Die Frau war bettlägerig; sie konnte ihre Gelenke nicht mehr bewegen. Ich ging zu ihr und forderte sie auf, etwas Bestimmtes zu tun, ich würde dann in zwei Wochen wieder zu ihr kommen. Und als ich sie nach Ablauf dieser Zeit wieder aufsuchte, konnte sie schon ihre Gelenke bewegen. Ich sagte: »In sechs Wochen werde ich abermals kommen.« Nach diesen sechs Wochen konnte sie schon das Bett verlassen und Ihre Hoffnung auf Heilung wuchs. Nichtsdestotrotz war ihre Geduld nicht so groß, wie sie hätte sein sollen. Eines Tages lag sie wieder im Bett und fragte: »Kann ich jemals geheilt werden?« In dem Augenblick, als dieser Gedanke sie zu beherrschen begann, verschlechterte sich ihr Zustand, weil sie sich mit der kranken Person identifizierte. Es war ihr unmöglich, sich als gesunde Frau zu sehen, sie konnte sich nicht vorstellen, daß sie vollkommen geheilt sein würde; sie wollte ihren Augen nicht trauen, die ihr zeigten, daß sie sich wieder bewegen konnte; sie konnte nicht glauben.

Viele Menschen sind zwar körperlich gesund, aber psychisch krank. Sehr oft halten sie an Krankheiten fest, von denen sie sich längst hätten lösen können. Dasselbe gilt für Leid. Menschen, die ihr Bewußtsein auf das Leid richten, ziehen auch immer wieder Leid an. Sie sind das Leid. Es ist nicht so, daß das Schicksal besonders daran interessiert wäre, sie leiden zu sehen, sondern sie sind es, die am Leid interessiert sind. Unglück erwählt nicht bestimmte Personen, sondern Menschen wählen das Unglück. Ihr Denken hält daran fest, und sie werden zu diesem Denken. Wenn jemand überzeugt ist, daß er vom Unglück verfolgt ist, geht er auch tatsächlich immer mehr dem Untergang entgegen; seine Gedanken sind es, die diesen Prozeß unterstützen.

Deshalb ist der dritte wichtige Aspekt der geistigen Reinigung die Fähigkeit, sich mit einem Objekt zu identifizieren. Die Sufis haben hier ihre eigenen Übungen. Sehr oft trägt man die Idee des spirituellen Lehrers in sich; und durch diese Imagination gewinnt man das Wissen, die Inspiration und die Kraft des Lehrers. Es ist wie ein Erbe.

Jemand, der sich nicht in dem Maße konzentrieren kann, daß er sich selbst vergißt und sich nicht tief mit dem Objekt seiner Meditation verbinden kann, wird große Schwierigkeiten haben, seine Gedanken überhaupt zu beherrschen.

Die vierte Stufe der geistigen Reinigung ist, sich von der Form zu lösen und sich auf die Abstraktion zu konzentrieren. Alles erscheint dem Auge als Form, alles. Sogar mit dem Namen eines Menschen, dem wir nie begegnet sind, verbinden wir eine Gestalt. Selbst Feen, Geister und Engel erscheinen unserem inneren Auge als beschreibbare Form. Dies behindert uns darin, das Gestaltlose zu erfahren; deshalb ist gerade dieser Bereich der geistigen Reinigung von großer Bedeutung. Der Sinn dieser Übung ist es, etwas zu denken, ohne es sofort in eine Form zu kleiden. Zweifellos kann dies nur durch große Konzentration und tiefe Meditation geschehen, aber hat man diese Fähigkeit erst einmal erlangt, ist es von großer Wirksamkeit.

Der fünfte Aspekt besteht darin, die Gedanken zum Schweigen zu bringen, den Geist völlig zu entspannen. Stellen Sie sich vor, wie

sehr ihr Körper nach einem anstrengenden Tag nach Erholung verlangt; wie viel intensiver muß dieses Bedürfnis dann erst für unseren Geist sein!
Der Verstand arbeitet viel schneller als der Körper; deshalb ist er auch viel eher erschöpft. Nicht jeder Mensch weiß, wie er sein Denken abschalten kann, und deshalb kann ein solcher Geist sich niemals ausruhen. Aus diesem Grunde stumpft der Geist nach einiger Zeit ab; er verliert an Erinnerungsfähigkeit, an Handlungskraft, an Vernunft. Es hat schlimmste Auswirkungen, wenn wir dem Geist nicht die entsprechenden Ruhepausen gewähren. Der geschwächte Geist bringt Zweifel und Ängste hervor, macht uns rastlos, er kann keine Ruhe finden. Selbst nachts arbeitet er. Obwohl es so einfach ist, kennen nur wenige die Methoden zur Entspannung des Geistes und wie wunderbar sich das anfühlt. Und welch eine Kraft, welche eine Inspiration erfüllt solch einen Geist! Und welch innerer Frieden! Es ist eine Wohltat für den Geist ebenso wie für den Körper! Der Geist fühlt sich erneuert, nachdem er die Möglichkeit hatte, zu ruhen.
Der erste Schritt, die Gedanken zum Schweigen zu bringen, geschieht durch die Entspannung des Körpers. Ist man imstande, seine Muskeln und das Nervensystem bewußt zu entspannen, dann wird der Geist automatisch auch erfrischt. Außerdem müssen wir fähig sein, uns von Ängsten, Sorgen und Zweifeln zu lösen, uns in einen Zustand innerer Unbelastetheit zu begeben. Dies kann durch entsprechende Atmung herbeigeführt werden.
Große Faszination geht von einem stillen und reinen Geist aus. Die Gegenwart von Menschen, deren Geist nicht klar und ausgeglichen ist, wirkt auch auf andere Menschen beunruhigend. Solch ein Geist hat keine Anziehungskraft; jeder ermüdet in Anwesenheit eines solchen Menschen, der eine Atmosphäre von Unbehaglichkeit und Disharmonie um sich herum verbreitet. Er ist eine Last für sich selbst und für andere.
Sobald der Geist gereinigt ist, kann man damit beginnen, die Herzensqualität zu erschließen, was zu höchster spiritueller Erkenntnis führt.

IV. Das Unterscheiden von Subtilem und Groben

Es gibt einen Vers in der Bibel, der besagt: »Es ist der Geist, der uns erhöht, das Fleisch bewirkt nichts«. Also ist das, was lebendig ist, das Feingeistige, was tot und erstarrt ist, das Grobstoffliche; mit anderen Worten, was Materie ist, ist grob und was durchlässig ist, ist fein.

Es ist wahr, wenn die Hindus sagen, daß es einst ein goldenes Zeitalter gab. Dem folgten ein silbernes, ein kupfernes und eisernes Zeitalter. Mit Sicherheit leben wir heute in dem eisernen Zeitalter. Niemals zuvor in der Geschichte der Menschheit gab es eine solche Grobheit und materielle Orientierung unter den Menschen wie heute, bewirkt durch das Gesetz der Schwerkraft. Wenn das Bewußtsein besetzt ist von der groben Materie, dann zieht uns die Schwerkraft zu Boden. Ist das Bewußtsein befreit von der materiellen Ausrichtung, steigt es auf zum Himmel.

Ich will damit nicht sagen, daß die Menschen vor zwei- oder dreitausend Jahren nicht auch grob waren. Aber wenn wir uns ihre Traditionen ansehen, finden wir heraus, daß sie ebenso eine sehr feine Wahrnehmung hatten, mehr als es heute der Fall ist. Unser Kontakt mit der Erde und den erdhaften Angelegenheiten hat uns sehr viel härter gemacht; diese Menschen waren viel subtiler. Wenn wir nach einem Beweis dafür suchen, dann brauchen wir uns nur die klassischen alten Sprachen wie z.B. Sanskrit, Persisch oder Hebräisch anzuschauen und lesen, wie in den alten Schriften Dinge erklärt werden. Mögen sie auch unserem heutigen Bewußtsein sehr fremd erscheinen, so erleben wir doch ihre über alle Worte hinausgehende Subtilität. Es scheint, als würden wir uns vom Schlechten zu noch Schlimmerem entwickeln und als würden die Menschen immer grober. Wenn wir doch sehen könnten, wie weit wir uns entfernt haben von dem, was man feine Wahrnehmungsfähigkeit nennt!

Wenn jemand versucht, subtile Zusammenhänge nur durch mathematische Formeln zu verstehen, so ist er schon im Grobstofflichen befangen. Er möchte sich nicht in eine Sphäre der Namenlosigkeit begeben, und er wird den Geist, der seiner Natur nach

eines der feinsten Instrumente ist, grobstofflich und faßbar machen. Es ist daher von großer Bedeutung für die spirituelle Erkenntnis, eine sensible Wahrnehmungsfähigkeit zu entwickeln. Ich habe Menschen kennengelernt, die sich in Trance versetzt haben oder tief in die Meditation eingedrungen sind und doch vermißte ich diese feine Wahrnehmungsfähigkeit. Und dann haben alle diese Übungen keinen Wert. Sie sind nicht wirklich spirituell. Ein wirklich spiritueller Mensch muß durchlässig sein und nicht fest wie ein Felsen. Er muß fließend sein, nicht grob und dumpf.
Diese Frage hat auch eine metaphysische Seite. Wir glauben, daß uns außergewöhnliche und erregende Erfahrungen glücklich machen. Aber es sind nicht notwendigerweise diese spektakulären Erlebnisse, die in uns tiefe Freude auslösen. Sie amüsieren uns, und wir haben vielleicht einen Moment lang das Gefühl inniger Freude, aber das ist ein Trugschluß.
Mystiker können ein tiefes Glücksempfinden haben. Auch andere Menschen erleben zeitweise einen solchen Zustand, aber dies geschieht unbewußt. Sie können nicht unterscheiden zwischen gewöhnlicher Freude und Glückseligkeit. Es ist möglich, daß Glückseligkeit sich aus einer intensiven freudigen Empfindung entwickelt, aber eine Glückseligkeit, die auf irgendwelchen Reizen oder Empfindungen basiert, ist keine unabhängige Glückseligkeit.
Es gibt unterschiedliche Grade von Glückseligkeit. Für den Sufi ist die Seele ein Strom, die den physischen Körper zum Ursprung zurückführt. Wenn wir innere Losgelöstheit entwickeln, so erleichtert es der Seele, Freiheit, Inspiration und Kraft zu erfahren. So sagt Rumi im *Masnavi*: »Der Mensch ist ein Gefangener auf Erden. Sein Körper und sein Verstand sind sein Gefängnis und seine Begrenzung. Und die Seele sehnt sich unbewußt immer wieder zurück nach der ursprünglichen Freiheit.« Die platonische Idee, zur Quelle zurückzufinden, meint dasselbe: daß sich die Seele aus dem festen Griff der Materie löst. Das kann manchmal nur für Momente geschehen, aber in diesen Augenblicken erleben wir eine unermeßliche, unvergleichbare Freiheit.

Jeder empfindet diese Momente entsprechend seiner Bedingungen. Die Bibel gibt einen Hinweis auf diesen Zustand, indem sie besagt: »Sei vollkommen, wie auch dein Vater im Himmel vollkommen ist.« Viele religiöse Menschen behaupten, daß es unmöglich sei, vollkommen zu sein, aber dennoch steht es in der Bibel so geschrieben. Zu allen Zeiten haben Weise und Propheten verstanden, daß es einen Zustand gibt, der vollkommen jenseits der Grenzen des physischen Seins liegt und aus dem uns Kraft, Frieden und Freiheit erwachsen, der zum Ursprung allen Seins gehört. Mit anderen Worten, man ist nicht nur vereint mit dieser Quelle, sondern löst sich in ihr auf, denn diese Quelle ist das Selbst.

Diese Quelle läßt sich mit Worten nicht fassen. Vielleicht läßt sie sich mit einem Samen vergleichen. Der Same ist der Ursprung der Blume mit ihren Blättern, ihrem Stiel, ihren Zweigen und Ihrem Duft. Aus dem Samen können wir noch nicht die Blume in all ihren Möglichkeiten erahnen. Aber auch mit einem Samen läßt sich die Quelle allen Seins nicht wirklich vergleichen, der Same braucht Sonne und Regen zu seiner Entfaltung, wohingegen die Quelle völlig unabhängig von äußeren Einflüssen ist. Sie findet ihren Ausdruck in der Energie und Kraft; ihr Wesen geht über unser Begriffsvermögen hinaus und ist jenseits unserer begrenzten Wahrnehmungsfähigkeit. Wir können sie nicht einmal erdenken. Sie offenbart sich in unserer Inspiration, in tief empfundener Freude und innerem Frieden, in einer größeren Wertschätzung allen Lebens. Dies läßt uns vielleicht erahnen, wie unermeßlich dieser Ursprung ist. Je offener wir sind, um so näher kommen wir der Quelle. Der große indische Poet Khusrau sagt: »Wenn ich Du werde und Du ich, kannst Du dann noch sagen, wo der Unterschied ist, oder ich?«

Die verschiedenen Grade der Glückseligkeit sind wie die unterschiedlichen Töne in der Musik. So wie wir hohe und tiefe Töne unterscheiden, so können wir auch differenzieren zwischen den verschiedenen Stufen der Glückseligkeit. Ein schönes Gedicht kann eine ebenso tiefe Freude hervorrufen wie schöne Musik. All

das kann Blockaden aufbrechen. Feine Nervenzellen werden dadurch befreit und der Körper entspannt sich.
Es gibt einen Unterschied zwischen Freude und Glückseligkeit, aber wenn man versucht, diesen in Worte zu fassen, ist es meist verwirrend. Man kann sagen, daß Glückseligkeit alle Empfindungen enthält; aber es ist ebenso wahr, wenn man sagt, daß wir durch unsere Empfindungsfähigkeit Glückseligkeit erfahren können.
Je notwendiger es ist, daß wir das, was wir mit den Sinnen erleben, zu einer konkreten Erfahrung machen können; desto mehr brauchen wir Glückseligkeit, um unser Dasein als vollständig zu erleben. Unbewußte Wesen der Schöpfung wie z.b. Vögel oder wilde Tiere erleben auch Momente tiefen Wohlgefühls. Sie genießen es, einfach nur umherzustreifen und nach Futter zu suchen, ihre Nester zu bauen und in der Luft herumzutollen, zu singen und im Wald herumzustreunen. Es gibt Momente, in denen selbst Tiere Glückseligkeit empfinden. Und wenn wir uns das genauer anschauen, dann werden wir verstehen, was in einem großartigen Vers der islamischen Tradition ausgedrückt ist: »Es gibt sogar Augenblicke, wo selbst Felsen tiefe Wonne empfinden und Bäume in Ekstase geraten.« Wenn das wahr ist, dann muß der Mensch, der geschaffen wurde, um die Schöpfung zu vollenden, Glückseligkeit ebenso erfahren können, wie er auch Empfindungen bewußt wahrnehmen kann.
Was ich mit Empfindung meine, ist die Fähigkeit, Formen und Farben wahrzunehmen; den Vorzug, den wir etwa sanften Strukturen geben; daß wir einen Duft und ein Parfum besonders schätzen; daß wir den Geschmack von Süßem, Saurem oder Scharfem genießen; die Freude, die uns ein Gedicht, ein Gesang oder eine Melodie schenkt. Die Welt der Sinneseindrücke ist eine Welt, die Welt der Glückseligkeit eine andere. Beide sind dafür geschaffen, den Menschen dieses Dasein in seiner ganzen Fülle erleben zu lassen. Und dennoch, ausgestattet mit diesem Potential und dieser großartigen Möglichkeit, ignoriert der Mensch diese andere Welt und lebt weiterhin nur ein Leben der kurzfristigen Freuden. Er vergißt, daß es dieses andere Dasein gibt, ein Da-

sein, das wir auch hier auf Erden erleben könnten und das unsere Erfahrung hier erst vollständig macht.
Es gibt auch einen physischen Aspekt der Glückseligkeit, der daraus resultiert, daß man die Unermeßlichkeit des Raumes erkannt hat, daß man in den endlosen Horizont geblickt hat oder in die Tiefe eines klaren Himmels, daß man des nachts das Mondlicht geschaut oder die Natur in der Morgendämmerung erlebt hat. Wenn wir einen Sonnenaufgang sehen, oder einen Sonnenuntergang beobachten, vom Meer weit in den Horizont blicken, uns inmitten von unberührter Natur befinden, auf die Welt hinabschauen vom Gipfel eines Berges - alle diese Erfahrungen, sogar das kleine Lächeln eines unschuldigen Kindes, erheben uns und erfüllen uns mit einem Gefühl, das nicht gewöhnliche Freude, sondern tiefe Ergriffenheit ist.
Ein mehr geistiger, moralischer Aspekt ist das tiefe Empfinden von Reue, wenn wir etwas Unrechtes gesagt oder getan haben, wenn wir um Vergebung bitten und uns demütig vor jemandem verneigen, den wir rücksichtslos behandelt haben. Wir legen unseren Stolz ab. Oder, wenn wir tiefe Dankbarkeit für jemanden empfinden, der etwas für uns getan hat; wenn wir ergriffen sind von endlos erscheinender Liebe, Sympathie oder Hingabe, so groß, daß unser Herz sie kaum fassen kann; wenn unser Mitleid für einen anderen uns unser eigenes Geschick vergessen läßt; wenn wir tiefen Frieden darin gefunden haben, etwas für jemanden zu tun, der in Not war, wenn wir ein Gebet aus der Tiefe unseres Herzens gesprochen haben; wenn wir unsere Begrenzung und unsere Kleinheit im Vergleich zur Unermeßlichkeit Gottes erfahren - alle diese Erfahrungen erheben uns.
In diesen Momenten leben wir nicht auf dieser Erde, sondern in einer anderen Sphäre. Die Freude einer solchen Erfahrung ist sehr groß und doch kann sie erreicht werden, ohne etwas zu bezahlen, während Vergnügen ihren Preis haben. Wenn wir ins Kino, ins Theater oder zu anderen Vergnügungen gehen, müssen wir dafür bezahlen. Ihr Preis ist höher als ihr Wert. Aber Glückseligkeit ist jenseits von solchen käuflichen Freuden. Sie kommt

von selbst, wenn wir uns ihr nur zuwenden. Es liegt bei uns, welche Richtung wir einschlagen.
Einst besuchte ich einen großen Heiligen in Bengalen. Ich sagte zu ihm: »Was für ein gesegnetes Leben Sie haben, das so vielen Seelen Glück und Freude gibt.« Aber er antwortete: »Welche Gnade ist es erst für mich selbst, eine solche Freude tausendfach erleben zu dürfen.«
Diese Momente der Erhabenheit sind auch ein reinigender Prozeß. Ein solcher Moment kann uns unmittelbar von der Dunkelheit vieler Jahre befreien. Es ist wie ein Bad im Ganges, von dem die Hindus sprechen. Dies ist symbolisch gemeint: Die Erhabenheit ist der Ganges und wenn wir in ihm baden, werden wir von allen Sünden geläutert. Es braucht nicht viel, um Glückseligkeit zu erlangen: die Art unserer Einstellung, eine friedvolle Ausrichtung unseres Geistes - und schon ist der Zustand da. Wenn wir uns dabei von außen sehen könnten, könnten wir beobachten, wie wir in tiefem Mitleid Tränen für jemanden vergießen. Wir haben bereits im spirituellen Ganges gebadet. Dieser Zustand kommt, wenn wir uns selbst vergessen und unsere Selbstsüchtigkeit aufgeben. Aber seien wir uns im Klaren: wir können niemals behaupten, selbstlos zu sein. Wie sehr wir es auch versuchen, es wird uns niemals vollständig gelingen. Aber wir können auf weise Art mit unserem Eigennutz umgehen, da er sich schon nicht völlig verhindern läßt. Dann ist es ebenso gut, als wären wir selbstlos, und es ist von größerem Nutzen, als verhalte man sich auf törichte Weise egoistisch; denn ersteres bringt Gewinn, letzteres jedoch verliert.
Die dritte Möglichkeit, Glückseligkeit zu erlangen, ist, den Dingen bis auf ihren tiefsten Grund zu folgen, die Essenz aller Weisheit zu erkennen; indem man die ungeheure Tiefe des Herzens spürt, indem man sich in seiner Einstellung dem Leben weit öffnet, indem man seine Vorstellungen überprüft, indem man seinen Beziehungen mehr Tiefe gibt und indem man in die Sphären spiritueller Erhabenheit aufsteigt. Heute ist es so, daß normale Menschen oder die sogenannten praktisch-materiell orientierten Menschen darüber lachen, wenn von Visionen oder ekstatischen

Erfahrungen die Rede ist oder wenn jemand sich in Trance versetzt. Aber daran ist nichts Verwunderliches, nichts Lächerliches, solange es nicht mißbraucht wird. Meist prahlen nur diejenigen mit ihren Erfahrungen, die nach Anerkennung verlangen. Diejenigen, die wirkliche Erfahrungen machen, verlangt es nicht danach, darüber zu sprechen. Die eigene Freude ist ihre Belohnung. Niemand sonst sollte darüber wissen, je weniger man darüber spricht, desto besser.

Warum müssen wir demonstrieren, daß wir uns von den anderen unterscheiden? Das ist lediglich Eitelkeit. Und je selbstgefälliger wir sind, desto weniger bewegen wir uns auf dem spirituellen Pfad. Es ist im Gegenteil eines der größten Hindernisse auf dem spirituellen Pfad, daß wir ständig versuchen, uns von den anderen zu unterscheiden. Diejenigen, die wirklich entfaltet sind, verhalten sich vollkommen unauffällig. Für Neulinge auf dem spirituellen Pfad mag es wunderbar erscheinen, von den erleuchteten Meistern zu hören, die einsam in Höhlen und Wäldern leben, wo niemand sie finden kann, immer darauf bedacht, von niemandem behelligt zu werden. Aber jede Seele hat ihren eigenen göttlichen Funken, und wenn es uns um die Höherentwicklung des Menschen geht, dann gilt das für die gesamte Menschheit und ist keine ausschließliche Angelegenheit. Es gibt keine Beziehung zwischen uns und denjenigen, die außerhalb jeglicher menschlicher Gemeinschaft leben. Die großen spirituellen Seelen lebten in der Welt, mitten unter uns, und waren doch die erhabensten Meister.

V. VOLLKOMMENHEIT

Der Sinn des Lebens ist es, Vollkommenheit zur erreichen; das ist der Beweggrund des Geistes. Und diese Kraft ist der Grund für die Schöpfung des gesamten Universums. Die verschiedenen Stufen der Evolution vom Mineral zur Pflanze und von der Pflanze zur Herrschaft der Tiere und vom Tier zum Menschen sind Ausdruck des erwachenden Bewußtseins, das nach Vollkommenheit strebt. Indem der Mensch versuchte, das Mineral-,

Pflanzen- und Tierreich in seinem Interesse zu beherrschen, wurde das Motiv in ihm offenbar, das der Urgrund der Schöpfung ist.

Der Mensch verlangt nach Meisterschaft, indem er wissen, verstehen, Dinge zu seinem Vorteil nutzen möchte. Gleichzeitig jedoch gibt es einen Feind, und dieser Feind ist die eigene Begrenztheit; die Begrenztheit behindert uns darin, dieses Verlangen nach Vervollkommnung wahrzunehmen und umzusetzen. Diejenigen, die irgendwann in ihrem Leben den wesentlichen Beweggrund für das menschliche Sein erkannt haben, haben ihren Geist darauf gerichtet, Vollkommenheit zu erlangen.

Der Prozeß von der Begrenzung zur Perfektion wird Mystizismus genannt. Mystizismus bedeutet die Entwicklung von der Begrenzung zur Ganzheit. Aller Schmerz und alle Niederlagen haben ihren Grund in der Begrenztheit, jegliche Freude und jeglicher Erfolg in der Vollkommenheit. Wenn man sich umschaut, wird man finden, daß diejenigen, die mit ihrem Leben unglücklich und unzufrieden sind und auch andere unglücklich machen, sehr begrenzt sind; diejenigen, die für sich selbst und andere hilfreich sind, die glücklich sind und Freude verbreiten, sind wesentlich näher an der Vollkommenheit.

Was ist nun gemeint mit Begrenztheit oder mit Vollkommenheit? Beides sind Bedingungen unseres Bewußtseins. Glaubt jemand sich begrenzt, so ist er es; ist sich jemand seiner Unbegrenztheit gewahr, so ist er grenzenlos. Denn der, der sich begrenzt fühlt, ist derselbe wie der, der sich unbegrenzt fühlt. Um Ihnen ein Beispiel zu geben: Der Sohn eines reichen Mannes besaß viel Geld auf der Bank, wo es in seinem Namen deponiert war. Aber davon wußte er nichts. Er hatte immer nur ein wenig Taschengeld zur Verfügung. Das beschränkte ihn. Sein Vater hatte viel Geld für ihn angelegt, aber der Sohn wußte nichts davon. Genauso ist es mit der Seele. Jede Seele ist sich dessen bewußt, was sie augenscheinlich besitzt, ist sich aber ihres gesamten Potentials nicht gewahr. Was uns erreichbar erscheint, ist für uns auch vorstellbar, alles, was darüber hinausgeht, glauben wir jenseits unserer Möglichkeiten. Das ist natürlich. Aber Weisheit öffnet die Tore, so daß wir die Chance sehen, auch das Unbekannte zu erforschen.

Manchmal erreicht ein einfacher Mensch Vollendung; er mag wohl kein Mystiker sein, dennoch, wenn seine Zeit gekommen ist, weiß er es. Eines Tages traf ich einen Mann, der sein Leben vollständig seinem Geschäft widmete und der immens reich war, vielleicht der reichste Mann des Landes. Er wollte mir seinen Park zeigen, einen wundervollen Park, der sein Haus umgab. Während ich sein Gast war, gingen wir dort spazieren. Er sagte: »Es ist wunderbar für mich, morgens und abends hier im Park spazierenzugehen.« Ich fragte ihn, wie groß denn sein Park sei und er antwortete: »Möchten Sie es wissen? Können Sie den Horizont von hier aus sehen.« »Ja«, sagte ich. »All dieses Land gehört mir und auch das Meer. Alles, was Sie sehen können.« Das war eine großartige Antwort und ein Beispiel für meine Theorie. Er war sich nicht nur dessen bewußt, was er besaß, sondern all dessen, was überhaupt existiert. Er trennte nicht zwischen dem, was ihm gehörte und dem, was außerhalb davon lag. Es ist ein Mysterium, und es erscheint uns schwierig, das Leben von diesem Gesichtspunkt aus zu betrachten. Aber dieser Mann, eigentlich ein Geschäftsmann, der sich nicht mit Mystizismus beschäftigt hatte, erkannte, was ein Mystiker manchmal erst nach Jahren tiefer Meditation entdeckt. Es war eine rein mystische Erkenntnis.

Wenn Derwische, die manchmal schäbig oder dürftig gekleidet sind, die manchmal zu essen haben und manchmal nicht, sich begegnen, sagen sie zu einander: »Oh König der Könige, oh Kaiser der Kaiser.« Es ist die Bewußtheit darüber, was in ihrem Gegenüber königlich ist. Die Grenzen ihres Königreichs sind nicht begrenzt. Das ganze Universum ist ihr Reich. Auf diese Weise bewegt sich die Seele in Richtung Vollkommenheit, indem sie sich öffnet und immer höher steigt. Wenn die Seele sich spirituell entwickelt, steigt sie auf in Ebenen, wo sich der Horizont weitet; ihr Vermögen dehnt sich aus. Sie mögen sagen, indem man nur auf etwas schaut, wird es nicht mein. Aber Kolumbus sah zuerst Amerika. Er besaß es nicht. Erst hinterher

wurde es sein; aber wenn wir nicht zuerst entdecken, was ist, wie können wir dann etwas besitzen. Und wenn wir es nicht erkennen, kann es uns nicht gehören.
Vollkommenheit kann man sich auf unterschiedliche Weise vorstellen: wie eine senkrechte Linie oder eine waagerechte. Die senkrechte Linie beschreibt den Weg des Wissens. Wie erlangt man Wissen? Zuerst einmal durch Konzentration, durch genaues Schauen nach innen und das Erkennen dessen, was außerhalb der physischen Existenz liegt. Ein Mensch kann ein Gedicht, ein Wort, ein Bild oder eine Idee wahrnehmen, und für einen Moment lösen sich die Grenzen zwischen Subjekt und Objekt auf, das ist der erste Schritt.
Das erscheint leicht, ist es aber nicht. Wenn man die Augen schließt und versucht, sich auf eine Sache zu konzentrieren, dann gehen einem Tausende von Dingen durch den Kopf. Auch unser Körper wird unruhig. Er sagt: »Dieses Bewußtsein schenkt mir nicht seine Aufmerksamkeit.« Der Mensch wird nervös, dreht und wendet sich, um sich seines Körpers bewußt zu sein. Der Körper mag es nicht, wenn wir ihn ignorieren. Er ist wie ein Hund oder eine Katze, er will unsere ganze Aufmerksamkeit. Er reagiert mit Unruhe, will sich bewegen, sich kratzen, sich drehen, irgend etwas. Sobald wir versuchen, ihn zu disziplinieren, akzeptiert er dieses nicht.
Die nächste Stufe ist, sich anstelle der Gedanken die Gefühle bewußt zu machen, die wesentlich undeutlicher sind. Gedanken nehmen eine Form an, aber Gefühle haben keine Form, und daher ist es schwierig für den Geist, sie zu erfassen und sich anzuschauen. Wenn einem dies einmal gelingt, ohne daß der Körper in nervöse Unruhe verfällt und uns aufgeben läßt, fühlt man sich zweifellos erhoben.
Dies ist die Grenze menschlichen Vordringens, was darüber hinausgeht, ist göttliche Entfaltung. Was ist göttliche Entfaltung? Geht man noch einen Schritt weiter, erreicht man einen Zustand des ruhigen Gewahrseins. Dies ist ein Zustand des Bewußtseins. Konzentration ist nicht mehr nötig, sondern was der Geist jetzt braucht, ist Meditation. Man tritt in Kontakt mit der Kraft, die in

einem hörbar und sichtbar ist und die man bisher nicht bemerkt hat; die das bisher Unfaßbare deutlich macht.
Hat man erst einmal Kontakt zu dieser Erfahrung, kann man im späteren Leben nie mehr sagen, daß es so etwas wie Zufall gibt. Dann wird man erkennen, daß alles, was passiert, vorausbestimmt und vorbereitet ist; man nimmt es schon wahr, bevor es sich auf der materiellen Ebene manifestiert.
Und gehen wir noch weiter, haben wir Bewußtsein in seinem Aspekt als reine Intelligenz. Man weiß und weiß doch nichts. Nichts zu wissen, bedeutet, alles zu wissen. Denn es ist das Wissen, das unsere Fähigkeit zu lernen blockiert. Mit anderen Worten, wenn ein Mensch in den Spiegel blickt, wird der Spiegel von unserem Bild verdeckt, und der Spiegel kann nichts anderes, als eben das zu reflektieren. Ist also das Bewußtsein im Wissen befangen, ist es blockiert; in diesem Moment ist es blockiert, oder anders gesprochen, ist es überlagert von etwas, dessen es sich bewußt ist. In dem Moment, wo wir uns davon befreien, ist der Geist klar, ist er reine Intelligenz. In diesem Zustand werden seine Kraft, seine Lebendigkeit, seine Anziehungskraft und Stärke, seine Kapazität offenbar, und er ist unbeschreiblich viel umfassender, als wir es uns vorstellen können. Dieser Zustand läßt sich nicht erklären, er kann durch Meditation jedoch erfahren werden. Geht man noch einen Schritt weiter, ist es nicht einmal mehr Bewußtheit, es ist eine Art Allgegenwärtigkeit, die Ausdruck innerer Vollkommenheit ist.
Dies ist eine Richtung, die unsere Entwicklung nehmen kann. Eine andere ist, daß man sich im anderen wiedererkennt. In einer freundschaftlichen Beziehung ist es natürlicherweise so, daß durch Sympathie, Liebe, Freundschaft man sich im anderen erkennt, und es besteht eine Neigung, sich für den anderen zu opfern. Niemals würde man sich einem anderen opfern, wenn man ihn nicht als Teil seiner selbst erkennen würde. Dehnt sich diese Empfindung aus, richtet sie sich nicht nur auf unsere Freunde, auf unsere Nachbarn, sondern auch auf Fremde, wilde Tiere, Vögel und Insekten, ist man eins mit allen Lebewesen, und dies läßt uns ebenso den anderen wie auch uns selbst in der

Geist und Bewußtsein

Tiefe verstehen. Man begreift den anderen oft besser, als er sich selbst. Das ist die einfachste Erscheinung dieses Bewußtseins und nicht etwa das Bewirken von Wundern. Es ist zudem ein Beweis dafür, daß man ebenso viel über den anderen wissen kann, wie dieser über sich selbst.

Ein weiterer Beweis ist es, daß man weise Menschen ebenso wie törichte, aufrichtige ebenso wie unaufrichtige, anzieht. Man kann es nicht verhindern. Diese Zuneigung ist so mächtig, daß selbst Feinde irgendwann zu Freunden werden. Es ist nicht bloß ein Märchen, daß Daniel in die Löwengrube ging und dort die Löwen zähmte. Aber um dieses Phänomen zu erleben, brauchen wir nicht in die Löwengrube zu gehen. In dieser Welt gibt es Schlimmeres als Löwen; gute und schlechte Charaktere, Menschen, mit denen man umgehen kann und welche, die es einem unmöglich machen. Wenn man in der Lage ist, all dies unter Kontrolle zu bekommen, so hat man schon einiges erreicht, denn es erfordert oft größere Kraft als die Zähmung von Löwen. Man trifft auf so viele Menschen, ihre unterschiedlichen Zustände; Ärger, Feindschaft, Blockiertheit, Dummheit, Verblendung und Eifersucht! Wieviel Gift und Gewalt gibt es in dieser Welt! Und nur eine Kraft, die Kraft der Zuneigung, kann alle diese vergiftenden Einflüsse aufnehmen und verwandeln, ohne sich selbst zu zerstören. Früher oder später wirkt sie reinigend auf diese Menschen, belebt sie von neuem, läßt alles Negative dahinschmelzen, transformiert es, führt die Menschen dem Sinn des Daseins entgegen.

Die Welt möchte es kompliziert. Würde ich Vorträge halten darüber, wie man Anziehungskraft erlangt, wie man seine Zuhörer fesselt, würde ich ihnen zwanzig Übungen geben, diese Fähigkeiten zu erlangen, so wäre ich äußerst erfolgreich. Aber wenn ich ihnen einfache Wahrheiten biete wie die, daß es das Vertiefen unserer Zuneigung, das Erwecken eines liebenden Geistes in Ihnen ist, was alle Anziehung und Kraft ausmacht und daß die Expansion eines solchen Geistes spirituelle Entwicklung bedeutet, dann werden sich dafür nur wenige öffnen. Einfache Lehren wollen die Menschen nicht, sie wollen das Komplizierte.

In einer weiteren Stufe der Ausdehnung versuchen wir, alles vom Standpunkt eines anderen aus zu betrachten, uns selbst in ein anderes Wesen hineinzudenken. Das ist nicht einfach. Denn von früher Kindheit an haben nur die eigenen Gedanken Gültigkeit. Man hat nicht gelernt, die Gedanken des anderen mit in seine Betrachtung einzubeziehen. Die einfache Tatsache, daß wir selbst es sind, die den Gedanken haben, läßt uns an ihm festhalten. Es ist daher ein Zeichen von Weite, wenn man zum Beispiel in der Lage ist, mit den Augen eines Kindes zu sehen oder selbst aus den Augen eines Narren zu schauen. Das Interessanteste daran ist, daß man tolerant und geduldig wird. Auf diese Weise erweitert man sein Wissen in einem Maße, wie es durch das Lesen von Büchern nicht möglich ist. Man beginnt, aus allen Quellen zu empfangen; Wissen aus verschiedenen Ebenen fließt einem zu, sobald das Gehirn so biegsam geworden ist, daß es nicht nur auf den eigenen Standpunkten beharrt.

Diesen Prozeß nennen wir das »Verlernen«. Wenn man von jemandem behauptet, er sei kein netter Mensch, wird man normalerweise daran festhalten, auch wenn es sich als falsch erweist. Aber Weiterentwicklung ist nur möglich, wenn wir versuchen, Dinge mit den Augen des anderen zu sehen. Er hat Gründe, weshalb er so ist, wie er ist; vielleicht ist er in seiner Entwicklung nicht so weit fortgeschritten, um etwas wahrzunehmen, oder er ist im Gegenteil weit in seiner Entwicklung fortgeschritten und wenig interessiert an anderen Menschen. Dennoch, verlieren Sie nicht ihre eigene Sichtweise aus den Augen, indem Sie sich seine anschauen. Auch Ihre Anschauung ist noch vorhanden, die des anderen wird nur hinzugefügt, so dehnt sich Ihr Wissen aus. Es bedeutet eine Ausdehnung des Herzens, und manchmal schmerzt es geradezu, wenn unser Herz sich mehr und mehr weitet. Aber indem sich das Herz mehr und mehr weitet, wird zu einer Heiligen Schrift.

Der dritte Aspekt ist das Erfühlen eines anderen Menschen. Der Schein eines Menschen kann oft trügen. Manchmal handelt und spricht er entgegen dem, was er fühlt, und wenn Sie herausfühlen können, welche Gefühle den anderen bewegen, ist das eine besondere Fähigkeit. Sie werden zu einer hochentwickelten Persönlichkeit, wenn Sie die Gefühle des anderen zu sich sprechen lassen und nicht seine Worte und Taten. Manchmal können sie uns ein ganz anderes Bild von einem Menschen vermitteln, als es Worte oder Taten vermocht hätten. Wenn wir zu dieser Haltung gefunden haben, endet die menschliche Entwicklung und die göttliche beginnt. Dann wird man zweifellos Einsicht in das Geschehen des menschlichen Geistes bekommen - ob jemand erfolgreich sein wird, ob er glücklich sein wird oder nicht, was er vollbringen wird. Etwas bewegt den Menschen von innen, läßt ihn Zukunftspläne machen. Sie beginnen, seine Vorhaben zu erspüren und einen Eindruck davon zu bekommen, und manchmal ist dieser Eindruck so wirklich, als habe er bereits Gestalt angenommen.

Gehen Sie auch darüber hinaus, dann sind Sie eins mit Allem. Ein solches Bewußtsein macht keine Unterschiede mehr. Können Sie Ihr Bewußtsein in einem solchen Maße entfalten, daß es auch das eines anderen einschließt, dann reflektiert unser Geist nicht nur die Gedanken dieses einen Menschen, sondern den universellen Geist. Distanz spielt dann keine Rolle mehr. Ihr Bewußtsein hat Kontakt zu jedem anderen auf der Welt, wie weit es auch entfernt sein mag.

Und noch weiter können wir gehen. Sie erkennen, daß Sie mit allen Wesen verbunden sind, daß es nichts und niemanden gibt, der von Ihnen abgetrennt ist, und daß Sie sich nicht nur verbunden fühlen mit denen, die Sie lieben, sondern mit allen, seien Sie Ihnen nun bekannt oder nicht - verschmolzen durch ein Bewußtsein, das umfassender ist als alle anderen Bande es sein könnten. Dann beginnt man ganz natürlich die Gesetze zu verstehen, die in der Natur wirken. Man beginnt zu verstehen, daß das ganze Universum ein Mechanismus ist, der auf ein bestimmtes Ziel hinwirkt. Deshalb ist es gleichgültig, ob jemand sich recht verhält oder nicht, alles führt zu dem gewünschten Ergebnis, ob die richtige oder falsche Kraft arbeitet, alles wirkt darauf hin, die Schöpfung ihrem eigentlichen Zweck entgegenzuführen.

Dann enthält man sich natürlicherweise der dogmatischen Haltung „Du bist falsch" und „Du bist richtig", man erlangt den Zustand eines Weisen: nichts zu sagen, aber alles zu wissen, alles zu tun und alles zu erleiden. Man wird zum Freund und zum Dienenden des Ganzen. Und bei aller Verwirklichung der mystischen Wahrheit und der spirituellen Haltung - wirklich von Bedeutung ist nur das, was für die Mitwesen ein wenig nützlich ist.

VI. KONTROLLE DES KÖRPERS

Viele Menschen glauben, daß das Physische wenig zu tun hat mit dem Spirituellen. Warum, so fragen sie, widmen wir uns nicht ausschließlich dem spirituellen Bereich? Könnte der Sinn des Lebens Erfüllung finden ohne den physischen Körper, hätte die Seele nicht diese Form gewählt, hätte der Geist nicht die materielle Welt erschaffen. Ein Hindustani-Dichter sagte einmal: »Könnte der Zweck der Schöpfung durch Engel vollendet werden, die rein spirituelle Wesen sind, hätte Gott nicht die Menschen geschaffen.« Das zeigt uns, daß der Körper hier ein großes Werk zu vollbringen hat. Wäre das Licht Gottes unmittelbar sichtbar, gäbe es nicht die Manifestation durch Jesus Christus. Man könnte sagen, es war nötig, daß Gott in sichtbarer Gestalt hier auf Erden erschien. Es besteht die irrige Vorstellung, daß der physische Körper Sünde ist, daß er der niedrigste Aspekt von Leben ist, denn dieser Körper versetzt uns in die Lage, höchste Vollendung zu erlangen. Nur Unwissenheit läßt uns vom physischen Körper sprechen. Beginnen wir erst einmal zu erkennen, dann werden wir den Körper als heiligen Tempel Gottes verstehen.

Unser physisches Dasein läßt sich in fünf unterschiedliche Aspekte unterteilen. Der erste Aspekt ist die Gesundheit, die, wenn man sie hat, den Himmel bedeutet; ihre Abwesenheit ist die Hölle. Gleichgültig, was wir sonst besitzen mögen - Wohlstand, Ruhm, Macht oder Stellung - sind wir nicht gesund, so bedeutet das alles nichts. Ist der Mensch gesund, denkt er nicht weiter darüber nach, sieht nicht, wie wertvoll dies ist. Er trachtet nach

Dingen, die er nicht besitzt. Er ist bereit, seine Gesundheit für sein Vergnügen für materiellen Wohlstand aufs Spiel zu setzen. Er opfert sie freiwillig, wenn es um intellektuelle Spielereien, Lust, Ausgelassenheit und darum geht, seine ehrgeizigen Ziele durchzusetzen. Aber oftmals bricht der Körper zusammen, bevor er das Ziel erreicht hat, und dann beginnt der Mensch zu begreifen, wie wertvoll seine Gesundheit ist. Nichts kann sie kaufen, nichts sie ersetzen. Wenn wir uns alles Glück anschauen, das uns diese Welt bieten kann, dann ist doch die Gesundheit der größte Segen.

Es ist ein gesunder Körper, der uns befähigt, das materielle ebenso wie das spirituelle Dasein zu meistern. Ein kranker Körper kann weder auf der materiellen Ebene noch auf der spirituellen Ebene wirken. Krankheit beraubt uns unserer materiellen Grundlage und unserer Spiritualität, denn es ist die vollständige Gesundheit, die uns befähigt, Spiritualität in ihrer ganzen Tiefe zu erfahren. Ich will damit nicht sagen, daß es eine Sünde ist, krank zu sein oder eine Tugend, wenn man gesund ist; Gesundheit selbst ist das Gute und Krankheit das Schlechte.

Ein weiterer Aspekt des physischen Daseins ist das Gleichgewicht. Dieses Gleichgewicht gibt uns Kontrolle über den Körper. Es ist die Voraussetzung dafür, daß wir stehen, gehen, uns bewegen können. Jede Handlung, jede körperliche Bewegung ist getragen von diesem Gleichgewicht. Fehlt dieses Gleichgewicht, so weist es oft auf Schwächen im Charakter einer Person und auch in dessen Lebensumständen hin. Welche Form dieser Mangel an Gleichgewicht auch annimmt, er deutet immer auch auf einen Mangel in der Persönlichkeit. Beobachtet man einmal, wie ein Mensch geht, wie er sich bewegt, wie er schaut, seine ganzen Handlungen, erkennt man, daß, wo immer das Gleichgewicht fehlt, auch im Inneren etwas nicht in Ordnung ist, was man zunächst nicht erfassen kann, was man jedoch nach einiger Zeit herausfinden wird. Zum Beispiel, wenn jemand beim Gehen schwankt, glauben Sie nicht, daß dies nur eine physische Schwäche ist; es hat etwas mit seinem Charakter zu tun. So wie er beim Gehen schwankt, schwankt er auch in seinen Entscheidungen, in

seinem Glauben. Wie ein Arzt Krankheiten von den Augen ablesen kann oder von der Zunge eines Patienten, so kann der Weise auch die Verbindung zwischen den Bewegungen eines Menschen und seinem inneren Gleichgewicht erkennen.
Viele Menschen im Westen, die sich mit östlicher Philosophie beschäftigen, haben mich gefragt: »Warum machen die Adepten bei Ihnen im Osten akrobatische Übungen, sitzen in bestimmten Positionen, stehen auf einem Bein, auf dem Kopf oder sitzen für lange Zeit mit gekreuzten Beinen und machen andere merkwürdige Dinge, von denen man nicht glauben würde, daß ein spirituell gesinnter Mensch sie machen würde? Was für einen spirituellen Nutzen kann das bringen? Bei uns praktizieren nur Athleten und Akrobaten so etwas.« Und ich haben ihnen geantwortet, daß es tatsächlich Übungen für Akrobaten und Athleten sind, solange sie als ein Zeitvertreib mißbraucht werden. So wird man den wahren Nutzen dieser Praktiken nicht erfahren. Die Adepten jedoch benutzen sie zu höheren Zwecken. Es gibt nichts auf der Welt, das, wenn es bewußt praktiziert wird, sich nicht als hilfreich in der spirituellen Entwicklung erweisen wird.
Denken Sie nicht, daß der einzige Weg, spirituelle Vollendung zu erlangen, darin besteht, zur Kirche oder zum Tempel zu gehen und zu beten oder mit geschlossenen Augen still zu sitzen, sondern darin, bei allen Handlungen unseres täglichen Lebens unseren Geist auf die spirituelle Vervollkommnung zu richten. Außerdem zeugt es kaum von Spiritualität, einmal in der Woche in die Kirche zu gehen und auch nicht, wenn wir jeden Abend unser Gebet sprechen und ansonsten in jedem Augenblick des Tages in Verblendung leben. Alles was wir tun, hat zur Folge, daß unsere spirituelle Vision überlagert wird. Deshalb sollten wir in jedem Moment wachsam sein. Wie können wir das, wenn wir gleichzeitig in Anspruch genommen sind von Geschäften, Arbeit, von den tausenderlei Dingen des alltäglichen Lebens? Die Antwort ist, daß wir alles, was wir tun, in ein Gebet verwandeln sollten. Dann wird alles, sei es unser Beruf, unsere Arbeit, jede Beschäftigung, uns in unserer spirituellen Entwicklung fördern. Dann wird jede unserer Handlungen zu einem Gebet. Jede Bewegung,

die wir nach Süden, Norden, Westen oder Osten machen, weist auf das spirituelle Ziel. Nicht jeder Mensch erkennt, wie sehr ihm dieses Gleichgewicht fehlt; unter hundert Menschen wird man kaum einen finden, der wirklich im Gleichgewicht ist. Ebenso gibt es ein spirituelles Gleichgewicht, aber dies kann nur erlangt werden, wenn zuvor unser Körper und unsere Bewegungen ins Gleichgewicht gebracht worden sind.
Der dritte Aspekt unseres physischen Daseins ist die Vervollkommnung unseres Körpers. d.h. die Feinheit, die Sensibilität des Körpers zu entwickeln. Es gibt ein spirituelles Temperament, und dieses Temperament läßt sich vom Körper eines Menschen ablesen. Da sind die sensiblen Menschen, vielleicht ein wenig nervös und dann die dumpfen, deren Bedingung eine völlig andere ist. Es sind jedoch die sensiblen Menschen, die Musik schätzen, die ein Gefühl für Schönheit, Farbe und Form haben, deren Geschmackssinn fein unterscheidet zwischen salzig und süß, sauer und bitter, die Kälte und Hitze empfinden, die Gerüche wahrnehmen und unterscheiden können, deren Geist auf die spirituelle Entwicklung gerichtet ist. Jemand, der Musik nicht liebt, der Düfte nicht schätzen kann, der kein Empfinden hat für Formen und Farben, so ein Mensch ist abgestumpft, und er braucht Zeit, sich zu entwickeln. Daher ist der Gewinn einer freudevollen Erfahrung nicht im materiellen Bereich zu suchen, sondern im spirituellen. Nicht ein materiell orientierter Mensch erlebt des Lebens tiefste Freuden, sondern es ist der spirituell ausgerichtete.
Sie mögen fragen: »Was aber ist dann mit diesen Asketen, die das einsame Leben eines Einsiedlers wählen, sich kaum um ihre Nahrung kümmern, die jeglicher Bequemlichkeit und Schönheit entsagen?« Solch ein Leben kann nicht für alle gelten. Aber es wäre auch falsch, diese Asketen zu kritisieren. Sie sind die einzigen, die wahrhaft experimentieren, indem sie allen Freuden und Vergnügungen des materiellen Daseins entsagen. Sie experimentieren mit ihrer Einsamkeit wie es zum Beispiel auch ein Wissenschaftler macht, der sich für Jahre in seinem Labor einschließt; und diese Asketen, die allem Weltlichen entsagt haben, gewinnen

ein bestimmtes Wissen, daß sie uns dann vermitteln. Es ist nicht notwendig, ihnen nachzueifern, Spiritualität ist nicht abhängig von solchen Dingen. Warum sollten wir Augen haben, wenn nicht, um die Schönheit der Welt zu sehen und sie zu schätzen; warum Ohren, wenn wir es nicht genießen könnten, der Musik zu lauschen; warum überhaupt sollten wir auf diese Welt geschickt worden sein, wenn wir sie nicht anschauen dürften aus Angst, als Materialist eingeordnet zu werden. Diejenigen, die Spiritualität auf diese Weise verstehen, machen ein Schreckgespenst aus Gott, etwas Fürchterliches. Tatsächlich ist Spiritualität die ganze Fülle des Lebens.

Der vierte Aspekt des physischen Daseins betrifft den Irrtum des Menschen, der seinen Körper als »ich« identifiziert. Wenn dieser physische Körper Schmerzen erleidet, sagen wir: »Ich bin krank,« weil der Mensch sich mit etwas identifiziert, was ihm gehört, was er aber nicht ist. Es gehört zu den ersten Erkenntnissen auf dem spirituellen Pfad, daß wir nicht dieser physische Körper sind, sondern daß er lediglich ein Instrument ist, ein Vehikel, durch das wir Leben erfahren. Dieses Instrument ist so ausgestattet, daß es uns alles, was wertvoll ist, erleben läßt – innerlich und äußerlich. Wenn ein Kind geboren wird und aufwächst, wird es zunächst alles genießen und erfahren, was von außen kommt, und so haben wir wenig Möglichkeit, das zu erforschen, was sich in unserem Inneren abspielt. Aber unser Körper ist gleichzeitig auch ausgestattet mit Mitteln, das innere Leben zu erfahren. Wenn ein Mensch jahrelang seine Beine oder Hände nicht gebraucht hat, verlieren sie ihre Vitalität, ihr Leben, ihre Energie, er kann sie nicht mehr bewegen. Wir wissen, wie unsere Hände und Füße arbeiten, sie gehören zum äußeren Mechanismus, aber es gibt feinere Mechanismen in unserem Inneren, die die Mystiker Zentren nennen; jedes Zentrum hat seine besondere Zuständigkeit, für unsere Intuition, unsere Inspiration, für unsere Empfänglichkeit und unsere Offenbarungen, die alle durch das Medium dieser Zentren zum Ausdruck gelangen.

Ebenso, wie unsere Sinnesorgane die äußeren Eindrücke aufnehmen können, so erfassen die Nervenzentren die inneren Vorgän-

ge. Liegen diese Zentren für lange Zeit brach, stumpfen sie ab, auch wenn sie nicht völlig zerstört werden, und sie können ihrem eigentlichen Zweck nicht mehr dienen. Viele Neulinge auf dem spirituellen Pfad, beginnen - durch Anleitung eines Meisters - einen Druck in der Mitte ihrer Stirn zu spüren, als ob dort etwas erwachen würde. Immer mehr werden sie einer Energie gewahr, die sie vorher nicht bemerkt haben. Manche beginnen etwas im Solar Plexus zu spüren. Ist dieses Gefühl erwacht, wirkt normalerweise ihre Intuition viel stärker. Manche haben eine Empfindung auf ihrem Kopf oder in der Kehle. Mit dem Vertiefen ihrer Spiritualität werden auch diese Empfindungen deutlicher. Auch wird man unter diesen Menschen einige finden, die ihrer Natur nach intuitiv sind.
Der Unterschied zwischen den Menschen, deren Nervenzentren reagieren und denen, deren Nervenzentren nicht darauf ansprechen, ist derselbe wie zwischen einem Felsen und einer Pflanze. Der Fels reagiert nicht auf Zuneigung, aber die Pflanze tut es. Und so werden diejenigen, deren intuitives Zentrum erst einmal erwacht ist, beginnen, aus ihrer Intuition heraus zu handeln. Inspiration und Offenbarungen sind die Folge davon. Aber ich möchte Ihnen nahelegen, nicht darüber zu sprechen. Diejenigen, die am wenigsten wissen, sprechen am meisten darüber. Aber sie sind noch nicht reif für gewisse Geheimnisse, es bleibt bloße Theorie, die sie dann weiterverbreiten. Dann schreiben sie ein Buch über ihre eigenen falschen Ideen. Sie haben niemals die Geduld, die Beharrlichkeit, die rechte Gesinnung aufgebracht, andere zu leiten, und häufig laufen sie selbst in die Irre. Viele haben ihrer physischen Gesundheit geschadet und verloren ihr inneres Gleichgewicht, indem sie versuchten, bestimmte Zentren zu aktivieren. Sie spielten mit etwas, das sehr ernsthaft, sehr heilig ist, und das zu spiritueller Vollendung führen kann. Andere machen sie über diese Dinge lustig, diejenigen, deren Qualität nicht entwickelt ist und die nicht, wie eine Pflanze, Zuneigung wahrnehmen können. Sie erkennen nicht ihr inneres Potential und machen sich über diejenigen lustig, deren Wahrnehmung entwik-

kelt ist, und so wird eine Wissenschaft, die allen anderen Wissenschaften überlegen ist, mißbraucht und verlacht.
Im Osten gibt ein Lehrer sein Wissen nur an den Schüler weiter, dem er vollkommen vertraut, um zu verhindern, daß das, was so heilig ist, von anderen verspottet und verlacht wird. Wenn der Schüler initiiert wird, schwört er, daß er über das Erfahrene nicht mit Menschen sprechen wird, die den Wert, die Bedeutsamkeit und Heiligkeit dieser Lehren nicht zu schätzen wissen, nur dann wird ihm weitere Führung zuteil. Auch wird jeder Schüler von dem Lehrer individuell unterwiesen.
Letztlich gibt es noch einen fünften Aspekt unserer physischen Existenz. Wir unterscheiden zwei Dinge: Sinnlichkeit und Glückseligkeit. Durch Sinnlichkeit empfinden wir Vergnügen, während Glückseligkeit uns Freude erfahren läßt. Es besteht ein Unterschied zwischen Freude und Vergnügen. Was der Mensch durch das Medium seines Körpers wahrnehmen kann, ist Vergnügen - das Vergnügen zu essen und zu trinken, das Vergnügen an schönen Dingen. Deshalb ist alles, was das Leben für ihn angenehm macht, mit seinen physischen Sinnen erfahrbar. Aber daneben gibt es eine Freude, die nicht von unseren Sinnen abhängig ist, die auf Glückseligkeit beruht, und diese Glückseligkeit können wir ebenso durch das Medium unseres physischen Körpers erlangen.
Wie ist das möglich? Wir kennen Handlung und ihre Folgen. Ebenso hat Nichthandeln Folgen. Das Ergebnis unserer Handlungen ist Genuß, das Ergebnis von Nichthandeln Glückseligkeit. Im Masnavi von Rumi, dem wundervollsten Dichter Persiens, lesen wir über den Segen des Schlafes. Er sagt: »Oh Schlaf, es gibt keinen größeren Segen, der nicht vergleichbar ist. Im Schlaf ist der Gefangene frei und Könige besitzen weder Krone noch Thron. Leidende lösen sich von ihren Schmerzen und Sorgen, und aller Kummer ist vergessen.« Das zeigt uns, daß der Schlaf eine Form des Ruhens ist, die sich automatisch vollzieht, die uns erhebt aus Ängsten und Sorgen, Unannehmlichkeiten und Schmerzen. Wenn wir diese Phasen der Entspannung auch willentlich herbeiführen können, wird uns die Erfahrung von Mei-

sterschaft zuteil, denn dann sind wir nicht mehr abhängig von dem Automatismus. Können wir diesen Zustand der Losgelöstheit von allen Sorgen, Ärgernissen, Ängsten, Befürchtungen Schmerzen und Leiden selbst und willentlich in uns erzeugen, haben wir etwas sehr Großes erreicht. Und der Weg, dorthin zu gelangen, führt über das Üben von Nicht-Handeln. Das erste, was ein Adept in diesem Leben zu tun hat, ist, diese fünf Aspekte, die ich erwähnte, zu meistern, und ist ihm das gelungen, ist er bereit, den nächsten Schritt auf dem Weg zur Erlangung spiritueller Vollkommenheit zu tun.

VII. KONTROLLE DES GEISTES

Die Tendenz, sich über Nichtigkeiten zu erregen, sich um Kleinigkeiten zu sorgen, nervös und ruhelos, ängstlich und verwirrt zu sein, grundlos hin und her zu laufen, zu sprechen, obwohl es nichts zu sagen gibt, die Neigung, traurig zu sein ohne eigentlichen Grund - all dies ist begründet in dem Mangel an Kontrolle über das Denken. Jedes Gefühl von Schwäche, jeder Irrtum oder Fehler beruht darauf, daß wir gegen unsere eigenen Neigungen handeln, all dies entsteht durch mangelnde Kontrolle des Geistes. Wenn es einen Schlüssel zum Geheimnis des Erfolgs gibt, ist es diese Kontrolle des Geistes. Intuition, Inspiration, Offenbarung, all das ist nur möglich, wenn wir unseren Geist beherrschen können, und alle Unruhe, Sorgen, Ängste und Zweifel entstehen, wenn dieser Geist außer Kontrolle gerät.

Was ist unser Geist? Einige Menschen betrachten den Geist als etwas Unerklärbares, andere als die Aktivität des Gehirns. Dies ist eine sehr begrenzte Auffassung vom Geist. Über Funk können wir eine Stimme über Tausende von Meilen vernehmen, aber der Geist ist um vieles feiner als die Stimme. Er kann vom Denken nicht eingegrenzt werden, obwohl das Gehirn das Medium für das Denken ist. Nach dem, was die Mystiker sagen, ist der Geist der wirkliche Mensch, der Körper ist nur das Kleid, in das sich der Geist hüllt. Diese Auffassung hat ihren Ursprung in den alten Sanskrittexten; im Sanskrit nennt man diesen Körper, der den

Geist umhüllt *mana*, daraus wird dann *manu*, was gleichbedeutend ist mit dem englischen Wort »man« - Mensch. Mit anderen Worten, Geist bedeutet Mensch; und dies bewahrheitet sich, wenn man einem Menschen Attribute wie melancholisch, mutig, enthusiastisch oder ausgeglichen zuschreibt, denn alle diese Eigenschaften gehören zur Person. Der Mensch ist nicht sein Körper, sondern sein Geist. Es gibt ein Sprichwort, das besagt, daß, was immer du bist, lauter aus dir spricht, als das, was du tatsächlich sagst. Das bedeutet, daß das, was unser Gemüt ausstrahlt, viel größere Auswirkung hat als unsere Worte.
Es ist das Gemüt, das eine Atmosphäre hervorruft. Oft fragt man sich, warum man die Anwesenheit einer bestimmten Person als unangenehm empfindet, ohne daß etwas entsprechendes vorgefallen wäre; oder nervöse Unruhe in Gegenwart einer anderen Person, oder auch Empfindungen von Disharmonie, Müdigkeit und Verwirrung. Warum passiert das? Es ist die Ausstrahlung des anderen. Ein feuriger Geist schafft auch um sich herum eine energiegeladene Atmosphäre und jeder, der sich dort aufhält, wird von diesem Feuer ergriffen. Ein Geist, der in sich ruhend und friedlich ist, überträgt auch Ruhe und Frieden auf die, die in seiner Nähe sind.
Einmal fragte ich meinen spirituellen Lehrer, wie man einen Menschen mit göttlichem Bewußtsein erkennen könne. Und mein Lehrer antwortete: Es ist nicht in dem, was er sagt und auch nicht in dem, was er zu sein scheint, sondern es ist die Atmosphäre, die seine Gegenwart erschafft. Das ist der Beweis. Denn niemand kann eine Atmosphäre schaffen, die nicht seinem Geiste entspricht.
In der Bibel wird gesagt, daß zuerst die Erde, dann der Himmel, das heißt zuerst der Körper und dann der Geist geschaffen wurde. Demnach wäre also ein Kind mit der Vision des Geistes geboren, dem Gerüst des Geistes, das dann von Fleisch und Haut umhüllt wird.
Ohne den Körper gibt es den Geist nicht; d.h. bevor der Körper existierte, war der Geist nur ein »Akasha«, eine Wohnstätte. Die Erfahrungen, die er durch sein Vehikel, den Körper, macht,

füllen diesen Geist mit Wissen. Dieses Wissen erschafft den menschlichen Geist. Das Akasha, das zum Geist wird, hat, nachdem der Körper auf diese Erde geboren wird, schon ein verschwommenes Wissen von anderen Geistwesen angesammelt, die ihm auf seinem Weg zur Erde begegnet sind. Vielleicht von dem einen mehr als von dem anderen; in diesem Fall dominieren bestimmte Charakterzüge eines Individuums, das die Erde bereits verlassen hat. Außerdem sind in diesem Akasha schon die Mentalität der Eltern, der Vorfahren, der Nation oder der Rasse enthalten und auch der jeweilige Stand der Evolution der gesamten Menschheit.
Manche sagen, daß Tiere kein Bewußtsein besäßen, aber diese Vorstellung ist falsch. Wo ein Körper ist, da ist auch ein Geist. Selbst der Baum hat einen Geist. Luther Burbank sagte einst zu mir, um seine Argumentation zu unterstreichen: »Beobachten Sie das Verhalten einer Pflanze, erkennen Sie, was sie will. Denn wenn Sie ihr keine Beachtung schenken, wird sie nicht voll erblühen. Ich behandele Pflanzen wie lebende Wesen. Sie sprechen zu mir und ich zu ihnen.«
Das erste, was wir über den Geist erfahren können, ist also, daß er in seiner Existenz vom Körper unabhängig ist. Aber er wird bereichert durch Erfahrungen, die der Mensch durch seine Sinne macht. Es gibt keinen Zweifel darüber, daß der Geist im Körper ist, aber er ist auch außerhalb des Körpers, so wie auch das Licht außerhalb und innerhalb einer Lampe erstrahlt. Der Körper ist die Lampe, in der das Licht strahlt, aber das Licht wird nicht von der Lampe getrübt, das Licht erstrahlt unabhängig von der Lampe. Es leuchtet; und ebenso ist es mit dem Geist. Das Gehirn ist nicht der Geist, ebensowenig wie das Stück Fleisch in unserer Brust das Herz ist. Nur daß ein Gefühl sich deutlicher in der Brust äußert und ein Gedanke erscheint deutlicher im Gehirn. Mit anderen Worten, die Brille ist nicht gleichbedeutend mit den Augen. Eine Brille kann dazu beitragen, klarer zu sehen, aber das Sehen an sich ist unabhängig von der Brille, wohingegen die Brille ohne die Augen keine Funktion hat. So ist also der Körper abhängig vom Geist, aber der Geist ist unabhängig vom Körper.

Der Körper kann ohne den Geist nicht existieren, der Geist jedoch ohne den Körper. Der Geist ist die nicht sichtbare Wesenheit des Körpers. Er hat sein Zuhause im physischen Körper, und dieses Zuhause ist das Gehirn, so wie das Gefühl im Herzen zu Hause ist.

Alles, was die Sinne wahrnehmen können, befindet sich außerhalb, aber die Wahrnehmung des Geistes richtet sich nach innen. Das bedeutet, daß unsere Vorstellungskraft im Geist entsteht und dort auch wahrgenommen wird; Empfindungen, Erinnerungen, Konzentration, Vernunft - all dies wird vom Geist wahrgenommen. Wenn man den Körper mit dem Geist vergleicht, dann ist der Körper wie ein Gewand für den Geist.

Der Geist beinhaltet fünf verschiedene Aspekte. Der erste Aspekt ist das Denkvermögen, was man wiederum unterscheiden kann in Vorstellungen, die als automatische Reaktion des Gehirns hervorgerufen werden und dem bewußten Denken. Ein nachdenklicher Mensch muß daher nicht notwendigerweise phantasiebegabt sein, noch muß ein phantasievoller Mensch nachdenklich sein. Beide Qualitäten haben ihren Platz. Jemand, der in seinem Denken befangen ist und dem es an Vorstellungskraft mangelt, wird nicht fähig sein, die Schönheit zu erleben, die in einem Gedicht oder einem Musikstück ausgedrückt ist. Würden wir es unserem Geist gestatten, so würde er sich frei entfalten, als das, was er ist, und solch ein Geist bringt etwas hervor, sei es Poesie, Kunst oder Musik. In welcher Form auch immer er sich ausdrückt, erschafft er Schönheit.

Viele Menschen lachen über diejenigen, deren Phantasie ausgeprägt ist. Sie sagen: »Er lebt in den Wolken, er träumt.« Aber alle Werke der Kunst, der Musik und der Dichtung entstammen der Vorstellung. Imagination ist der freie Fluß des Geistes. Wenn der Geist aus sich selbst heraus wirken kann, bringt er die ganze Schönheit und Harmonie hervor, die in ihm ist. Wird er hingegen beschränkt durch Prinzipien und Regeln, dann kann er sich nicht frei entfalten. Zweifellos werden Sie unter Künstlern und Musikern viele finden, die verträumt und unpraktisch erscheinen mögen. Aber das heißt nicht, daß sie weniger begabt sind. Vielleicht ermöglicht ihnen diese scheinbare Ungeschicklichkeit in bestimmten Bereichen Dinge zu vollbringen, zu denen die praktischen Menschen nicht fähig wären. Man braucht nicht ihrem Beispiel zu folgen, aber man kann es dennoch schätzen. Außerdem ist es so, daß niemand je an Gott glaubte, Gott liebte oder sich seiner Gegenwart bewußt war, ohne diese Fähigkeit zur Imagination. Diejenigen, die mit einem gläubigen Menschen argumentieren und sagen: »Aber wo ist Gott? Kannst du ihn mir zeigen? Kannst du Gott in Worte fassen? Kannst du erklären, was Gott ist?« sind meist Menschen ohne Vorstellungskraft, und niemand kann ihnen diese geben. Kann irgend jemand den Glauben eines anderen übernehmen? Glauben muß jeder für sich selbst. Und woher kommt der Glaube? Aus der Vorstellung. Jemand sagte einmal: »Wenn du keinen Gott hast, so erschaffe ihn.« Niemand hat je Gott geschaut, der nicht Gott selbst in sich erschaffen konnte. Diejenigen, die sich mit Gott als einer Abstraktion beschäftigen, erfahren ihn nicht; sie gebrauchen lediglich das Wort »Gott«. Sie finden die Wahrheit heraus, aber sie finden nicht Gott.

Wahrheit ohne Gott ist unbefriedigend. Man sollte die Wahrheit durch Gott erfahren, das ist es, was uns befriedigt. Wenn wir alle notwendigen Nährstoffe nur durch Pillen zu uns nehmen würden, so könnte zwar der Körper überleben, aber die Freude am Essen ginge vollkommen verloren. Ebenso wäre es, wenn wir die Pille der Erkenntnis schlucken würden. Vielleicht wäre ein Teil in uns damit zufrieden. Aber es ist die Vorstellung eines Gottes, die uns beseelt. Diese Idee von Gott muß zuerst entstehen. Sind wir aber nicht gewillt, unsere Vorstellungskraft zu gebrauchen und würden wir nur auf Gott warten, so würden wir lange warten müssen.

Denken ist nur eine andere Art von Aktivität. Dabei kontrolliert der Mensch seinen Geist bewußt oder unbewußt und dirigiert ihn willentlich. Er reagiert vernünftig, genau, nachdenklich. Beide, die imaginative ebenso wie die rationale Person, können in Extreme verfallen und dabei fehlgehen; es ist die Ausgeglichenheit zwischen diesen beiden Qualitäten, die zum gewünschten Erfolg

führt. Eine auf das Denken ausgerichtete Person mag so weit gehen, daß die eigenen Gedanken zur Verwirrung des Geistes führen. Es gibt Menschen, die so lange grübeln, bis sie überhaupt keinen klaren Gedanken mehr fassen können.
Der zweite Aspekt des Geistes ist sein Gedächtnis. Erinnerung ist kein schöpferischer Vorgang, sondern fällt in den Bereich der Wahrnehmung. Die Aufgabe der Erinnerung ist es, Eindrücke zu empfangen und zu sammeln. Einige Wissenschaftler behaupten, daß die Gehirnzellen auf alles reagieren, was die Sinne aufnehmen; all das werde dann gespeichert, um es uns dann, wenn es gebraucht wird, wiederum zur Verfügung zu stellen. Aber so verhält es sich nicht, dies ist allenfalls eine bildhafte Erklärung. Der Wissenschaftler beschreibt damit Vorgänge in unserem Inneren, aber da ihm diese Ebene unvertraut ist, versucht er, diese Vorgänge physisch zu erklären und nennt die Rezeptoren Gehirnzellen. Das ist in der Essenz richtig, aber es ist nicht das Gehirn, das empfängt, sondern der Geist.
Erinnerung kann mit einer fotografischen Platte verglichen werden. Der Eindruck wird auf ihr festgehalten und kann auf Wunsch abgerufen werden. Er steht bereit. Sobald wir eine bestimmte Erfahrung aus unserem Erinnerungspotential wünschen, fährt ein innerer Suchfinger sozusagen zu der entsprechenden Stelle auf der fotografischen Platte - und die Erfahrung ist wieder präsent. Keine sinnliche Wahrnehmung geht jemals verloren. Wenn jemand behauptet, sein Erinnerungsvermögen sei schlecht, er könne sich nie an etwas erinnern, er sei geistesabwesend, dann bedeutet das lediglich, daß er die Kontrolle über die Fähigkeit verloren hat, aber die Erfahrungen sind nichtsdestotrotz gespeichert. Oft sagt man auch: »Ich weiß es, aber ich kann im Moment nicht darauf kommen.« Mit anderen Worten besagt dies, daß sein Geist es gespeichert hat, aber sein Gehirn kann es nicht klar fassen. Wenn sich zum Beispiel jemand nicht an den Namen eines Menschen erinnern kann, dessen Gesicht ihm aber bekannt ist, sagt er: »Ich denke, ich kenne diesen Menschen, aber ich kann im Moment nicht sagen, woher.« Sein Geist kennt das Gesicht, aber sein Gehirn kann den Zusammenhang nicht herstellen.

Auch Erinnerung läßt sich in zwei unterschiedliche Bereiche unterteilen. Nach manchen Dingen brauchen wir nicht zu suchen, sie sind uns ständig gegenwärtig. Wir brauchen nur danach zu greifen, wie bei Menschen, deren Form, Namen und Gesichter wir kennen. Wir haben jederzeit Zugang zu diesen Informationen, sie leben immer in unserer Erinnerung. Der andere Bereich unseres Gedächtnisses umfaßt die Erinnerungen unseres Unterbewußtseins, obwohl diese eher die Basis unserer bewußten Erinnerungen sind. Hier wird alles fotografisch gespeichert, was wir jemals gesehen oder gehört haben; auch wenn es nur ein winziger Moment war, es bleibt bestehen. Wir können hier je nachdem irgendwann, leicht oder mit einer gewissen Anstrengung, alles finden.

Außer diesen beiden Aspekten existiert noch eine tiefere Ebene, mit der unsere Erinnerung verbunden ist: das universelle Gedächtnis oder auch der göttliche Geist, wo nicht nur gespeichert ist, was wir gesehen, gehört und gelernt haben, sondern wo wir sogar mit etwas in Berührung kommen, was wir niemals selbst gesehen, gehört oder gelernt haben. Auch das können wir dort finden, aber es setzt voraus, daß wir die Tore unserer Erinnerung öffnen.

Der dritte Aspekt der Wirkungsweise des Geistes ist die Funktion der Kontrolle, die Fähigkeit der Konzentration, die auf zwei unterschiedliche Arten erlangt werden kann: einmal mit Hilfe der Erinnerung und zum zweiten mit Hilfe des Geistes. Konzentration mit Hilfe des Erinnerungsvermögens ist eine passive Art der Konzentration. Sie erfordert wenig Anstrengung. Die Hindus lehrten dies, indem sie bestimmte Gottheiten vor einen Menschen stellen und ihn aufforderten, diese anzuschauen, dann die Augen zu schließen und an diese Götter zu denken. Indem man ein bestimmtes Objekt ansieht, konzentriert man sich, nimmt es in seinem Gedächtnis auf.

Wer sich aber nicht auf diese automatische Art konzentrieren kann, behält nachhaltige Eindrücke, Dinge, die seinen Geist sehr beeindruckt haben. Aus diesem Grund trägt mancher eine Angst in sich, die möglicherweise noch aus der Kindheit stammt. Sie wird das ganze Leben mit herumgetragen. Einige tragen auf diese Weise ihr ganzes Leben lang einen traurigen Eindruck der Enttäuschung mit sich herum und halten ihn so wach. Erfahrungen werden lebendig gehalten, auch indem sie immer wieder belebt werden, wie Empfindungen von Rache, Dankbarkeit, Erfolg oder Mißerfolg, Liebe oder Bewunderung. All dies bleibt erhalten; die Gehirnzellen versorgen diese Erfahrungen mit Nahrung, so bleiben sie lebendig. Das kann manchmal hilfreich, aber manchmal auch hinderlich sein. Der Psychologe nennt das eine Fixierung und ist schnell bereit, dies als eine Form von Geisteskrankheit zu erklären, aber das ist es nicht. In jedem sieht es so aus. Es ist eine der Eigenschaften des Geistes: die Qualität, einen Gedanken festzuhalten; krank wird diese erst, wenn die Fähigkeit mißbraucht wird. Jede Fähigkeit kann falsch angewendet werden und das Gleichgewicht eines Menschen somit stören.

Positive oder aktive Konzentration ist kreativ. Wenn man an einen Baum oder an eine Blume denkt, muß das Denken Atom für Atom aneinandersetzen und daraus die Form bilden. Das ist ein aktiver Prozeß. Es setzt Willenskraft und Bestimmtheit des Denkens voraus, sich auf etwas zu konzentrieren. Der Geist muß arbeiten. Es ist nicht nur Konzentration, sondern ein schöpferischer Vorgang.

Es gibt Menschen, die eine natürliche Gabe der Konzentration haben, andere wiederum nicht. Aber das Geheimnis für jeglichen Erfolg und Fortschritt in allen Bereichen des Lebens besteht in eben dieser Fähigkeit, sich konzentrieren zu können. Und nicht nur Fortschritt und Erfolg wird dadurch begünstigt, sondern auch spirituelle Vervollkommnung. Viele Menschen bemühen sich vergeblich um Konzentration, während andere nicht einmal wissen, was das ist, aber es dennoch praktizieren. Gebete, Meditation und andere Praktiken religiöser oder spiritueller Art sollen helfen, die Konzentrationsfähigkeit zu entwickeln.

Im Osten ist es üblich, daß in den Moscheen ein Mann die Gebete anführt und alle anderen Gläubigen hinter ihm stehen. Bevor sie ihre Gebete darbieten, verbinden sie sich zunächst innerlich mit dem Geist ihres Vorbeters. Es gab nun einmal einen großen

Mystiker, der sich weigerte, in die Moschee zu gehen, um zu beten. Da er sich immer im Gebet befand, brauchte er nicht die Moschee aufsuchen, um zu beten. Aber ein orthodoxer König befahl allen Untertanen, sich zum Gebet in der Moschee einzufinden. So wurde der Mann mit Polizeigewalt gezwungen, auch daran teilzunehmen, aber er zog sich mitten im Gebet aus der Moschee zurück, was als großes Verbrechen angesehen wurde. Als er vor den Richter gebracht wurde, verteidigte er sich: »Ich konnte nicht anders. Der Vorbeter wanderte in Gedanken zu seinem Haus, da er dort seinen Schlüssel vergessen hatte. So war ich also, während ich betete, ohne Vorbeter in der Moschee und so folgte ich ihm.« Das zeigt, daß solange eine religiöse Form vom Geist belebt wird, diese Form auch schön ist, aber wenn der Geist in einem religiösen Ritual fehlt, so schön es auch immer sein mag, ist es nutzlos. Das besagt auch der Bibelspruch: »Es ist der Geist, der uns belebt, das Fleisch bewirkt nichts.«

Der vierte Aspekt des Geistes ist die Vernunft, die der mathematischen Fakultät zugeordnet wird; eine Fähigkeit, Dinge gegeneinander abzuwägen und von mehreren Seiten zu betrachten und dann herauszufinden, was richtig oder falsch ist. Und es ist diese Fähigkeit, die den Menschen für seine Handlungen verantwortlich zeichnet. Wäre er kein Individuum, so wäre er nichts weiter als ein Atom, das von Einflüssen hin- und herbewegt würde. Ob es seine Umstände sind, die ihn bestimmen oder klimatische oder persönliche Einflüsse, er ist dann nur ein Werkzeug. Seine Verantwortlichkeit besteht jedoch in eben diesem Vermögen abzuwägen, zu unterscheiden und aus der Vernunft heraus zu handeln. Dennoch kann vernünftiges Handeln für zwei Menschen vollkommen unterschiedlich aussehen; und ebenso kann in einem Moment ein bestimmtes Verhalten vernünftig sein und in nächsten wiederum nicht angemessen sein. Etwas ist recht, genau in diesem Augenblick, aber nicht morgen, denn die Gründe werden sich ändern. Und diejenigen, die sich um das absolute rechte Handeln streiten, tun dies vergeblich, denn Vernunft bedeutet für jeden Menschen etwas anderes und entspricht ihm in eben dieser bestimmten Situation. Jemand anderen von der eigenen Vernunft zu überzeugen, ist unnütz. Die beste Art, wie man einen Menschen dazu erziehen kann, Vernunft zu entwickeln, ist, ihm Zugang zu seiner eigenen Vernunft zu ebnen, anstatt ihn von der unsrigen zu überzeugen, was viele machen.

Es ist wundervoll, die Tricks zu beobachten, mit denen die Vernunft arbeitet. Wenn eine andere Person etwas getan hat, sagt unsere Vernunft: »Weil diese Person schlecht ist und bereits viel Unrechtes getan hat, hat sie mit Sicherheit auch diese Gemeinheit begangen.« Aber haben wir selbst etwas Unrechtes getan, sagen wir: »Ich habe es getan, weil ich nicht anders handeln konnte. Ich konnte nichts dafür.« Vernunft ergreift stets Partei für das Ego. Sie ist ein Sklave und Diener des selbstzentrierten Geistes. Sie tanzt nach dessen Pfeife. Der Verstand braucht nur danach zu verlangen und schon steht die Vernunft gehorsam zu seiner Verfügung. Es mag vollkommen falsch sein und dennoch steht die Vernunft immer bereit, dem Geist zu dienen.

Vernunft ist etwas sehr Kostbares, aber sie ist wertlos, wenn sie versklavt wird. Sie bildet den Maßstab für den Verstand, zu entscheiden, was richtig und was falsch ist. Geht man in die Gefängnisse und fragt die Insassen, was sie Unrechtes getan haben, würde ein jeder seinen Grund dafür nennen. Und betrachten wir die Vernunft genauer, dann sehen wir, daß Vernunft wie ein Schleier ist oder mehrere Schleier, die einer den anderen verbergen. Hebt man einen Schleier nach dem anderen, so wird doch am Ende nur wieder dieselbe Vernunft zum Vorschein kommen. Gehen wir noch weiter, dann finden wir mehr über das Wesen der Vernunft heraus. Oberflächlich besehen ist die Vernunft etwas Wankelmütiges, aber in der Tiefe ist sie höchst interessant; denn in der Tiefe offenbart die Vernunft die Essenz der Weisheit. Je mehr man Vernunft versteht, desto weniger braucht man danach zu suchen; man versteht. Es ist der Unvernünftige, der ständig in Konflikt gerät mit den Motiven des anderen. Ein vernünftiger Mensch versteht auch die Beweggründe des anderen; deshalb kann ein weiser Mensch gut mit weisen ebenso wie mit törichten Menschen auskommen. Der Törichte jedoch verträgt sich weder mit den Weisen noch mit den Narren.

Zweifellos liegt hinter jedem Beweggrund immer noch ein anderer Beweggrund, ein übergeordneter. Und ist man erst einmal zum Verständnis dieses übergeordneten Beweggrundes gelangt, beginnt man zu Verlernen, wie die Mystiker es nennen - alles, was man einst gelernt hat. Man verlernt und beginnt zugleich auch das Gegenteil zu sehen. Anders gesagt, es gibt nicht das Gute, das nicht auch seine dunkle Seite hat, und nichts Schlechtes, was nicht auch eine gute Seite hat. Niemand steigt auf, ohne zu fallen und niemand fällt, ohne das Versprechen, daß es auch wieder aufwärts geht. Man sieht den Tod in der Geburt und die Geburt im Tod. Das klingt vielleicht merkwürdig, und es ist tatsächlich eine eigentümliche Vorstellung, aber so ist es. Wenn man über das hinausgeht, was allgemein Vernunft genannt wird, erreicht man einen Zustand höherer Vernunft, der in sich selbst widersprüchlich erscheint. So erklärt sich auch das Handeln Christi. Als ein Krimineller zu ihm geführt wurde, erschien ihm nichts natürlicher, als diesem zu vergeben. Er sah nichts Böses in ihm. Das bedeutet, aus dem Zustand höherer Vernunft zu schauen. Und durchdringen wir all die tausend Schleier der Begründungen, dann gelangen wir zum eigentlichen Grund; wir kommen zu einem tiefen Verständnis, wie es uns durch die Vernunft nie zuteil werden könnte. Dann verstehen wir alle Wesen: die, die recht, und die, die unrecht handeln. Es wird gesagt, daß es den Aposteln möglich war, plötzlich in allen Sprachen zu sprechen. Es war nicht Englisch, Hindustani oder Chinesisch, das sie sprachen, sondern es war die Sprache jeder Seele. Hat ein Mensch diesen Zustand erreicht, in dem er die Essenz berührt, dann kann er mit jeder Seele kommunizieren. Es ist nichts derartig Besonderes, dreißig verschiedene Sprachen zu sprechen oder sogar hunderte, aber wenn jemand nicht das Herz der Menschen kennt, weiß er nichts.

Es gibt eine Sprache des Herzens. Herz spricht zu Herz, und diese Kommunikation macht das Leben interessant. Es mag sein, daß zwei Menschen zusammensitzen, nicht miteinander reden, aber ihr Beisammensein kann der Austausch edler Ideale und innerer Harmonie sein. Als ich einst von meinem spirituellen

Lehrer in Indien eingeweiht wurde, war ich wie jeder andere begierig, alles in mich aufzunehmen, so viel wie möglich zu begreifen. Tag für Tag begab ich mich in die Nähe meines Murshids, aber niemals sprach er von spirituellen Dingen. Manchmal redete er über Kräuter und Pflanzen, dann wieder über Milch und Butter. Sechs Monate ging ich täglich dorthin, um herauszufinden, ob ich etwas über spirituelle Dinge erfahren könne. Dann, nach sechs Monaten, erklärte mir mein Meister eines Tages, daß es zwei verschiedene Persönlichkeiten gäbe, die innere und die äußere. Ich war zutiefst erfreut; sofort als er mit seinen Ausführungen begann, holte ich mein Notizbuch und meinen Stift hervor. Aber sobald mein Lehrer dies beobachtete, sprach er von anderen Dingen. Ich verstand, was er meinte; er wollte mir zeigen, daß es zunächst einmal das Herz ist, das lernt. Das Herz ist das Notizbuch. Wenn es in einem anderen Buch vermerkt wird, dann bleibt es in der Tasche, aber was sich in unser Herz eingeschrieben hat, bleibt in der Seele. Außerdem muß man lernen, geduldig zu sein, zu warten, denn alles Wissen kommt zu seiner Zeit. Ich fragte mich auch, ob es die lange Reise wert sei, nur um an einen Platz zu gelangen, täglich dort jemanden aufzusuchen, um dann lediglich etwas über Bäume und Butter zu erfahren. Und in der Tiefe antwortete etwas in mir: ja, mehr als das. Denn nichts auf der Welt ist wertvoller als sich in der Anwesenheit eines Heiligen zu befinden. Seine Lehre besteht nicht in Theorien, sondern liegt in seiner Atmosphäre; das ist lebendige Lehre, die uns wahrhaft erhebt.
Die Essenz aller Vernunft ist das Wissen um Gott. Wenn es also ein göttliches Wissen gibt, dann ist es in der Essenz aller Vernunft zu finden.
Der fünfte Aspekt des Geistes ist das Gefühlsempfinden. Ist dieser Bereich verschlossen, dann mag ein Mensch noch so weise und klug sein, er ist nicht vollständig, er lebt nicht wirklich. Der Geist beginnt in dem Moment zu leben, wo Gefühl in ihm erwacht. Viele benutzen dieses Wort »Gefühl«, aber wenige von uns kennen es. Je mehr man darüber weiß, um so weniger wird

man darüber reden. Es ist so weit, so umfassend; wenn es einen Hinweis auf Gott gibt, dann ist er im Gefühl zu finden. Heute unterscheiden die Menschen zwischen Intellekt und Sentimentalität, aber Intellekt könnte ohne Gefühlserleben niemals vollständig sein. Weder bekäme das Denken irgendwelche Nahrung, noch hätte unser Urteilsvermögen einen Hintergrund, ohne den ständigen Fluß unserer Gefühle. In dem jetzt herrschenden materiellen Zeitalter scheint es, als hätten wir die Fähigkeit zu fühlen verloren. Wir reden über Herzensdinge, aber wir erkennen nicht die tiefe Bedeutung des Herzens, obwohl es doch etwas ungeheuer Wichtiges ist, die Wurzel der Pflanze des Lebens. Die Herzensqualität ist es, die das ganze Leben erhält. Alle Tugenden wie Aufrichtigkeit, Würde, Nachdenklichkeit, Betrachtung, Wertschätzung - alle diese Qualitäten entstehen aus der Herzensqualität. Wenn jemand kein Herz hat, ist er nicht fähig, den Wert einer Sache zu erkennen, er kann nicht dankbar sein, er ist unfähig, seine Seele zum Ausdruck zu bringen, noch kann er die Güte und Hilfe anderer Menschen annehmen. Ein Mensch ohne Herzensqualität bleibt in sich gefangen, auf törichte Weise egozentrisch. Wäre er weise in seinem Egoismus, dann bekäme es eine andere Qualität.

Viele Menschen behaupten, sie hätten keine Zeit, ihre Herzensqualität auszudrücken oder sie überhaupt zu entwickeln; sie sind zu beschäftigt. Aber wir können von morgens bis abends geschäftig sein und dennoch alles mit unserem ganzen Herzen tun, es mit der Tiefe unseres Herzens ausdrücken. Wenn die Herzensqualität fehlt, dann ist alles, was wir tun, leblos. Gefühl spielt eine so umfassende Rolle in unserem Dasein; unser ganzes Leben hängt davon ab. Ein Mensch, der diese Qualität vorübergehend verloren hat, hat auch alle Freude am Leben verloren. Ein Mensch, der enttäuscht wurde, verliert jegliches Vertrauen. Ein Mensch, dessen Herz gebrochen ist, verliert auf immer sein Selbstwertgefühl. Einmal verängstigt, behält man die Angst für immer im Herzen. Jemand, der einmal eine Niederlage erlebte, trägt diese Vorstellung von Versagen sein ganzes Leben mit sich.

Im Orient lieben es die Menschen, sich Hahnenkämpfe anzuschauen. Zwei Männer bringen ihre Hähne zum Kampf. Sobald sie jedoch bemerken, daß ihr Hahn unterliegt, bringen sie ihn fort, ohne daß der Kampf beendet wird, also bevor er besiegt wird. Lieber ergibt er sich in die Niederlage, schon bevor der Kampf entschieden ist, als zuzulassen, daß sich die Erfahrung von Mißerfolg in dem Hahn festsetzt, denn dann würde er nie mehr kämpfen. Das ist das Geheimnis unseres Geistes. Sowie wir lernen, umsichtig mit unserem Geist umzugehen, lieber jedes Opfer zu bringen, als zuzulassen, daß sich negative Erfahrungen dort festsetzen, werden wir versuchen, das Beste aus unserem Dasein zu machen.

Wenn man die Lebensbeschreibungen bedeutender Menschen liest, erfährt man, wie sie durch viele schwierige Situationen gegangen sind, wie sie schmerzliche Erfahrungen und Sorgen bewältigt haben, aber immer darauf geachtet haben, das ihr Herz nicht in der Tiefe verletzt wurde. Das gab ihnen all die Kraft, die sie brauchten; sie haben es immer vermieden, erniedrigt zu werden. Sie waren bereit, zu sterben, in den Krieg zu ziehen, zu leiden, in Armut zu leben, aber niemals ließen sie sich erniedrigen. Als ich einmal in Nepal war, suchte ich nach einem Diener. Ich schickte nach jemandem, der der Kriegerkaste, den Kschatrias entstammte, mutigen Kämpfern in den Bergen. Als ich ihn fragte, welche Arbeit er zu tun bereit wäre, antwortete er: »Jede Arbeit, die Sie mir geben.« Ich war ziemlich erstaunt, einen Menschen vor mir zu haben, der jegliche Arbeit tun wollte, um die ich ihn bat und zu akzeptieren, was immer ich ihm als Lohn anbieten würde. »Gut«, sagte ich, »es gibt also keine Bedingung?« Er entgegnete: »Eine. Sagen Sie nie etwas Beleidigendes zu mir.« Er war gewillt, das Geld anzunehmen, was ich ihm gab, jede Arbeit zu tun, aber er wollte nicht erniedrigt werden. Ich achtete den Geist, der hinter einer solchen Haltung stand; es war die Haltung, die ihn zu einem Krieger machte.

Gibt es irgend jemanden, der von sich behaupten könnte, er habe keine Gefühle? Und doch gibt es Herzen aus Stein, aus Eisen, aus Erde, Herzen wie Diamanten, Silber oder Gold, Wachs oder

Papier. Es gibt so viele Herzen auf der Welt wie es Dinge gibt. Es gibt Dinge, die dem Feuer länger standhalten, andere verbrennen sofort. Einige Objekte werden warm, um im nächsten Moment wieder zu erkalten. Es gibt Objekte, die sich sofort auflösen, wenn sie mit Feuer in Berührung kommen, wohingegen andere eingeschmolzen und zu Schmuckstücken geformt werden können. Ebenso ist es mit den Herzensqualitäten. Jeder Mensch hat eine andere Herzensqualität, und jemand, der sich damit auskennt, behandelt alle diese Menschen entsprechend. Aber da wir in diesem Bereich so unwissend sind, nehmen wir an, alle Menschen seien gleich. Auch wenn jede Note ein Klang ist, so sind sie doch alle in ihrer Höhe und ihrer Schwingung verschieden. So auch unterscheiden sich alle Menschen in der Art der und Schwingung ihres Herzens. Entsprechend dieser Schwingung ist ein Mensch entweder spirituell oder materiell ausgerichtet, feinsinnig oder gewöhnlich. Nicht aufgrund seiner Handlungen oder seines Besitzes in dieser Welt; er ist klein oder groß entsprechend der Schwingung seines Herzens.

Mein ganzes Leben hindurch habe ich großen Respekt gehabt für diejenigen, die in der Welt etwas bewegt haben, die sich durch dieses Leben gekämpft und eine gewisse Bedeutung erlangt haben; und ich habe es immer als etwas sehr Heiliges angesehen, in ihrer Nähe zu sein. Dies war mir ein besonderes Interesse und ich begann, zunächst in Asien, Pilgerfahrten zu bedeutenden Menschen zu machen, unter ihnen Schriftsteller, Weise, Philosophen und Heilige. Aber einmal begegnete ich einem großen Ringkämpfer. Und dieser Mann, der die Erscheinung eines Riesen hatte mit seinem monströs muskulösem Körper, hatte ein solch mitfühlendes und gütiges Wesen, solch eine Einfachheit und Sanftheit, daß ich tief davon berührt war. Und ich dachte: Es ist nicht seine Körpergröße und seine Kraft, die ihn so bemerkenswert machen, sondern das, was ihn weich und nachsichtig gemacht hat; das macht ihn zu einem wirklich großen Menschen. Gefühl ist Schwingung. Das Herz ist ein Vehikel, ein Werkzeug des Gefühls; wenn wir das Leben genau betrachten, sehen wir, daß das Gefühl die sonderbarsten Erscheinungen hervorbringt.

Wenn wir jemandem Schmerz zufügen, so wird dieser Schmerz auf uns zurückfallen. Schenken wir jemandem Freude, so wird uns auch diese Freude zurückgegeben. Und wenn wir jemanden lieben, werden wir auch geliebt. Hassen wir hingegen, so erfahren auch wir Haß in der einen oder anderen Form - sei es in Form von Schmerz, einer Krankheit, aber andersherum auch in Form von Gesundheit, Erfolg, Freude und Glück - alles, was wir an Gefühlen an die Welt geben, kommt mit Sicherheit zu uns zurück. Normalerweise denkt man nicht darüber nach. Wenn ein Mensch eine gewisse Position im Leben erreicht hat, in der er andere Menschen rauh und grob behandelt, sie herumdirigieren kann, dann wird er nicht weiter darüber nachdenken. Aber jedes noch so vage Gefühl, das im Herzen entsteht, findet Ausdruck in Handlung, Worten, Bewegungen und löst entsprechende Aktionen und Reaktionen aus; nur manchmal braucht dies Zeit. Kann man sich vorstellen, daß man eine Person hassen kann, ohne daß dieser Haß irgendwann auf einen selbst zurückfällt? Er wird zurückkommen, irgendwann. Wiederum, wenn man für jemanden Sympathie, Liebe, Zuneigung, freundliche Gefühle empfindet, ist es überhaupt nicht notwendig, diese Gefühle auszudrücken; selbst dann werden sie auf die eine oder andere Art erwidert.
Einmal kam jemand zu mir und sagte: »Früher war ich sehr mitfühlend, aber heute bin ich irgendwie verhärtet. Was ist der Grund dafür?« Ich antwortete ihm: »Sie versuchten, Wasser vom Grund der Erde zu bekommen. Aber anstatt tief genug zu graben, haben Sie im Schlamm gegraben und sind so enttäuscht worden. Wenn Sie geduldig graben, bis Sie zum Wasser gelangt sind, dann werden Sie nicht enttäuscht sein.«
Viele glauben, sie hätten tiefe Gefühle, sie würden Zuneigung empfinden. Aber wäre das wirklich so, dann wären sie wahre Meister ihres Lebens, dann hätten sie kein Verlangen mehr nach etwas anderem. Ist diese Quelle im Herzen erst einmal geöffnet, dann wird der Mensch sich selbst genüge, und die andauernde Tragödie des Lebens, mit der unsere Seele sich auseinandersetzen muß, ist beendet. Diese Tragödie bedeutet Begrenzung. Oft ist es die Unfähigkeit, Gefühle zu empfinden, die die vier anderen

Aspekte des Geistes lähmt. Ein Mensch ohne Gefühl ist unfähig, frei zu denken. Gefühle sind die Ursache, über etwas nachzudenken. Jemand mag einen hervorragenden Verstand haben, aber wenn er nicht fühlen kann, dann ist sein Geist begrenzt; wirkliche Macht liegt im Fühlen, nicht im Denken.
Manchmal kommen Menschen zu mir und sagen: »Ich habe darüber nachgedacht; ich wollte etwas, aber ich habe es nie bekommen.« Und ich habe dann geantwortet: »Sie wollten es nie wirklich. Wenn Sie es wahrhaft gewollt hätten, hätten Sie es bekommen.« Sie glauben es nicht; sie fahren fort zu denken, daß sie es wirklich gewünscht haben. Das mag wohl sein, aber es tatsächlich mit seinem ganzem Sein zu wünschen, ist etwas anderes. Wenn ein Mensch zu einer Bank ginge und sagte: »Laß all das Geld dieser Bank zu mir fließen,« würde es dann passieren? Er stellt sich vor, daß er es möchte, aber er hat Zweifel, er glaubt nicht wirklich daran. Würde er daran glauben, dann käme das Geld zu ihm. Zweifel ist etwas Zerstörerisches. Er ist vergleichbar mit der dunklen Wolke, die die Sonne verdeckt. Die Strahlen der Sonne können den Platz nicht erreichen, auf den die Wolke ihren Schatten wirft.
Es gibt eine Geschichte von Shirin und Farhad, eine in Persien sehr berühmte Geschichte. Einst lebte ein Steinmetz, der an einer Gedenkstätte für jemanden arbeitete. Eines Tages sah er eine Dame, die er als die zukünftige Gemahlin des Shahs erkannte, und er sprach zu ihr: »Ich liebe dich.« Ein Steinmetz, ein gewöhnlicher Arbeiter, bat um die Hand einer Frau, die die zukünftige Ehefrau des Schahs sein sollte! Er war ein Mensch ohne Vernunft, aber mit Gefühl. Da war Gefühl und er brachte sein Anliegen mit Gefühl hervor. Die Dame antwortete: »Gut. Ich werde abwarten, ob deine Bitte wahrhaftig ist und werde den Schah von Persien bitten, ebenfalls zu warten.« Und um ihn zu prüfen, bat sie ihn, ihr einen Weg durch die Berge zu schlagen. So ging er, ein Mann mit seinem Hammer und Meißel. Er überlegte nicht, ob es möglich sein würde oder nicht. Da war kein Gedanke, nur Gefühl. Und er schaffte es, was Tausende von Menschen nicht in einem Jahr vollbracht hätten, weil er jedes

Mal, wenn er ein Felsstück zerschlug, den Namen der Frau, die er liebte, Shirin, rief. Als er sein Werk vollendet hatte, erfuhr der König davon und sprach: »Alas, ich habe gegen ihn verloren, was kann ich tun?« Einer der Berater des Königs antwortete: »Ich werde mir etwas überlegen.« Er ging zu Farhad, dem Steinmetz, und rief: »Wie wunderbar ist deine Liebe und Hingabe! Sie ist großartig. Aber hast du nicht gehört, daß Shirin tot ist?« »Wenn sie tot ist«, sprach Farhad, »wie kann ich dann leben.« Und er fiel tot zu Boden.

Das Entscheidende an dieser Geschichte ist die Macht des Gefühls. Was uns heute fehlt, ist eben diese ausschließliche Fähigkeit, zu fühlen. Alle wünschen, ihren Verstand gut nutzen zu können, mit ihrem Kopf zu arbeiten, aber nicht mit ihrem Herzen. Aber weder wundervolle Kunstwerke können entstehen, noch könnten wir Außergewöhnliches erdenken, uns an schöne Dinge erinnern oder uns auf bestimmte Gedanken konzentrieren, wenn nicht Gefühle zugrunde lägen. Außerdem, wäre nicht Gefühl hinter all den Worten der Dankbarkeit, der Wertschätzung, dann würden sie nicht durch den Geist belebt. Sie blieben nur Höflichkeitsfloskeln. Heute wird diese Feinsinnigkeit so sehr mißverstanden; Menschen lernen nur den äußeren Aspekt. Wäre mehr Gefühl hinter dem, was sie sagen, dann würde ihnen das Leben viel wertvoller erscheinen.

Wenn der Geist beunruhigt ist, ist er auch verwirrt, er kann nicht über etwas nachdenken. Nur ein stiller Geist ist fähig zu empfangen, zu reflektieren. In Persien wird der Geist Spiegel genannt; alles, was vor dem Spiegel ist, erscheint auf ihm als Spiegelbild; wenn die Erscheinung verschwindet, so ist der Spiegel klar. Die Erscheinung bleibt nicht. Sie bleibt solange, wie der Spiegel darauf gerichtet ist; ebenso ist es mit dem Geist.

Die Qualität, die den Geist zuzeiten still werden läßt, zu anderen aktiv, die ihn über etwas nachdenken läßt und ein anderes Mal das Denken meidet, so daß er unerreichbar ist für äußere Eindrücke - diese Qualität wird durch Konzentration, Kontemplation und Meditation gewonnen. Der Geist wird von einem Meistertrainer angeleitet, tief zu graben, hoch aufzusteigen, sich auszu-

breiten, sich zu zentrieren. Und haben wir den Geist gemeistert, dann meistern wir auch das Leben. Jeder Mensch funktioniert vom Zeitpunkt seiner Geburt an wie eine Maschine, ist allen Einflüssen unterworfen, klimatischen Einflüssen ebenso wie denen, die durch die fünf Sinne hervorgerufen werden. Zum Beispiel kann niemand es vermeiden, durch eine Straße zu gehen und dabei alle möglichen Werbeplakate wahrzunehmen. Die Augen der Menschen sind an die ihn umgebenden Objekte gebunden. Er möchte nicht schauen, aber all die äußeren Erscheinungen zwingen seine Augen. So ist der Mensch stets ein Spielball der äußeren Geschehnisse, die ihn dann unbewußt dirigieren. Wenn ein Mensch behauptet: »Ich bin ein freier Mensch, ich tue, was ich will«, dann irrt er. So oft macht er Dinge, die er nicht will. Seine Ohren sind den beständigen Geräuschen unterworfen, seien sie nun harmonisch oder disharmonisch und seine Augen können sich dem nicht entziehen, was sie sehen. So wird der Mensch ständig vom äußeren Geschehen beeinflußt.
Hinzu kommen die planetarischen Einflüsse und die, die durch die menschlichen Aktivitäten um uns herum hervorgerufen werden. Und dennoch glaubt der Mensch, einen freien Willen zu haben, frei zu sein. Würde er erkennen, in welch einem geringen Maße er frei ist, er würde zutiefst erschrecken. Es gibt jedoch einen Hoffnungsschimmer: im Herzen eines jeden Menschen existiert ein Funke, den allein man die Quelle des freien Willens nennen könnte. Wird dieser Funke bewahrt, wird der Mensch sich lebendig fühlen, voller Energie und Kraft. Alles, was er wünscht, wird sich erfüllen, alles, was er sagt, von Bedeutung, alle seine Handlungen wirkungsvoll sein. Was macht ein Mystiker? Er bläst vorsichtig in den Funken, um ihn zu entfachen, bis er zum hellen Schein wird. Das gibt ihm die Inspiration, die Kraft, die ihn befähigt, in dieser Welt zu leben und seinen freien Willen zu erhalten. Diesen Funken könnte man als das göttliche Erbe des Menschen bezeichnen, in dem er die Allmacht Gottes erkennt, die eigene Seele. Spirituell zu sein bedeutet, diesen Funken zu entfachen, um dann in seinem Lichtschein die ganze Welt zu erleuchten und zu verstehen. Und indem dieses innere

Licht zum Leuchten gebracht wird, wird man fähig sein, tiefer zu denken, zu fühlen und zu handeln.

VIII. DIE MACHT DES DENKENS

Manche Menschen machen in ihrem Leben die Erfahrung, daß Denken Macht bedeutet und andere wiederum zweifeln daran. So viele haben sich mit dieser Frage beschäftigt, voreingenommen von der Vorstellung, daß, selbst wenn jeder Gedanke eine gewisse Kraft hat, diese doch begrenzt ist. Aber es ist keine Übertreibung, wenn man sagt, daß das Denken eine unvorstellbare Macht hat. Um das zu beweisen, brauchen wir nicht lange zu suchen. Alles, was wir in dieser Welt an Erscheinungsformen wahrnehmen, hat seinen Ursprung im Denken. Wir leben mitten darin, und wir sehen es von morgens bis abends und dennoch bezweifeln wir die Bedeutung des Denkens. Das zeigt nur, daß eben diese wunderbare Welt uns mit Stolz und Eitelkeit erfüllt, uns glauben macht, wir verstünden Dinge besser, als wir es in Wirklichkeit tun. Je weniger jemand an die Macht des Denkens glaubt, um so sicherer fühlt er sich auf der Erde. Dennoch, bewußt oder unbewußt fühlt er seine Begrenzung und sucht nach etwas, was seinen Glauben an das Denken stärkt.

Das Denken läßt sich in fünf verschiedene Aspekte unterteilen: Vorstellung, Gedanke, Traum, Vision und Materialisation. Vorstellungen stellen sich automatisch ein. Von morgens bis abends arbeitet der Mensch; wenn er ruht, arbeitet sein Gehirn, in dem es Vorstellungen produziert. Die Gedanken sind ein Denkprozeß mit dahinterliegender Willenskraft; wir unterscheiden den imaginativen und den nachdenklichen Menschen. Diese beiden Menschentypen können nicht verwechselt werden. Der eine ist imaginativ, es beinhaltet machtloses, automatisches Denken, und der andere ist nachdenklich, sein Denken ist machtvoll.

Wenn dieses automatische Geschehen im Schlaf abläuft, wird es Träumen genannt. Dieses ist getrennt und verschieden von der Imagination, weil die Sinne während der Imagination für die objektive Welt offen sind und deshalb können seine Vorstellungen keine konkrete Form annehmen. Wenn jedoch derselbe au-

tomatische Vorgang im Traum geschieht, dann ist da keine Begrenzung durch die objektive Welt. Ein Mystiker kann den Zustand des Denkens einer Person oft aus seinen Träumen erfahren, denn im Traum ist das automatische Arbeiten seines Geistes viel konkreter als in seiner Vorstellung.
Es gibt Menschen, die können den Charakter oder die Zukunft einer Person aus seinen Vorstellungen ersehen. So fragen sie nach einer Blume, einer Frucht, nach etwas, was sie lieben oder mögen, um den Strom der Ideenwelt herauszufinden. Daraus wiederum lernen sie etwas über den Charakter der Person und über ihr Leben. Es ist nicht notwendig, ein Hellseher oder Wahrsager zu sein; jeder wache und nachdenkliche Mensch kann aus dem, wie sich eine Person kleidet, wie sie lebt, deren Denken und Vorstellungen erkennen. Aber da sich im Traum diese Vorstellungen viel konkreter äußern, ist der Traum das beste Mittel, zu verstehen, in welchem Zustand sich der Geist einer Person befindet. Wenn man dies erst einmal versteht, dann gibt es keinen Grund mehr zu bezweifeln, welche Macht der Traum auf das konkrete Leben eines Menschen und seine Zukunft hat. Tatsächlich läßt sich überhaupt nicht ermessen, in welchem Ausmaß das Denken unser Leben beeinflußt.
Eine Vision, so wird gesagt, ist ein Traum, den man im Wachzustand erlebt. Ein Mensch, der fähig ist, Bilder in seinem Inneren zu entwickeln, kann auch Gedanken erschaffen. Wenn dieser Gedanke, den er hervorgebracht hat, zu einem Objekt wird, auf das er seinen Geist konzentriert, dann verschwindet alles andere aus seiner Wahrnehmung, lediglich diese besondere Vision erscheint vor ihm wie ein Bild. Die Wirkung einer solchen Vision ist zweifellos nachhaltiger als die Visionen, die während eines Traumes entstehen, einfach dadurch, daß sie im Wachzustand erlebt wird.
Der fünfte Aspekt ist die Verwirklichung des Denkens. Und das ist eines der wunderbarsten Geheimnisse des Lebens. Keiner wird bezweifeln, daß es die Imagination des Architekten war, die ihn ein wunderschönes Gebäude errichten ließ, oder die eines Gärtners, der einen herrlichen Garten gestaltete. Aber wenn es um

Materie und alles, was damit zusammenhängt, geht, dann fragen wir uns normalerweise, ob das Denken auch darüber Macht hat. Heutzutage, wo die Psychologie sich im Westen immer mehr ausbreitet, hören die Menschen zumindest geduldig zu, wenn es um diese Frage geht. Andererseits nehmen die Menschen mit großem Vertrauen Medizin, aber würde man ihnen erklären, daß ein Gedanke sie heilen kann, so würden sie darüber lächeln. Das zeigt, daß bei allem Fortschritt, den die Menschheit scheinbar gemacht hat, sie dennoch in einer Hinsicht Rückschritte gemacht hat und zwar im Hinblick auf das höhere Denken; denn normalerweise glaubt der Mensch heute nicht an die Macht des Denkens und noch weniger an das, was er Emotion nennt.

Tatsache ist, spricht man von der Seele eines Gedanken, dann ist diese Seele das Gefühl, es bildet den Hintergrund eines Gedankens. Menschen reagieren verwirrt, wenn sie Worte hören, hinter denen kein Gefühl steckt. Erst das Gefühl macht einen Gedanken überzeugend. Generell tendieren wir dahin, das, was wir Imagination nennen, beiseite zu schieben. Wenn etwas lediglich in der Vorstellung eines Menschen passiert, so glaubt man, habe es keine Bedeutung. Man sagt zu ihm: »Ach so, es existiert nur in deiner Vorstellung; es ist nicht wirklich.« Tatsächlich sind Vorstellungen aber auch etwas Geschaffenes, und was geschaffen wurde, existiert; und wenn es ein Gedanke ist, der geschaffen wurde, dann lebt er länger, denn Gedanken haben mehr Macht als Vorstellungen. So ignoriert der Mensch heute die einzige und größte Kraft dieses Lebens, indem er sie als Sentimentalität bezeichnet, was völlig bedeutungslos ist. Es ist diese Macht, die die Helden im Kampf siegen ließ; und wann immer jemand in dieser Welt etwas Großes vollbrachte, dann war es die Kraft seines Herzens, die ihn dies erreichen ließ, nicht die seines Verstandes. Die Musik der wunderbarsten Komponisten, die Verse der größten Poeten in dieser Welt - all das kam aus der Tiefe ihrer Herzen, nicht aus ihrem Verstand. Und wenn wir uns dem Gefühl, der Vorstellung und dem Denken gegenüber verschließen, dann verschließen wir damit das Tor zum Leben.

Der Sufi sieht im Menschen beides: den Schöpfer und die Schöpfung. Der begrenzte Teil des menschlichen Seins ist die Schöpfung, und im tiefsten Inneren seines Seins ist er der Schöpfer selbst. Wenn dies so ist, dann wäre der Mensch begrenzt und grenzenlos zugleich. Wenn es sein Wunsch ist, sich zu begrenzen, so kann er sich mehr und mehr Grenzen setzen; wünscht er, unbegrenzt zu sein, so kann er mehr und mehr unbegrenzt sein. Wenn er in sich die Illusion bewahrt, lediglich die Schöpfung zu sein, dann wird er mehr und mehr dazu. Entwickelt er aber in sich das Wissen, der Schöpfer zu sein, dann wird dies zur Wirklichkeit.
Je mehr Aufmerksamkeit man jeder Art von Schwäche, jeder Krankheit, jeder Art von Elend widmet, um so gewichtiger werden diese Dinge, manchmal in solch einem Ausmaß, daß das Gewicht der ganzen Welt auf einem lastet und man darunter begraben liegt. Es gibt Menschen, die sich daraus wieder befreien. Das ist schwierig, aber möglich. Schritt für Schritt, mit Mut und Geduld, wird ein solcher Mensch sich erheben und auf die Welt hinabschauen, die ihn im anderen Fall zerstört hätte. Ersterer wird daran zugrunde gehen, letzterer jedoch wird darüber hinauswachsen. Beides ist abhängig von der Haltung des Geistes. Die Veränderung dieser Haltung ist das Hauptanliegen im Leben, sowohl vom materialistischen wie auch vom spirituellen Standpunkt aus gesehen. All das, was die esoterischen Studien der Sufis und ihre Praktiken lehren, dient eben dazu: Schritt für Schritt sich beständig auf das Erlangen der Meisterschaft zuzubewegen.
Meisterschaft entsteht durch die Entwicklung der Seele und ein Zeichen für Meisterschaft ist es, wenn man seine Widerstände überwindet. Das ist wahre Toleranz. Sie zeigt sich nicht nur gegenüber anderen Menschen, sondern auch hinsichtlich der Nahrung, die wir zu uns nehmen. Eine Seele, die Meisterschaft erlangt hat, weist keine Speise zurück, unterscheidet nicht, ob sie ihr angenehm ist oder nicht.
Das ganze System der Yogis, insbesondere der Hatha-Yogis, basiert darauf, sich mit Dingen vertraut zu machen, gegen die

wir Widerstand hegen. Zweifellos mögen sie zu weit gehen, indem sie sich martern und quälen. Wenn derlei Extreme nicht richtig sind, so ist dies eben ihr Prinzip.
Es ist nicht die Hitze, die einen Menschen tötet, sondern daß man die Hitze nicht zurückweisen kann. Dasselbe gilt für Nahrung und Medizin, hinter allem steht das Denken. Selbst heute noch gibt es Yogis, die durchs Feuer springen können, ohne sich zu verbrennen. Man kann sehen, daß intolerante Seelen die Unglücklichsten der Welt sind, alles verletzt sie. Warum sind sie so - Zuhause fühlen sie sich unwohl und in der Welt ruhelos? Es ist ihre Neigung, Dinge zu mißbilligen, abzulehnen und im voraus zu bewerten. Diese Neigung ist es, die sie überwinden müssen, und wenn diese besiegt ist, so ist große Meisterschaft erlangt.
Ich erinnere mich, daß mein Lehrer in der Schule uns erklärte, daß der Neem-Baum von großer Heilkraft ist. Zu der Zeit hat mich das nicht sonderlich interessiert, aber was mich faszinierte, war, daß er sagte, die Blätter dieses Baumes seien so bitter, daß man einen Tee daraus nicht trinken könne. Das erste, was ich also machte, war, daß ich Blätter dieses Baumes sammelte. Niemand verstand, was ich da machte. Aber ich brühte einen Tee daraus und trank ihn; und zu meiner großen Befriedigung verzog ich nicht einmal das Gesicht! Vier oder fünf Tage wiederholte ich diesen Vorgang, dann vergaß ich das Ganze. Es ist dieser Kampf gegen all das, was den Widerstand auslöst; normalerweise meidet man, was man mißbilligt. Man lehnt sich gegen Dinge auf, die einen davon abhalten, seine Vorstellungen durchzusetzen. Man sollte nur gegen sich selbst kämpfen, gegen diese Neigung, Ablehnung zu entwickeln; das würde einen der Meisterschaft näherbringen. Es ist ein allgemeingültiges Prinzip dieses Lebens, daß es keinen Sinn hat, Entwicklungen zu forcieren, aber man kann sich darauf zubewegen, sich üben, das ist etwas anderes. Es ist ein Prozeß, kein festes Prinzip.
Manche mögen sagen, daß dies ein ständiges Mühen ist. Das stimmt wohl, aber anstrengend ist beides: allmähliche Selbstzerstörung ebenso wie sich darüber zu erheben. Wenn ein Mensch zusammenbricht, dann deshalb, weil sein Denken keine Kraft hat,

und sein Denken hat keine Kraft, weil kein Gefühl dahinter steht. Wenn das Fühlen das Denken unterstützt und die Gedanken klar sind, dann kann jede schwierige Situation des Lebens bewältigt werden.

IX. KONZENTRATION

Die Fähigkeit sich zu konzentrieren erfordert nicht nur Übung, sondern auch inneres Gleichgewicht. Bevor ich weiter auf dieses Thema eingehe, möchte ich erklären, warum Konzentration so notwendig ist. Das Leben hat zwei verschiedene Seiten: es gibt das hörbare Leben und das Leben der Stille. Mit dem hörbaren Leben meine ich alle Erfahrungen, alle äußeren Reize, die wir mit unseren fünf Sinnen aufnehmen können. Dieses Leben unterscheidet sich von dem, was ich ein Leben der Stille nennen würde. Wenn jemand fragt, welchen Nutzen man davon hat, mit diesem Leben der Stille in Berührung zu kommen, dann kann die Antwort nur lauten, daß der Gewinn, den man daraus zieht, sich ebenso schwer in Worte fassen läßt, wie das Leben der Stille selbst. Das Leben der äußeren Reize ist klar erkennbar, sein Gewinn ist deutlich; aber ebenso, wie das Leben in der Welt begrenzt ist, so auch der Vorteil, der sich aus ihm ziehen läßt. Deshalb fühlen wir uns trotz all unserer Erfahrungen so leer. Sie sind nur so lange von Bedeutung, wie sie selbst andauern, danach verlieren sie sich wieder im Nichts.

Der Wert des Lebens in der Stille ist unabhängig von äußeren Erfahrungen. Wir möchten dem Leben der äußeren Geschehnisse etwas Wertvolles hinzufügen. Das Leben der Stille bringt uns keinen speziellen Gewinn, sondern wirkt auf unser ganzes Sein. Mit anderen Worten, wenn wir eine kleine Verletzung haben, dann läßt sich diese mit dem äußerlichen Auftragen eines bestimmten Medikaments behandeln; aber es gibt Heilung, die viel umfassender auf unseren gesamten Organismus wirkt, und das ist wirksamer als jede äußerlich angewandte Medizin, obwohl weniger spektakulär.

Man kann nicht genau erfassen, welchen Nutzen die Fähigkeit der Konzentration hat. Dennoch ist es tatsächlich so, daß eigentlich jeglicher Vorteil in jeder Hinsicht daraus erwächst. Es gibt zwei Arten von Konzentration: die automatische und die willentlich herbeigeführte. Automatisch ablaufende Konzentration findet sich in vielen Menschen, die sich konzentrieren, ohne es zu wissen. Sie konzentrieren sich unbewußt, manche zu ihrem Vorteil, andere zu ihrem Nachteil. Diejenigen, die sich zu ihrem Vorteil konzentrieren, sind beispielsweise Menschen, deren Geist völlig auf ihr Geschäft gerichtet ist, auf ihre Kunst, auf jede Art von Beschäftigung. Durch ihre Konzentrationsfähigkeit erlangen sie Erfolg, seien sie Komponisten, Schriftsteller, Musiker - entsprechend ihres Berufes werden sie davon profitieren. Einmal hatte ich das Vergnügen, Paderewski in seinem eigenen Haus zu hören. Er begann, sanft das Piano zu spielen. Jede Note führte ihn tiefer und tiefer in den Ozean der Musik. Jeder einfühlsame Mensch konnte erkennen, daß er sich so sehr auf seine Musik konzentriert hatte, daß er nicht mehr wußte, wo er sich befand. Die Werke großer Komponisten, die immer fortleben werden, die die Herzen der Menschen berühren, woraus entstehen sie? Sie sind ein Werk der Konzentration. Das gilt für den Dichter ebenso wie für jeden anderen Künstler. Es ist die Konzentration, aus der heraus Farbe und Form geschaffen wird, aus der heraus Gemälde entstehen. Zweifellos kann weder ein Schriftsteller, noch ein Musiker, ein Dichter oder auch ein Geschäftsmann erfolgreich sein, wenn er nicht fähig ist, sich zu konzentrieren.

Manchmal kann Konzentration sich auch nachteilig auswirken. Es gibt Menschen, die reden sich immerzu ein, sie hätten kein Glück, daß alles, was sie beginnen, falsch ist, die glauben, alle anderen Menschen lehnten sie ab oder haßten sie sogar. Andere hingegen denken, sie seien nicht in der Lage irgend etwas zu tun, sie glauben, sie seien unfähig, wertlos. Wieder andere sind voller Selbstmitleid und reden sich ein, sie seien krank. Auf diese Weise bewirken sie Krankheit, selbst wenn sie nicht krank sind. Einige hegen und pflegen ihre Krankheiten und denken an nicht anderes. Kein Arzt hätte jemals Erfolg bei ihnen. Einst erzählte mir ein alter Arzt: »Es gibt viele Krankheiten, aber viel größer ist die Anzahl der Patienten.« Ist ein Mensch durch eine derartige

Konzentration zum Patienten geworden, dann ist es schwer, ihn zu heilen. Und es gibt noch viel mehr Beispiele für eine solch automatisch ablaufende Konzentration, die eine schädliche Wirkung hat.

Bewußte, willentliche Konzentration wird von vielen Denkern, Philosophen und meditativen Menschen gelehrt. Die ganzen Lehren des Mystizismus, der Esoterik beruhen auf der Idee der Konzentration. Diese mystische Art der Konzentration kann in vier verschiedene Grade unterteilt werden: Die erste ist die Konzentration, die zweite die Kontemplation, die dritte die Meditation und die vierte die Realisation.

Die Definition für den ersten Grad ist die geistige Fixierung auf ein Objekt. Nicht jedes Objekt ist dafür geeignet, da es einen Einfluß auf uns ausübt. Konzentriert man sich auf ein totes Objekt, hat es auch einen erstarrenden Effekt auf die Seele. Dagegen hat es eine belebende Wirkung, wenn das Objekt der Konzentration lebendig ist. Hier ist das Geheimnis der Lehren aller Propheten und Mystiker zu finden.

Diese Art der Konzentration kann man auf drei verschiedenen Wegen erlangen. Der erste ist der Weg der Tat. Man macht bestimmte Bewegungen oder vollführt bestimmte Handlungen, die dazu beitragen, den Geist auf ein bestimmtes Objekt zu konzentrieren. Eine andere Möglichkeit sind Worte. Durch das Wiederholen von bestimmten Worten lernt man automatisch, an ein bestimmtes Objekt zu denken. Der dritte Weg geschieht mit Hilfe des Gedächtnisses. Das Gedächtnis ist wie das Lager eines Baumeisters. Von hier holt er sich alles, was er braucht: Dachziegel, Säulen, Steine. Ein Mensch, der diese Möglichkeit benutzt, sich zu konzentrieren, handelt wie Kinder es tun, wenn sie mit Spielsteinen bauen. Er sammelt Dinge aus seinem Gedächtnis und setzt sie zu einem Objekt zusammen, auf das er sich dann konzentriert.

Kontemplation setzt schon einen gewissen Fortschritt voraus, denn kontempliert wird nicht auf ein Objekt, sondern auf eine Idee. Die meisten Menschen denken, alles sei erreichbar, und daß es nach dem Erlernen der Konzentration keine Schwierigkeit sei, auch die Kontemplation zu beherrschen; aber die Natur des Denkens ist es, auszuweichen, sich der Aufmerksamkeit zu entziehen, sobald man versucht, sie zu festhalten. Bevor man auch nur anfängt zu betrachten, hat das Denken unser Objekt der Konzentration schon wieder abgeworfen wie ein widerspenstiges Pferd. Nicht immer verhält sich der Geist so undiszipliniert; er wird nur dann aufsässig, wenn er sich nicht selbst reglementieren will. Das gilt genauso für unseren Körper: ruhig kann er in einer natürlichen Position verweilen, aber sobald wir ihn zwingen wollen, fünf Minuten ruhig zu sein, wird er nervös. Und es ist noch schwieriger, den Geist zu beherrschen. Mystiker haben deshalb einen Strick, mit dem sie den Geist an einem bestimmten Platz festhalten, wo er sich nicht bewegen kann. Was ist dieser Strick? Der Strick ist der Atem. Durch ihn binden sie das ruhelose Denken und benutzen es entsprechend ihrem Willen. Wie ein Vogel seinen Speichel benutzt, um sein Nest zu bauen, so bildet der Mystiker mit seinem Atem eine Atmosphäre von Licht und Magnetismus um sich herum, in der er lebt.

Ein Charakteristikum des Geistes ist, daß er, wie eine Grammophonplatte, alles, was sich ihm eingeprägt hat, wieder reproduzieren kann; ein anderes charakteristisches Merkmal ist, daß er Dinge nicht nur reproduzieren kann, sondern das wieder herstellt, was sich ihm eingeprägt hat. Ist zum Beispiel das Empfinden von Widerwärtigkeit aufgenommen, dann reagiert er auf alles mit Widerwillen und Mißmut. Das Erlernen der Konzentrationsfähigkeit reinigt die Aufnahme auf der Grammophonplatte, läßt sie hervorbringen, was wir möchten und reproduziert nicht, was automatisch kommt. Man ist in dieser Welt so offen für alle Eindrücke. Man läuft herum mit offenen Augen und Ohren. Aber nicht nur Augen und Ohren sind geöffnet; auch die Lippen sind geöffnet, um das wiedergegeben, was die Augen und Ohren aufgenommen haben, und das ist das Gefährliche.

Die dritte Stufe der Konzentration ist die Meditation. Hier wird man kommunikativ, man beginnt, mit der Stille zu kommunizieren und gleichzeitig öffnet man sich auch dem äußeren Leben in größerem Maße. In diesem Zustand bemerkt man, daß das äußere ebenso wie das innere Leben, eigentlich alles um uns herum, uns etwas mitteilt. Dann beginnt der Mensch zu lernen, was er niemals durch das Studium von Büchern erfahren könnte: daß die Stille der mächtigste Lehrer ist und alle Dinge weiß. Sie lehrt nicht nur, sondern schenkt auch inneren Frieden, Freude und die Kraft und Harmonie, die das Leben so wunderbar macht.

Niemand kann behaupten, meditativ zu sein. Ein meditativer Mensch braucht keine Lippenbekenntnisse. Die Atmosphäre um ihn herum spricht für sich, und allein diese Atmosphäre sagt, ob es wahr oder falsch ist. Einmal fragte ich meinen Lehrer, wie man denn aussähe, wenn man Gott erkannt habe. Er antwortete: »Nicht jene, die den Namen Gottes ausrufen, sondern die, deren Stille es sagt.« Viele laufen herum, suchen nach einem Sinn, nach etwas Wunderbarem, aber nichts ist wunderbarer als die Seele des Menschen.

Realisation ist das Ergebnis aus diesen drei Qualitäten. Während der Mensch sich in der dritten Stufe der Meditation zuwendet, dreht sich jetzt das Verhältnis um: die Meditation benutzt den Menschen. Mit anderen Worten, es ist nicht länger der Sänger, der das Lied singt, sondern das Lied läßt den Sänger singen. Diese vierte Stufe ist eine Art Bewußtseinserweiterung. Es ist die Entfaltung der Seele; es ist das tiefe Eintauchen in sich selbst. Es ist die Kommunikation mit jedem Atom, das auf dieser Welt existiert; es ist die Verwirklichung des wahren »Ich«, welche die Erfüllung des Lebenszweckes ist.

X. WILLE

Worte wie Wunsch, Verlangen, Liebe und dergleichen bedeuten mehr oder weniger dasselbe; aber das Wort »Wille« hat eine weitreichendere Bedeutung als die übrigen. Der Grund ist, das Wille Leben selbst ist. Die Bibel nennt Gott Liebe. Liebe in welchem Sinne? Liebe im Sinne von Willen. Aus welchem Grunde schuf der Schöpfer das Universum? Aus Liebe? Es war sein Wille; die Liebe kam später. Liebe ist der Wille, wenn er von seiner Schöpfung erkannt wird; dann wird er Liebe genannt.

Aber am Anfang ist es Wille. Zum Beispiel wird vom dem berühmten Taj Mahal in Agra gesagt, das sein Erbauer es aus Liebe zu seiner Frau errichtete. Jedoch, wenn man es sich objektiv anschaut, wird man darin keinen Ausdruck von Liebe sehen. Man würde es eher ein Phänomen des Willens nennen. Betrachtet man den Geist, den Impuls, der den Herrscher überhaupt mit dem Bau beginnen ließ, dann sehen wir darin einen Ausdruck seines Willens. Erst nachdem das Werk vollendet war, konnte man sagen, es sei ein Ausdruck seiner Liebe. Wenn jemand sagt: »Ich sehne mich danach, ich wünsche es mir,« so ist das Ausdruck eines unvollständigen Willens, eines Willens, der sich seiner Kraft nicht bewußt ist, ein Wille, der sich seiner nicht völlig sicher ist. In diesem Falle wird er Begehren oder Wunsch genannt. Aber wenn ein Mensch sagt: »Ich will es,« so zeigt das Entschlossenheit. Ein Mensch, der niemals sagen kann: »Ich will es,« hat keinen Willen.

Daraus läßt sich schließen, daß der Wille die Quelle, der Ursprung alles Erschaffenen ist. Hindus haben die Schöpfung als den Traum Brahmas, des Schöpfers, bezeichnet. Aber ein Traum ist Ausdruck des unbewußten Willens, der automatisch arbeitet.

Der Wille ist ein Akt der Seele. Man kann die Seele auch das Selbst des Willens nennen. Der Unterschied zwischen Seele und Willen ist wie der Unterschied zwischen einer Person und ihrer Handlung.

So unterscheiden sich auch der vom Denken und der von seiner Vorstellung geleitete Mensch: während jener willentlich denkt, läuft bei dem anderen das Denken unbewußt ab. Erkennen wir erst einmal den Wert des Willens, dann wird uns klar, das nichts auf der Welt kostbarer ist als der Wille. Deshalb fragt sich natürlich der denkende Mensch: »Habe ich Willenskraft, ist sie stark genug oder zu schwach?« Und die Antwort ist, daß niemand ohne Willen existiert, jeder hat potentiell einen Willen.

Der mechanische Ablauf im Gehirn produziert Vorstellungen; der Wert dieser Vorstellungen ist abhängig davon, inwieweit der Geist entwickelt ist. Ist der Geist auf eine höhere Tonart eingestimmt, dann werden die Vorstellungen natürlicherweise dieser

Tonhöhe entsprechen, ist hingegen der Geist nicht auf eine höhere Tonart eingestimmt, dann werden sich auch die Vorstellungen nicht auf höherer Ebene sein.
Vorstellungen haben ihren Platz und ihren Wert. Aber wann? In den Augenblicken, wo ein Herz so eingestimmt ist, daß die Vorstellungen zu keinem anderen Ort als dem Paradies gehen können. Ein Herz, das auf Liebe, Harmonie und Schönheit eingestimmt ist, wird auch ohne den Einsatz des Willens automatisch zu fließen beginnen. In dieser selbstverständlichen Bewegung reagiert es auf jegliche Begegnung, bringt diese Liebe zum Ausdruck. Ist es in Form von Linien, Farben oder Noten, dann wird daraus Kunst, Musik, Malerei oder Poesie. Dann ist der imaginative Geist wertvoll. Wenn es jedoch um geschäftliche Dinge oder Wissenschaft und andere Dinge geht, die in unserem alltäglichen Dasein von Wichtigkeit sind, dann ist es besser, das imaginative Element beiseite zu lassen und das Denken zu gebrauchen.
Ebenso wie beide, Tag und Nacht, ihre Bedeutung haben, da beides wichtig ist - die Ruhe ebenso wie die Aktivität -, so haben auch das Denken und die Imaginationen ihren Platz im Leben. Würde beispielsweise ein Poet seinen Willen benutzen, um seine Empfindungen zu lenken, so wandelten sie sich in Gedanken und seine Poesie würde erstarren. Für einen Poeten ist es nur natürlich, seinen Geist im Raum fließen zu lassen und was immer sein Geist dabei berührt, durch sein Herz auszudrücken; und das, was er zum Ausdruck bringt, ist eine Inspiration. Aber wenn jemand Geschäften nachgehen muß, darf er nicht sein Herz irgendwo herumirren lassen. Er muß an die konkreten Dinge denken und sehr sorgfältig abwägen.
Wie können wir also unseren Willen behaupten? Unser Leben gestaltet sich derart, daß es uns unseres Willens beraubt. Nicht nur der tägliche Kampf, sondern ebenso wir selbst mit unseren Gedanken, Wünschen und Beweggründen schwächen unseren Willen. Derjenige, der weiß, wie sehr unser Sein vom vollkommenen Willen abhängig ist, hat auch erkannt, daß es die unzähligen Erfahrungen während unseres Lebens sind, die unseren

Willen schmälern, ermüden und begrenzen. Unsere Freuden berauben uns der Willenskraft ebenso wie unsere Sorgen, unsere Vergnügen genauso wie unsere Leiden. Und der einzige Weg, die Willenskraft zu erhalten, ist, den Willen zu erforschen, herauszufinden, was Wille ist.

Es scheint wohl so, als würden unsere Beweggründe die Willenskraft stärken, aber ohne Zweifel werden wir am Ende feststellen, daß sie uns eher der Willenskraft berauben. Der Beweggrund ist ein Schatten auf der Intelligenz; obwohl, je erhabener die Motive sind, desto mehr fühlt sich die Seele erhöht, und je erhabener ein Motiv, desto größer ist ein Mensch. Entspricht das Motiv nicht dem Ideal, dann bedeutet das den Absturz eines Menschen. Folgt der Mensch jedoch seinem Ideal, wird er aufsteigen. Entsprechend der Erhabenheit seiner Motive ist auch seine Vision erhaben, und seine Stärke entspricht der Macht seiner Beweggründe.

Dazu gibt es im Westen ein Sprichwort: »Der Mensch denkt und Gott lenkt.« Man sieht sich immer einer Macht gegenüber, die viel umfassender ist als man selbst, die nicht immer unsere Wünsche unterstützt. Und selbstverständlich wird ein willensstarker Mensch, konfrontiert mit einer größeren Macht, früher oder später aufgeben müssen, und dieses Gefühl des Versagens des eigenen Willens wird sich ihm eingraben. Das ist nur ein Beispiel, um zu zeigen, wie jemand seine Willenskraft verlieren kann, ohne es eigentlich zu bemerken. Oft denken wir, daß die Willenskraft gestärkt wird, wenn wir möglichst aktiv und entschlossen sind und daß sie uns verlorengeht, wenn wir passiv sind. Aber das ist nicht so. In einem Kampf gibt es immer den Angriff, und es gibt den Rückzug. Rückzug bedeutet nicht, sich geschlagen zu geben und Angriff bedeutet nicht immer Erfolg. Ein Mensch, der seinen Willen ständig beansprucht, erschöpft ihn sehr bald. Es ist so, als ob man sich zu sicher ist, daß das Seil, das man fest in Händen hält, nicht von dem scharfen Stein zerrieben wird, an dem es hängt. Sehr oft kann man beobachten, daß Menschen, die ständig ihre Willenskraft unter Beweis stellen, viel eher zusammenbrechen als andere, die dies nicht tun.

Es besteht immer ein Konflikt zwischen Willenskraft und Weisheit; und eines der ersten und weisesten Dinge ist es, zwischen diesen beiden Harmonie herzustellen. Wenn jemand erklärt: »Ich will dies tun, ich werde es tun,« ihm jedoch gleichzeitig sein Gefühl sagt, daß er es nicht tun kann oder tun darf, dann wird es ihm trotz Aufgebots seines Willens nicht gelingen oder er wird etwas wider besseren Wissens tun.

Das zeigt uns das Leben in einem anderen Licht: daß diejenigen, die zwar weise aber ohne Willenskraft sind, ebenso hilflos sind, wie jene, die ihren Willen blind benutzen. Keinem vom beiden, weder der Weisheit noch der Willenskraft, gebührt der Vorzug. Es ist notwendig, diese beiden zu einen, und das kann nur geschehen, wenn man sich der Beschaffenheit in allem, was man tut, bewußt ist und auch, indem man in seinem täglichen Leben versucht, Wünschen zu entsagen. Wenn ein Mensch immer jedem Wunsch nachgibt, seinen Willen einsetzt, um dies zu erreichen, wird er zweifellos seine Willenskraft verschwenden und es wird dann keine Reaktion auf seinen Willen geben.

Der Wille wird angespornt, wenn wir ihm etwas versagen. Dann wird er sich selbst bewußt, wird lebendig; er fragt sich, warum sein Wunsch nicht erfüllt werden sollte. Beispielsweise möchte jemand einen Pfirsich, gleichzeitig aber fühlt er sich angezogen von der Schönheit der Blüten des Pfirsichs. So kommt er trotz seines Verlangens nach der Frucht zu dem Schluß, diese lieber nicht zu pflücken. Das reizt seinen Willen, da er ja zunächst bestrebt war, den Pfirsich zu bekommen, und so entsteht Reibung. Und wie auch Licht durch Reibung entsteht, so entsteht auch der Wille durch Reibung.

Im Gegensatz zur Vorstellungskraft, die nur wirken kann, wenn man sie nicht kontrolliert, da sie sonst verdorben würde, wird der Wille durch Kontrolle gestärkt. Nichts, was in der geistigen Sphäre oder auf der physischen Ebene existiert, kann sich ohne Einsatz des Willens bewegen. Aber während das eine der absoluten Kontrolle des Willens unterliegt, arbeitet der Wille im anderen Falle automatisch.

Ein weiterer Feind der Willenskraft ist die Macht des Verlangens. Diese kann den Willen seiner gesamten Stärke berauben. Manchmal aber wächst der Wille auch durch diesen Kampf. Selbstverleugnung, wie die Bibel sie lehrt, bedeutet, dem Verlangen zu entsagen. Das sollte nicht zum Prinzip erhoben, sondern als ein Prozeß verstanden werden. Diejenigen, die daran als Prinzip festhalten, verlieren, jene jedoch, die es als einen Prozeß verstehen, gewinnen dadurch.

Der Widersacher von Vernunft und Weisheit ist der Mangel an Gelassenheit. Wenn der Geist ruhig ist, bringt er den rechten Gedanken hervor, und Weisheit steigt natürlicherweise wie eine Fontäne empor. Deshalb lehren die Sufis verschiedene Praktiken, physische und meditative, um den Geist zur Ruhe zu bringen, so daß Weisheit daraus entspringen kann wie ein sprudelnder Quell. In unruhigem Gewässer kann man sich nicht spiegeln; nur in einem stillen See kann man sein Spiegelbild klar erkennen. Unser Herz ist wie ein See, und wenn es still ist, bringt es seine eigene Weisheit hervor. Weisheit und Willenskraft müssen zusammenkommen, um erfolgreich zu arbeiten.

Der erste Schritt, Willenskraft zu entwickeln, liegt in der Disziplinierung des Körpers. Der Körper muß in der vorgeschriebenen Position sitzen. Er sollte an dem Platz bleiben, den man bestimmt. Der Körper sollte nicht unruhig, müde werden, wenn man ihn braucht, sondern sollte den Anforderungen dienlich sein. In dem Moment, wenn ein Sufi versucht, seinen Körper zu disziplinieren, beginnt er zu erkennen, wie unbeherrscht dieser reagiert. Dann wird ihm klar, daß der Körper, den er immer als »mein« oder »ich« angesehen hat, und für dessen Wohlgefühl er alles mögliche unternommen hat, sich nun als treulos und ungehorsam erweist.

Danach folgt die Disziplinierung des Geistes, die erreicht wird durch Konzentration. Wenn der Verstand abgelenkt ist und man ihn auf einen bestimmten Gedanken konzentrieren möchte, dann wird er sehr unruhig; er weigert sich, bei diesem Gedanken zu verweilen, denn er ist es nicht gewohnt sich zu disziplinieren. Sobald man versucht, ihn zu zähmen, verwandelt er sich in ein störrisches Pferd, das es zu beherrschen gilt. Die Schwierigkeit beginnt, wenn man versucht sich zu konzentrieren. Das Denken beginnt zu springen, wo es sich doch sonst nur hin und her bewegte. Dies geschieht, weil der Geist eine Wesenheit ist. Er fühlt sich, wie ein wildes Pferd sich fühlen würde: »Was willst du von mir, warum störst du mich?« Aber der Geist sollte ein gehorsamer Diener sein, ebenso wie der Körper ein gehorsames Werkzeug sein sollte, mit dem wir dieses Leben erfahren. Wenn Körper und Geist nicht in Ordnung sind, sich nicht so verhalten, wie wir es uns wünschen, dann können wir nicht auf wirkliches Glück, auf ein wirklich angenehmes Leben hoffen.

Der Wille kann so mächtig werden, daß er den Körper beherrscht, so daß er vollkommen gesund wird. Mancher wird fragen: »Aber was ist dann mit dem Tod?« Der Tod bedeutet für den Willen nichts Fremdes. Sogar der Tod des Körpers wird durch Willenskraft verursacht werden. Man denkt, man wird wohl kaum den eigenen Tod einladen; tatsächlich macht man das nicht. Aber der persönliche Wille wird schwächer, und so wird ein höherer Wille diesem übergeordnet, vereinnahmt ihn. Denn der persönliche Wille ist ein Teil des höheren Willens. Sufis nennen ersteren *Kadr* und letzteren *Kaza*. Kaza übermittelt seine Forderungen an Kadr und Kadr akzeptiert diese unbewußt. Oberflächlich betrachtet mag es scheinen, als ob der Mensch noch leben wolle, aber in der Tiefe hat er sich für den Tod entschieden. Wäre es nicht so, würde der Mensch nicht sterben. In der Tiefe seines Seins hat er sich damit abgefunden zu sterben, lange bevor er tatsächlich stirbt.

Die Unterwerfung des menschlichen Willens unter den göttlichen Willen ist als wirkliche Kreuzigung zu verstehen. Auf die Kreuzigung folgt die Wiederauferstehung, wenn man auf die Suche geht nach der göttlichen Freude. Und es ist nicht schwierig, wenn man erst einmal mit der Suche nach der Freude Gottes begonnen hat. Wenn man es jedoch nie versucht, wird man diese göttliche Freude nie kennen. Daneben gibt es noch etwas anderes, was die Sufis lehren: danach zu trachten, seinen Mitmenschen eine Freude zu sein. Und das ist es, was die wenigsten wollen. Sie sind zwar bereit, Gott zu dienen, aber sie weigern sich, ihren Mitmenschen Freude zu schenken.

In jedem Fall jedoch sucht man nach der Freude von ein- und demselben Wesen. Man beginnt, indem man sich zurücknimmt. Aber wenn man dies erst einmal gelernt hat und eingestimmt ist auf den göttlichen Willen, ist Entsagung nicht mehr notwendig, denn unser Wunsch und der göttliche Wille werden dann eins.

XI. MYSTISCHE ENTSPANNUNG I

Mystische Losgelöstheit ist von größter Bedeutung, denn auf ihr basiert die Idee einer spirituellen Lebensweise; und doch wird wenig darüber gesprochen oder geschrieben. Sie wurde von vielen Wahrheitssuchenden in allen Epochen erfahren und erforscht, und indem sie diesen Zustand verstanden haben, gelangten sie zu mehr Macht und Inspiration.

Leben ist Rhythmus. Dieser Rhythmus besteht aus drei Stufen und in jeder Stufe ändert der Rhythmus das Wesen und den Charakter des Lebens. Es gibt den beweglichen Rhythmus, den aktiven und den chaotischen. Der bewegliche Rhythmus ist kreativ, produktiv, konstruktiv, und durch ihn wird Macht und Inspiration gewonnen und ein Gefühl des Friedens erfahren. Auf einer weiteren Stufe ist dieser Rhythmus, der aktive Rhythmus, die Quelle für Erfolg und Vollendung, für Fortschritt und Aufwärtsentwicklung, die Quelle von Freude und Erfüllung. Die dritte Stufe, der chaotische Rhythmus, ist die Quelle von Niederlagen, von Tod, Krankheit und Zerstörung, die Quelle für alle Schmerzen und Sorgen.

Der erste Rhythmus ist langsam, der zweite schneller und der dritte noch schneller. Die Richtung des ersten ist direkt, die des zweiten eben und gleichmäßig, und die des dritten verläuft im Zickzack. Wenn man von einer Person sagt, sie sei weise und wohlüberlegt, dann würde man ihn dem ersten Rhythmus zuordnen. Wenn man von einer Person als beharrlich und erfolgreich spricht, dann gehört er dem zweiten Rhythmus an; und wenn von einer Person gesagt wird, sie habe ihren Kopf verloren und liefe in verwirrtem Zustand umher, dann herrscht dort der dritte Rhythmus vor. Entweder gräbt er sein eigenes Grab oder ruiniert all seine Geschäfte; er ist sein eigener Feind. Was immer er zu erreichen versucht, und wie sehr er sich auch bemüht voranzukommen, alles endet in Zerstörung, denn ihn beherrscht der dritte Rhythmus, der des Chaos und der Vernichtung. Deshalb liegt es bei uns, auf welchen der drei Rhythmen wir uns einstimmen und dementsprechend werden sich unsere Lebensbedingungen gestalten.

So taucht die Frage auf, inwieweit denn die planetarischen Bedingungen unser Leben beeinflussen. Sie haben zwar einen Einfluß auf unser Leben, aber wie wirkt dieser? Wenn wir selbst unser Leben einem bestimmten Rhythmus unterworfen haben, dann haben diese Einflüsse keine Macht mehr über Erfolg oder Niederlage. Das Ergebnis unseres Handelns entspricht dem jeweiligen Rhythmus und ebenso reagiert auch unsere Umgebung entsprechend diesem Rhythmus. Ob wir in günstigen oder ungünstigen, freundlichen oder unfreundlichen Bedingungen leben - alles deutet auf den Rhythmus, auf den wir selbst uns eingestimmt haben. Wenn wir Erfolg oder Glück haben, oder im Gegenteil von Unglück und Pech verfolgt sind, so hängt das alles von diesem inneren Rhythmus ab.

Wo ist der Sitz dieser Macht, wie ist sie zu erkennen? Denkt man darüber nach, so kann man sie leicht auf der physischen, mentalen und spirituellen Ebene ausmachen. Zuzeiten ist der Körper in einem Zustand vollkommener Ruhe, dann wieder ist er erregt, der Atem hat seinen Rhythmus verloren, ist unregelmäßig; dann herrscht der chaotische Rhythmus. Ein Mensch, dessen Kreislauf regelmäßig und dessen Atem ruhig und gleichmäßig ist, ist fähig zu handeln, Dinge zu erreichen. Wenn der Körper sich ruhig, wohl und entspannt fühlt, sind wir in der Lage zu denken. Inspirationen, Offenbarungen können fließen, wenn wir still sind, wir empfinden Begeisterung und Kraft. Im Sanskrit wird dieser erste Rhythmus *Sattwa* genannt, der zweite *Rajas* und der dritte *Tamas*. Von dem mittleren entstammt auch der Begriff Raja, der auf jemanden deutet, der sich mit dem Schwert durchgesetzt und damit ein Königreich erobert hat. Sein Rhythmus ist der mittlere Rhythmus. Der erste Rhythmus wird manchmal auch *Sant* genannt, was an das englische Wort Saint - Heiliger - erinnert. Dieser Rhythmus bringt Heiligkeit hervor.

In unserem Leben herrscht zu gewissen Zeiten ein bestimmter Rhythmus vor, dann wieder ein anderer und manchmal ein dritter; und doch gibt es einen prädominanten Rhythmus in jedem Menschen durch alle Wandlungen hindurch.

Menschen, die dem ersten Rhythmus zugeordnet werden, haben immer die Kraft, etwas zu erreichen. Und so wie es mit dem Körper ist, ist es auch mit dem Geist. Körper und Geist sind so eng miteinander verbunden, daß, welchen Rhythmus auch immer der Geist hat, der Körper ihn auch hat, und der Rhythmus der vorherrscht im Körper und Geist, ist auch der Rhythmus der Seele.

Es gab einmal einen König, der immer, wenn ihm von seinen Ministern ein Problem angetragen wurde, er diese aufforderte: »Lies es noch einmal!« Und dann wiederholten die Minister ihr Anliegen. Nachdem sie vielleicht vier Zeilen gelesen hatten, befahl der König wieder: »Lies es noch einmal vor!« Und wieder folgten die Minister der Forderung. Nachdem er das ganze dreimal gehört hatte, fand er die perfekte Antwort. Aber was machen wir, wenn wir uns mit Menschen unterhalten? Bevor jemand ausgesprochen hat, haben wir schon die Antwort parat. Wir sind so ungeduldig, so eifrig bemüht, so vorschnell bereit, zu antworten, daß nur einer unter hundert Menschen innehält und zuhört, was der andere zu sagen hat.

Es ist der falsche Rhythmus, der chaotische Rhythmus, der Chaos hervorbringt. Wie entsteht Krieg? Aus chaotischem Handeln. Wenn Handlung chaotisch wird, werden Nationen in Kriege verwickelt; durch chaotisches Handeln kann sich die ganze Welt im Kriegszustand befinden. Viele Menschen bezweifeln, daß der Glaube an Christus die Welt gerettet hat; sie können es nicht verstehen. Sie sagen, daß der Mensch sich selbst rettet. Aber sie erkennen nicht, daß ein Mensch die ganze Welt zerstören kann und ebenso auch ein Mensch sie erlösen kann: durch seinen

Rhythmus kann er die Welt retten. Ein chaotischer Einfluß wirkt wie ein giftiges Getränk auf Tausende von Menschen, wie ein Krankheitskeim, der sich von einem Menschen auf den anderen überträgt und das ganze Land durchzieht. Wenn wir es als gegeben ansehen, daß so etwas mechanisch, physisch geschieht, dann ist es ebenso möglich, daß der chaotische Einfluß eines Menschen die ganze Welt in Verzweiflung stürzen kann, auch wenn das für einfache Menschen schwer zu verstehen ist.

Das türkische Reich wurde von allen Seiten bedrängt, und Kriege hatten das Land sehr arm gemacht. Immer mehr im Stich gelassen, ging das Land mehr und mehr seinem Untergang entgegen. Und dann kam ein Mann namens Kemal Pascha, und sein Rhythmus brachte neues Leben in die Tausende und Abertausende von leblosen Seelen, die auf irgend etwas hofften, gezeichnet vom Hunger und dem Mangel an Nahrung, die jedes Bemühen aufgegeben hatten. Und ein Mann ließ plötzlich wieder Hoffnung schöpfen, und diese frohe Stimmung übertrug sich auf das ganze Land. Das betrifft nur die äußere Ebene; auf der spirituellen Ebene ist die Wirkung noch viel kraftvoller, nur daß diejenigen, die auf dieser Ebene wirken, sich nicht jedem offenbaren. Was in der politischen Welt geschieht, ist bekannt, aber all die außerordentlichen Dinge, die sich in der geistigen Welt abspielen, bleiben unbemerkt, wenn auch ihr Einfluß, geleitet von ihrem Rhythmus, ungeheuer machtvoll ist.

Wir können das am Leben Napoleons sehen. Einige schätzten ihn, andere nicht. Nichtsdestotrotz war in den Schlachten für die ganze Nation eine Quelle der Inspiration, Kraft und Halt. Es war nur Napoleons Geist. Und selbst in den größten Kriegswirren gab er sich Momenten der Stille hin, manchmal sogar auf dem Rücken seines Pferdes, und in diesen Momenten der Stille gewann er all seine Kraft zurück, die ihm durch die ständige Verantwortung während des Krieges verlorengegangen war. Und nachdem er die Augen für eine Weile schloß und innehielt, fühlte er sich erfrischt. Wie was das möglich? Er hatte den Schlüssel zur Entspannung: sich selbst auf den gewünschten Rhythmus einzustimmen.

Wir sollten nicht überrascht sein und es auch nicht belächeln, wenn Weise lange Zeit mit erhobenem Arm oder auf dem Kopf stehend oder in anderen merkwürdigen Positionen verweilen. Das hat seinen Grund. Diese Künstler, erfahren in den verschiedenen Arten der Entspannung, wissen, wie man Körper und Geist von Spannungen befreit. Ich selbst schlief etwa zwölf Jahre lang nicht mehr als drei Stunden pro Nacht und manchmal nicht einmal das. Und in all den Jahren war ich nie krank. Durch besondere Praktiken zur Entspannung besaß ich alle Kraft, die notwendig war und fühlte mich vollkommen wohl.

Die Frage ist, wie entspannt man sich? Es ist nicht damit getan, still zu sitzen mit geschlossenen Augen; denn wenn der Geist seine Aufmerksamkeit dem Körper zuwendet, sei es durch Gedanken oder Gefühle, dann ist der Körper nicht entspannt, da der Geist unseren Körper martert. Wenn hingegen die Gefühle auf den Geist einwirken, dann wird der Geist gequält. Und diese Tortur, selbst wenn wir mit geschlossenen Augen in einer bestimmten Position still dasitzen, tu nicht gut. Bei der Entspannung sollte man drei unterschiedliche Gesichtspunkte berücksichtigen: den des physischen Körpers, den des Geistes und den der Empfindung. Was den physischen Körper betrifft, so ist es notwendig, daß man ihn beherrschen lernt, ihn beeinflussen kann, auch den Kreislauf, den Pulsschlag; hierzu können wir die Macht des Denkens und des Willens zusammen mit dem Atem einsetzen. Durch Willenskraft läßt sich ein bestimmter Zustand im Körper hervorrufen, so daß der Kreislauf auf einen bestimmten Rhythmus eingestimmt wird. Der Rhythmus kann durch Willenskraft verlangsamt werden. Ebenso läßt sich der Pulsschlag willentlich regulieren. Hat man auf diese Weise erst einmal die Zirkulation und die Pulsation des Körpers in den Griff bekommen, dann kann man stundenlang meditieren. Deshalb können viele Weise auch über viele Stunden in Meditation verharren. Sie können ihren Kreislauf beherrschen, ebenso wie sie den Rhythmus ihres Atems beschleunigen oder verlangsamen können. Und wenn keine Verspannung auftritt, weder im Nervensystem noch in der Muskulatur, dann fühlt man sich erholter, als nach einem zehntägigen

Schlaf. So ist mit Entspannung also nicht gemeint, sich still hinzusetzen, sondern es ist die Fähigkeit, sein System von Spannungen zu befreien, seine Zirkulation, seine Pulsation, sein Nervensystem und seine Muskulatur.

Wie aber entspannt man den Geist? Die Methode, den Geist zu entspannen, ist, daß man ihn zunächst müde macht. Jemand, der seinen Geist nicht durch bestimmte Übungen müde machen kann, wird ihn auch niemals entspannen können. Dabei ist Konzentration für den Geist von größter Bedeutung, wobei er bei einem bestimmten Gedanken oder Objekt verweilen muß. Danach entspannt er sich auf natürliche Weise und in diesem gelösten Zustand gewinnt er neue Kraft.

Entspannung des Gefühls wird erreicht, indem man Empfindungen vertieft. Die Sufis in Asien spielen während ihrer Meditation eine Musik, die die Emotionen derartig aufwühlt, daß die Worte des Gesangs zur Realität werden. Danach folgt die Entspannung. Dadurch wird jegliche Blockade, jede Stauung aufgelöst und Inspiration, Kraft und ein Gefühl der Freude und Verzückung können ungehindert fließen.

Durch diese drei Arten der Entspannung bereitet man sich auf die höchste Entspannung vor, die unser gesamtes Sein einschließt: der Körper ist entspannt, der Geist ist ruhig und das Herz ist in Frieden. Diese Erfahrung könnte man *Nirvana* nennen, den Idealzustand der Denker und der meditativen Seelen. Diesen Zustand wünschen sie zu erlangen, denn er beinhaltet alles. Es ist der Zustand, in dem ein Mensch zu einem Tropfen Wasser wird, der von seinem Ursprung assimiliert wird und mit ihm verschmilzt. Diese Verschmelzung auch nur für einen Moment zu erleben, bedeutet, daß alles, was zu diesem Ursprung gehört, von dem Tropfen angezogen wird, denn dieser Ursprung ist die Essenz von allem. Der Tropfen hat alles, was er im Leben besitzt, aus seinem Ursprung bezogen. Er ist von neuem aufgeladen und beginnt wieder zu leuchten.

XII. MYSTISCHE ENTSPANNUNG II

Mystische Entspannung ist dasselbe wie Meditation. Es besteht einige Verwirrung angesichts dessen, was mit Meditation gemeint ist, denn viele Menschen mit unterschiedlichen Vorstellungen gebrauchen diesen Begriff. Indem wir mystische Entspannung mit Meditation gleichsetzen, wird es sehr einfach und klar.

Im Hinblick auf die physischen Kondition sind es Übungen des Zusammenziehens und Dehnens, die die potentielle Vitalität des Menschen hervorbringen, wohingegen die Entspannung des Geistes eine gegenteilige Aktion ist. Energie wird entweder nach außen gerichtet oder sie bleibt in ihrem natürlichen Zustand bestehen. Wenn jemand entschlossen ist, etwas Schweres zu heben, dann nimmt er seine ganze vorhandene Energie dazu in Anspruch. Sie findet dann ihren Ausdruck durch die Muskeln und Nerven. Wenn wir schlafen, ruht die Energie. Diese Energie ist sehr wertvoll und kostbar. Wird sie auf der äußeren Ebene eingesetzt, dann bringt sie äußerlichen Gewinn und wird sie im Inneren gelassen, spürt man dort ihre positive Wirkung.

Um einen Zugang zur Meditation zu bekommen, sind zwei vorbereitende Phasen notwendig, Konzentration und dann Kontemplation, dann erst die Meditation und danach die Verwirklichung. Nichts auf dieser Welt kann wirklich erreicht werden ohne Konzentration, weder geschäftlich oder beruflich, noch im spirituellen Bereich. Bei denjenigen, die weder in geschäftlichen noch beruflichen Angelegenheiten Erfolg haben, kann man davon ausgehen, daß es ihnen an dieser Fähigkeit mangelt. Und wiederum ist es so, daß diejenigen, die erfolgreich sind, es ihrer Konzentration verdanken, auch wenn es ihnen nicht klar ist. Im Westen gab es viele große Erfinder, die die wunderbarsten Dinge hervorbrachten, dennoch wußten sie nicht, daß die Voraussetzung dafür ihr Konzentrationsvermögen war. Einige sind mit dieser Gabe von Natur aus ausgestattet, und was immer sie beginnen, wird zum Erfolg führen. Ein Künstler kann mit Hilfe der Konzentration Wundervolles vollbringen, ein Wissenschaftler kommt zu außergewöhnlichen Ergebnissen in seinem Bereich, ist es ein Poet, dann wird ihm das Schreiben leicht fallen und ist es ein

Mystiker, dann werden die mystischen Inspirationen fließen. Aber ohne Konzentration, wie immer ein Mensch auch begabt sein mag, wird er seine Qualitäten nicht zur vollen Entfaltung bringen können, nein, sie werden nicht einmal sichtbar. Nur durch die Kraft der Konzentration können sie ihren Ausdruck finden.

Konzentration ist der Anfang der Meditation, und Meditation ist die Vollendung der Konzentration. Hat man erst einmal die Fähigkeit erlangt, sich zu konzentrieren, ist es einfach zu meditieren.

Vom metaphysischen Standpunkt aus betrachtet, läßt sich Konzentration in drei verschiedene Aspekte unterteilen: reflektieren, konstruieren und improvisieren. Zunächst reflektiert man das jeweilige Objekt. Das ist die Spiegelqualität des Geistes, die so in die Lage versetzt wird, sich auf das Objekt zu konzentrieren. Wenn das Auge von einer bestimmten Sache beeindruckt ist, dann versucht der Geist, sich darauf zu konzentrieren, sie festzuhalten. Mit anderen Worten, man richtet seinen Geist aufmerksam auf diesen Gegenstand, der sich einem eingeprägt hat, und der Geist spiegelt ihn zunächst nur wider.

Ein weiterer Aspekt der Konzentration ist die Fähigkeit, dieses Objekt in Gedanken zu errichten und zusammenzufügen. Wenn ein Künstler aufgefordert wird, ein sehr phantasievolles Bild zu produzieren, dann entsteht vor seinem inneren Auge vielleicht eine Kreatur mit dem Gesicht eines Menschen, den Hörnern eines Ochsen und den Schwingen eines Vogels. Das Material ist in seinem Kopf, er muß es nur zusammenfügen, um zu einer bestimmten Form zu gelangen. Das ist die Fähigkeit der schöpferischen Kombination, der Visualisation; der Geist bringt unter Einsatz des Willens etwas Bestimmtes hervor.

Alles, was der Mensch sieht oder denkt, entstammt seinem eigenen Denken. So kann sein Denken Engel oder Dämonen hervorbringen, er kann Gott aus seinen Gedanken entstehen lassen. Der Turm zu Babel war ein Werk der Gedanken. Menschliches Denken hat große Macht, und wenn der Mensch erkennt, daß alles derselben Quelle entspringt und daß alles auf ein Ziel hinführt, dann beginnt er zu begreifen, daß Quelle und Ziel Gott ist. Dann gibt es für ihn nicht länger die Welt der Vielfalt, sondern er sieht die Einheit darin.

Der dritte Aspekt der Konzentration ist die Improvisation. Bittet man einen Poeten, ein Gedicht über die Rosenknospe zu schreiben, so läßt er seiner Phantasie freien Lauf. Er vergleicht sie mit einem Tautropfen, und sein Geist produziert ein Bild von Morgendämmerung, einem sanft dahinfließenden Fluß und so entwickelt er einen zauberhaften Hintergrund für die Rose. Das ist die dritte Stufe der Konzentration.

Viele Menschen denken, Konzentration bedeute, die Augen zu schließen und still in einer Kirche zu sitzen, und das lediglich einmal in der Woche. Und sitzen sie dann in der Kirche, wissen sie nicht, wo ihr Geist sich derzeit befindet.

Wenn jemand es zuläßt, daß er beunruhigt ist, dann zeigt es, daß er in seiner Konzentration nachlässig ist. Und mangelt es ihm an Konzentration, dann zeigt es, daß sein Wille keine Kraft hat. Die beste Art, sich vor innerer Unruhe zu schützen, ist es, die Fähigkeit zur Konzentration auszubilden. Dann entwickelt sich der Wille auf natürliche Weise, und man ist gewappnet gegen jegliche Beunruhigung, die aufkommt, wenn man inmitten der Menge leben muß.

Das wirksamste Mittel gegen umherschweifendes Denken ist natürliche Konzentration. Dies bedeutet, den Geist nicht zu zwingen. Zunächst sollten wir unseren Geist frei fließen lassen, ihn seinen jeweiligen Gedanken folgen lassen. Warum sollte der Geist sich gegen seine Neigung verhalten? Das ist unnatürlich; es ist, als ob man etwas essen würde, was man nicht mag. Es würde vom Körper nicht verdaut werden, es würde ihm nicht guttun. Man sollte an etwas denken, das man liebt, dann lernt man Konzentration.

Wenn man von jemandem sagt, er sei außer sich, er habe die Kontrolle über sich verloren, dann bedeutet dies, daß sein Denken mechanisch arbeitet, daß der Wille das Denken nicht beherrschen kann. Denn der Wille ist der König, Vernunft sein Minister. Arbeiten diese beiden zusammen, dann ist das Denken unter

Kontrolle. Wenn die Vernunft nichts ausrichten kann, wenn der Wille seine Kontrolle verloren hat, dann macht der Geist sich selbständig, und man kann sagen, daß dieser Mensch wie von Sinnen ist.
Manchmal, wenn jemand merkt, daß sein Geist nicht genügend Kraft hat, eine Sache so lange zu halten, bis sie vollendet ist, dann gibt er nach; und manchmal ist der Körper nicht in ausreichender Verfassung, um sich auf die entsprechende Sache zu konzentrieren. Dann bleiben Dinge unvollendet, scheinbar, weil der Geist nicht genügend Kraft aufbringen konnte. Tatsächlich aber sind die Vorhaben in Übereinstimmung mit dem Plan der Natur eines friedlichen und natürlichen Todes gestorben.
In der Bibel wird von Selbstverleugnung gesprochen. Die meisten Menschen denken, dies bedeute, aufs Essen, Trinken und auf alle angenehmen, erfreulichen Seiten des Lebens zu verzichten, sich in die Einsamkeit zurückzuziehen und nie wieder daraus aufzutauchen. Das ist ein Mißverständnis einer an sich wahren Lehre. Selbstverneinung ist Sich-selbst-zurücknehmen, es kommt von Selbstvergessenheit. Wenn man seine Umgebung betrachtet, dann erkennt man, daß diejenigen die glücklichsten sind, die kaum über sich selbst nachdenken. Unglücklich sind die, die zu viel über sich nachdenken. Auch hält man sich lieber in der Nähe von Menschen auf, die nicht nur mit sich selbst beschäftigt sind. Ein Mensch, der nur an sich selbst denkt, ist unerträglich. Es gibt viel Elend im Leben, aber das größte Elend ist Selbstmitleid. Eine solche Person ist schwerer als ein Fels, für sich und für andere. Andere können sie nicht ertragen und sie sich selbst auch nicht.
Es ist nicht einfach, sich selbst zu vergessen, aber wenn man es kann, was für eine wunderbare Kraft hat man dann in sich selbst geschaffen! Es ist ein großes Mysterium. Es gibt uns Macht über Himmel und Hölle. Omar Khayyám sagt in seinem *Rubayat*: »Der Himmel ist die Vision einer erfüllten Sehnsucht; die Hölle ist der Schatten einer entflammten Seele.« Wo ist dieser Schatten? Wo ist die Vision? Sind sie nicht in uns? Wir sind es, die die Macht darüber haben. Daher sind wir es, die Himmel und Hölle

in uns kreieren. Der Wandel kann nur durch Konzentration bewirkt werden.

Aber die Bedeutung der Konzentration geht noch darüber hinaus, denn sie setzt eine kreative Kraft frei, die dem Menschen zu eigen ist und die ein Erbe Gottes ist. Diese kreative Kraft kann Wunder bewirken. Zum Beispiel, wenn ein Mensch denkt: »Ich würde gern einen Fisch zum Abendessen haben«, und wenn er heimkommt, findet er dort ein Fischgericht vor. Das ist ein Phänomen der Konzentration. Der Mensch mag sich dessen nicht bewußt sein, dennoch wirkt es. Sein Gedanke hat den Hausherren erreicht, und so hat er ihm Fisch serviert. Stellen Sie sich vor, was für eine Macht das ist! Man muß seine Wünsche nicht einmal gedanklich konkretisieren, der Wunsch allein reicht, um etwas in Bewegung zu setzen; Konzentration bewirkt, daß sich etwas materialisiert.

Solcherart ist die Macht der Konzentration. Viele Geschichten ranken sich in Asien um Fakire, Derwische, Heilige, Mahatmas, und viele Menschen glauben, sie seien nur Legenden, und selbst wenn sie wahr wären, wie sollten sie sich ereignet haben. Sie wollen eine wissenschaftliche Erklärung, und vielleicht werden diese Phänomene sogar irgendwann wissenschaftlich erfaßt. Nichtsdestotrotz wird man in diesen Geschichten ebenso viel Wahres wie Erdichtetes finden. Es gibt Gold und es gibt imitiertes Gold, ebenso ist es mit Silber, und so gibt es auch die Imitation der Wahrheit. Was uns als höchst wunderbar erscheint und uns in Erstaunen versetzt, ist viel weniger seltsam als wir annehmen. Dennoch gibt es Dinge, die unsere Vorstellungskraft weit übersteigen, und sie alle entstammen der Macht des Geistes. Woher kommt diese Macht? Sie entspringt der Quelle aller Dinge. Es ist die Macht Gottes.

Selbst wenn es darum geht, die Einheit mit Gott zu erlangen, ist es die Kraft der Konzentration, die hilft. Bei einigen Heiligen stellt man das Erscheinen von Stigmata fest, die als Ergebnis ihrer Konzentration zu sehen sind. Würde das nicht so sein, welche Bedeutung und welchen Nutzen hätte dann die Konzentration. Solches scheint sich von dem, was als normal gilt, abzu-

heben, denn nur wenige wissen, was wirkliche Konzentration bedeutet. Hat jemand gelernt sich zu konzentrieren, dann ist der nächste Schritt für ihn nicht weit: diese Konzentration auf ein Ziel zu richten.
Nach der Konzentration ist die nächste Phase die Kontemplation. Kontemplation ist die Wiederholung einer bestimmten Idee und die Wiederholung bewirkt die Manifestation der Idee. Diejenigen, die in dieser Welt Großes vollbrachten, waren kontemplative Menschen. Oft wissen sie es nicht einmal. Es ist die beständige Wiederholung einer Idee, die diese schließlich in der physischen Welt sichtbar werden läßt. Zum Beispiel Menschen, die auf die Gesundheit kontemplieren. Sie können vollkommene Gesundheit bewirken ohne jegliche Medizin oder andere Hilfsmittel. Diejenigen, die auf Inspirationen kontemplieren, bringen große Inspirationen hervor. Ebenso Menschen, die auf Stärke und Macht kontemplieren. Sie werden diese Eigenschaften entwickeln. Ohne jedoch vorher die Fähigkeit der Konzentration erlangt zu haben, hat man keinen Zugang zur Kontemplation. Coués Idee war, sich zu sagen: »Jeden Tag in jeder Weise geht es mir besser und besser.« Dieser Gedanke hat viele große Denker Tausende von Jahren begleitet. Darauf basieren alle Methoden der Mystiker. Aber er überspringt die erste wichtige Phase, die Konzentration. Was er beschreibt, ist die zweite Phase, die Kontemplation.
Sie werden vielleicht fragen, inwieweit die Kontemplation uns hilfreich sein kann. Für einen kontemplativen Menschen gibt es nichts, was unerreichbar wäre. Zweifellos ist das Kauderwelsch für Menschen, die bisher keinen Zugang dazu hatten. Viele fragen sich, welche Beziehung denn bestehe zwischen dem menschlichen Geist und der wirklichen, der realen Welt. Sie glauben gerade noch, daß man auf diese Weise Krankheiten heilen könne, aber wenn tatsächlich etwas in der realen Welt passiert, wenn es um Geld oder Geschäfte geht, welche Beziehung besteht dann zwischen dem Geist und dieser Angelegenheit? Die Antwort ist, daß alles, was existiert, egal ob es geschäftliche oder andere Dinge betrifft, alles, was sichtbar oder unsichtbar ist und scheinbar außen ist, in Wirklichkeit aber Teil unseres Geistes ist. Es ist

außen, weil es sichtbar vor unseren Augen erscheint, aber es ist in uns, weil es von unserem Geist umfangen wird. Alles ist im Geist beheimatet. Der Geist ist die Heimat des äußeren Geschehens.

Ein Hindustani-Dichter beschreibt dies auf wunderbare Weise: »Land und Meer sind niemals zu groß für das Herz eines Menschen, um sie darin aufzunehmen.« Mit anderen Worten, das Herz ist größer als das gesamte Universum. Selbst wenn es Tausende von Universen gäbe, könnte unser Herz sie aufnehmen. Aber die Menschen, ohne Bewußtheit ihrer inneren Kraft, überzeugt von ihrer Begrenztheit, verharren in der Vorstellung schwach, klein und beschränkt zu sein. Und das hält sie davon ab, diese große Kraft, die sie in sich selbst finden, zu gebrauchen, dieses enorme Licht, mit dessen Hilfe sie das Leben mit größerer Klarheit sehen könnten. Und das nur, weil sie sich dieser Kraft nicht bewußt sind.

Die dritte Phase ist die Meditation. Meditation liegt außerhalb der Aktivitäten des Verstandes. Dies ist eine Erfahrung des Bewußtseins. Meditation ist das tiefe Eintauchen in sich selbst, um dann in höhere Sphären einzudringen, sich über das Universum hinaus auszubreiten. In dieser Erfahrung liegt die Glückseligkeit der Meditation.

Jeder Tag des Lebens sollte zur Meditation werden. Welche Arbeit auch immer wir verrichten müssen, sie sollte zu einer Meditation werden. Dies wird uns die verborgene Sinnhaftigkeit der Arbeit offenbaren, und so ändert sich der Tenor unseres Lebens von einem materiellen zu einem spirituellen. Das gilt für jeden Menschen, ob er nun im Garten, in der Fabrik oder irgendwo sonst arbeitet. Sobald er die geeignete Meditation für seine Arbeit kennengelernt hat, wird er sich entfalten und jegliche Arbeit wird zu einer Meditation für ihn. Dann wird der materielle Lohn, den er dafür bekommt, weit hinter dem ideellen Gewinn, der ihm zuteil wird, zurückstehen.

Wenn der Geist konzentriert ist, vollbringt ein Mensch gute Arbeit, sogar bessere als andere. Einmal traf ich auf einem Telegrafenamt in Rajputana einen Angestellten, der bei seiner Arbeit

fortwährend meditierte. Als ich an die Reihe kam, sprach ich zu ihm: »Ich bin gekommen um ein Telegramm aufzugeben, aber jetzt bin ich voller Bewunderung für Sie. Es ist wunderbar, wie Sie während Ihrer Arbeit in einem meditativen Zustand verweilen.« Er sah mich an und lächelte, und wir wurden Freunde.
Wenn wir nicht für unsere Seele arbeiten, dann kann die Arbeit in Zeiten, wo sie für unser Überleben so wichtig ist und man kaum zur Ruhe kommt, zu einer Quälerei werden. Deshalb ist es notwendig, die Meditation in sein alltägliches Leben einzubeziehen. Ist man dazu in der Lage, sind die Früchte, die wir ernten nicht nur irdischer Natur, sondern auch himmlischer. Meditation bedeutet das Streben nach spiritueller Entfaltung, und dieses Streben kann unterschiedlich gehandhabt werden, um es in den Beruf und die Arbeit zu integrieren.
Oft fragen Menschen, welchen Nutzen sie denn daraus ziehen könnten; und heute mehr noch als früher sind die Menschen an ihrem Vorteil interessiert. Niemals zuvor waren die Menschen so sehr auf ihren persönlichen Gewinn bedacht. Dafür sind sie bereit, alles zu geben. Das bedeutet allerdings nicht, daß die Menschen heute weniger bereit sind, Opfer zu bringen, nicht weniger, als es der Mensch vor Tausenden von Jahren war. Eher ist er es heute in noch stärkerem Maße - wenn er sich nur sicher ist, daß er Nutzen daraus ziehen kann. Alles, was ihn interessiert, ist der persönliche Gewinn. Selbst, wenn ihm etwas begegnet, das nicht sofortigen Erfolg verspricht, oder wenn er nicht weiß, ob oder welche Art von Gewinn ihm daraus erwachsen könnte, denkt er: »Gut, vielleicht gibt es da etwas ohne Anstrengung zu gewinnen.«
Es ist merkwürdig. Wenn Menschen ihre Stimme ausbilden wollen, dann folgen sie acht, neun Jahre lang den Anweisungen ihres Lehrers. Alles würden sie dafür tun, ihre Stimme zu entwickeln. Aber wenn sie zu einem spirituellen Lehrer kommen, dann denken sie, er könne ihnen etwas über Konzentration beim Tee erzählen. Während sie Tee trinken, fragen sie: »Wie steht's mit der Meditation?«, und sie wollen die Antwort in einem Satz!
Aber auf diese Weise können sie nichts darüber erfahren. Dieses Wissen kann nur erlangt werden, wenn es in Übereinstimmung

mit unserem eigenen hohen Ideal ist. Es ist bedeutender als Religion, heiliger als irgend etwas sonst in der Welt. Das Wissen um das Selbst ist wie die Vereinigung mit Gott. Selbstverwirklichung ist spirituelle Vollkommenheit. Kann diese durch oberflächliche Vorstellungen erlangt werden? Es ist der höchste Seinszustand, den man erreichen kann, das kostbarste Gut überhaupt. Aus diesem Grunde suchen die Menschen in Asien danach nicht in Büchern, noch wird ein wirklicher Lehrer Bücher über diese Dinge schreiben. Er wird sich zu philosophischen Themen äußern; so bereitet er den Geist für die eigentliche Lehre vor, aber er wird keine Anweisungen geben, wie dieser Zustand zu erreichen ist.

Zu meiner großen Überraschung sah ich, wie die Menschen im Westen nach Büchern über dieses Thema suchten. Sie wollten Bücher über Yoga, Yogis, Erleuchtung. Viele verloren ihren Verstand durch das Lesen dieser Bücher. Ihnen fehlte das innere Gleichgewicht. Indem man versucht, den Anweisungen der Bücher zu folgen, benutzt man sie wie ein Warenhaus, in dem man Yogapillen kaufen kann, um dadurch Erleuchtung zu erlangen! Es gibt auch viele, die stundenlang in den Spiegel schauen, um hellsichtig zu werden, die in Kristalle starren, um die Tiefe des Lebens zu erforschen. Sie nehmen etwas nicht ernst, was zu den heiligsten Dingen gehört.

Der Pfad kann nur von denen eingeschlagen werden, die ernsthaft sind. Diejenigen, die von einer Gesellschaft zur anderen, von einem Institut zum nächsten wechseln und dann einer okkultistischen Gruppe beitreten, wissen nicht, was sie tun und wonach sie suchen. Das höchste Wissen erschließt sich einem nicht, wenn man zwanzig verschiedene Lehren ausprobiert. Das kann nur in Enttäuschung enden, weil es ein sehr leichtfertiger Umgang damit ist.

Es gibt eine Geschichte von einem Brahmanen, zu dem ein Moslem sagte: »Ich verehre einen Gott, der keine Form hat, während du dieses Bildnis von Gott anbetest.« Der Brahmane entgegnete: »Wenn ich an dieses Bildnis glaube, wird es mir antworten. Aber wenn du nicht mit ganzem Herzen glaubst, dann kann selbst dein

Gott im Himmel dich nicht erhören.« Wenn wir uns nicht mit ganzem Ernst den Dingen widmen, dann werden sie unserer spotten. Das gilt genauso für weltliche Angelegenheiten; wenn wir sie ernst nehmen, dann werden sie auch konkrete Ergebnisse hervorbringen.
Und es gibt nichts, was ernsthafter wäre als spirituelle Vollendung. Wenn jemand damit leichtfertig umgeht, weiß er nicht, was er damit anrichtet. Dann ist es besser, sich gar nicht damit zu beschäftigen, als daß man mit leeren Händen daraus hervorgeht. Sich enttäuscht abzuwenden von dem spirituellen Pfad bevor man das Ziel erreicht hat, ist das schlimmste, was einem passieren kann. Wenn man geschäftlichen Ruin erleidet, kann man von neuem beginnen. Ein Mensch jedoch, der sich einmal auf den spirituellen Weg eingelassen hat und sich dann wieder davon zurückzieht, ist bemitleidenswert. Das ist der größte Verlust und kann nicht wieder gutgemacht werden.

XIII. MAGNETISMUS

Es ist besteht kein großer Unterschied zwischen Magnetismus und elektrischem Strom. Wissenschaftler waren bisher nicht fähig, eine zufriedenstellende Erklärung auf die Frage, was Elektrizität wirklich ist, zu geben. Aber man kann sagen, daß bis zu einem bestimmten Grad Elektrizität Magnetismus ist und Magnetismus Elektrizität. Auch die Kraft der Anziehung ist Magnetismus, die Kraft, die uns Stärke und Energie verleiht, ist Elektrizität. In der Essenz ist es dieselbe Kraft. Aber von so großer Bedeutung diese Fragen für die Wissenschaft auch sein mögen, so sind sie doch ebenso interessant, vielleicht sogar noch mehr, vom mystischen Standpunkt aus gesehen.
Es besteht eine Beziehung zwischen dem Magneten und dem Objekt, das durch ihn angezogen wird. Der Magnet repräsentiert die Essenz, die auch Teil des Objektes ist, das er anzieht. Oft findet man nicht einmal eine Spur von dieser Essenz in dem Objekt, aber sie ist vorhanden, und das ist der logische Grund, warum es von dem Magneten angezogen wird.

Früh schon erkannte man, daß die Beziehung zwischen zwei Personen desselben Blutes beeinflußt war von diesem Magnetismus, und eine umfassende Studie solcher Beziehungen würde mit Sicherheit beweisen, daß eine unbewußte Anziehung zwischen Blutsverwandten besteht. Kürzlich ereignete sich eine Geschichte, die dafür ein gutes Beispiel gibt. Ein Mann aus Stockholm besuchte London, wo er keineswegs glaubte, irgendwelchen Verwandten zu begegnen; wenn es überhaupt welche gegeben hätte, dann vor vielleicht einhundert Jahren. Eines Tages auf der Straße rief ihn jemand mit Namen an. Als er sich umsah, sagte der Mann: »Oh Entschuldigung, ich habe mich geirrt.« Der Mann aus Stockholm aber fragte: »Woher wußten Sie meinen Namen? Denn es war mein Name, den Sie riefen.« Und als sie sich eine Weile unterhielten, fanden sie heraus, daß sie Vettern waren, wenn auch nur entfernte.

Je mehr Aufmerksamkeit wir diesem Thema widmen, um so mehr Beweise werden wir dafür finden, daß ein Element durch ein gleichartiges Element angezogen wird. Sa'di sagt: »Elemente ziehen andere Elemente an, wie eine Taube sich zu einer anderen Taube hingezogen fühlt und ein Adler zu einem Adler.« Aber sehen wir dieses Prinzip nicht auch in unserem täglichen Leben? Ein Spieler, der in ein anderes Land geht, wird sehr bald auf andere Spieler treffen. Es sind nicht nur gleiche Neigungen, die Menschen aufeinandertreffen lassen, sondern auch Lebensumstände, das Leben selbst, führt sie zusammen. Und so ist es nur natürlich, daß ein trauriger Mensch auf einen ebensolchen trifft und sich ihm anschließt. Ein Mensch voller Freude wird ebenso selbstverständlich Glück anziehen. Auf diese Weise wirkt der Magnetismus in der ganzen Schöpfung. Und in allen Bereichen werden Sie dieses Phänomen wiederfinden, auf der physischen ebenso wie auf der mentalen Ebene. Natürlich kann man nicht behaupten, daß ein Element immer dasselbe Element anzieht, ein Element wird auch angezogen von dem, was ihm fehlt, von seinem Gegenteil. Wenn wir uns Freundschaften ansehen, dann bemerken wir, daß wir für einige Menschen eine Neigung haben, von anderen fühlen wir uns eher abgestoßen. Interessant dabei ist, daß auch jene, deren Freundschaft wir nicht suchen, wiederum von anderen angezogen werden. Das führt zu der Wahrheit, die in der Harmonie der Musik verborgen ist: wie nämlich zwei Noten genau zueinander passen und eine Harmonie hervorbringen.

Wir kommen nun zu der Frage, wie sich Magnetismus praktisch anwenden läßt, sei es im Geschäft oder in der Industrie, zu Hause oder in der politischen Arbeit, in welcher Situation auch immer - Sie werden herausfinden, daß Magnetismus das Geheimnis für den Fortschritt in Ihrem Leben ist. Und bei den besonderen Qualifikationen, denen wir so große Bedeutung beimessen, werden Sie sehen, daß unzählige Menschen mit sehr hoher Qualifikation es ihr ganzes Leben hindurch zu nichts bringen, weil es ihnen an Magnetismus mangelt. Sehr oft mag er eine hoch qualifizierte Person sein, doch bevor er über seine Qualitäten spricht, hat derjenige, zu dem er gegangen ist, schon genug von ihm. Persönliche Ausstrahlung spielt eine enorme Rolle im Leben, und selbst wenn jemand keine Qualifikationen hat, wird er angenommen, wenn er nur Anziehungskraft besitzt. Heute ist es so, daß der Persönlichkeit viel weniger Wert beigemessen wird als den materiellen Dingen, und wenn Heldentum keinen Raum mehr in unserer Wertschätzung hat, dann wirkt der Magnetismus automatisch und erweist sich als etwas ganz Essentielles, sogar heute, und das wird auch immer so sein. Aber normalerweise beschäftigen sich die Menschen nicht tiefgehend mit diesem Thema und anerkennen den persönlichen Magnetismus einer Person nur durch die Anziehung, die sie spüren.

Individueller Magnetismus läßt sich in vier verschiedene Kategorien unterteilen: Es gibt die gewöhnliche Art von Anziehung auf der physischen Ebene; hierzu gehören auch Dinge wie Nahrung, Hygiene, regelmäßige Lebensbedingungen, das rechte Atmen und die Ausgewogenheit von Aktivität und Entspannung. Diese Art von Magnetismus ist auch abhängig vom Alter, wie das Auf- und Absteigen der Töne in einer Oktave. Er kann mit dem Frühling verglichen werden, der sich entfaltet und dann wieder vergeht. Und so ist diese Art von Magnetismus abhängig von allem, was

auf der physischen Ebene auf sie einwirkt, eben weil es sich um physischen Magnetismus handelt.
Dann gibt es noch den Magnetismus, den wir dem mentalen Bereich zuordnen. Ein Mensch mit sprühender Intelligenz wird natürlicherweise oft zum Mittelpunkt einer Gesellschaft. Jemand, der Witz und eine scharfe Wahrnehmung hat, der sich gut ausdrücken kann, etwas schnell erfaßt - das ist ein Mensch, der immer einen Kreis von Menschen um sich herum anzieht und den jedermann mag. Jemand, der um die Natur des Menschen weiß, der Einsicht hat in Verhältnisse und Bedingungen, zieht normalerweise andere zu sich. Wenn es eine Qualifikation gibt, so ist es diese; und ohne sie ist jede andere Qualifikation von wenig Nutzen. Aber Menschen werden geboren mit dieser Art von sprühender Intelligenz. Unter ihnen findet man die Genies, sie sind es, die Großes vollbringen und anderen dabei helfen, denn von ihrem Geist sind andere abhängig. Sie sind es, die sich selbst führen und anderen die Richtung weisen können. Und mit all unserer Vorstellung von Gleichheit, die wir uns so sehr zu eigen gemacht haben, werden wir doch herausfinden, daß es diese Personen sind, die die Schlacht im Leben gewinnen und die sich über die Massen erheben, die führend wirken und durch die viele andere verloren wären.
Die Frage ist, wie kann dieser Magnetismus entwickelt werden? Er kann durch Studien, durch Konzentration, durch genaue Beobachtung des Lebens und durch das Wissen um Entspannung entfaltet werden. Es mag viele intelligente Menschen geben, deren Intelligenz sich aber, weil sie nicht wissen, wie sie sich konzentrieren oder entspannen können, abstumpft. Denn es gibt einen bestimmten, begrenzten Vorrat an Energie, und wenn dieser zu sehr beansprucht wird, was passiert dann letztendlich? Die Intelligenz geht mehr und mehr verloren, und die Geisteskraft wird mit jedem Tag schwächer. Wann immer Sie einem sehr intelligenten Menschen begegnen und beobachten, wie er mit jedem Tag stumpfsinniger wird, so ist es ein Zeichen, daß dieser Mensch seine Energie über Gebühr in Anspruch genommen hat. Deshalb ist es notwendig zu wissen, wie man sich seine Energie

durch Entspannung bewahrt und wie man lernt, sich zu konzentrieren und seinen Intellekt zu schärfen, so daß die Bedingungen dem Magnetismus förderlich sind. Normalerweise ist es so, daß einer intelligenten Person sehr viel Verantwortung angetragen wird. Es wird von ihr viel mehr verlangt als von anderen, denen es an Intelligenz mangelt. Wenn ein solcher Mensch seinem Geist keine Ruhe gönnt, indem er weiß, wie er ihn entspannen kann, und wenn er sich nicht in Konzentration und genauer Wahrnehmung übt, dann wird sein Intellekt, genau wie ein Messer, das sich bei ständigem Gebrauch abnutzt, stumpf werden; normalerweise beeinträchtigt andauernder Gebrauch des Intellekts die Fähigkeit, sich mit Worten auszudrücken.

Der dritte Aspekt des Magnetismus ist möglicherweise auf einer höheren Ebene zu verstehen als die beiden oben beschriebenen, denn dieser Magnetismus hat eine viel stärkere Wirkung und berührt andere Menschen wesentlich tiefer. Das ist der Magnetismus der Liebe, der Sympathie, der Freundschaft. Ein Mensch, der von Natur aus einfühlsam ist, der toleriert, der vergessen und vergeben kann; ein Mensch, der nicht Bitterkeit noch Bosheit gegen irgend jemanden in sich trägt, ein Mensch, der Schönheit schätzt und bewundert, sie in der Kunst ebenso wie in der Natur erfährt, in all ihren Erscheinungen, der Freund und Feind gleich behandelt, ebenso wie Verwandte, Fremde, überhaupt alle; ein Mensch, der beharrlich sein kann, der leiden kann und der die Kraft der Geduld hat in allen Lebensumständen, der den Schmerz eines anderen in seinem Herzen mitfühlen kann und der immer bereit ist, jemandes Freundschaft anzunehmen - es ist solch ein Mensch, dessen Anziehungskraft mächtiger ist als jede andere Art von Magnetismus. Um dies zu sehen, brauchen wir nicht weit zu gehen. Wir müssen nur nach dem Guten in anderen Menschen schauen, so werden wir es finden. Dann werden wir in unserer Umgebung viele mit dieser Qualität entdecken.

Ein Mann, der viel durch die Welt gereist war, traf eines Tages einen indischen Mystiker und sagte zu diesem: »Wir haben so viel gehört und gelesen über die Heiligen, Weisen, Mahatmas und Meister in Indien, aber ich habe dort nicht einen einzigen gesehen.« Darauf antwortete der Mystiker: »Sie hätten nicht so weit reisen müssen. Die Seelen, die kostbar sind, die Seelen, die Liebe ausstrahlen, diese Heiligen und Weisen kann man überall finden.«

Wenn wir diese Qualitäten schätzen lernen, dann finden wir sie auch in anderen Menschen, aber wenn wir sie nicht würdigen können, könnten wir selbst einen Engel, der diese Qualitäten hat, nicht erkennen. Nichtsdestotrotz, nennen Sie sie Heilige oder Weise, Propheten oder einen Mahatma, wenn es etwas gibt, was andere Menschen anzieht, dann ist die Liebe, die solch ein Mensch verströmt.

Die Frage ist nun also, wie kann solch eine Qualität entwickelt werden? Und die Antwort ist: es gibt nur einen Weg. Durch intensives Studium, durch Einsicht, Übung und indem man dem Leben als Freund begegnet; indem man vom Morgen bis zum Abend auf diesen Gedanken kontempliert: »Gegenüber jedem, der mir begegnet, jedem der mich liebt oder haßt, werde ich meine Gedanken in Freundlichkeit üben, ich werde mich darin üben, Sympathie und Liebe zu geben und zu verströmen.« Außer dieser Form von Magnetismus, den man durch dieses beständige Üben erlangt, indem wir das Leben begreifen als das, was es ist, mit all seinen Begrenzungen, seinem Schmerz und seinen Sorgen und Verantwortungen, die es uns aufträgt, erkennen wir, daß es etwas wirklich Wertvolles gibt und das ist unsere Gewißheit darüber, daß wir unser Bestes gegeben haben, um einfühlsam und liebevoll mit den Menschen umzugehen, denen wir tagtäglich begegnen. Wenn es irgendein Gebet, eine Verehrung gibt, eine Religion, dann ist es diese. Denn ist dieses Leben erst einmal zu Ende, gibt es niemanden mehr, den wir erfreuen könnten. Falls es jemanden gibt, der dieser Zuneigung wert ist und dessen Freundschaft es zu gewinnen gilt, dann hier, dann ist es ein anderer Mensch. Wenn man die Freude eines Menschen in der Tiefe versteht, erkennt man darin die ihr innewohnende Freude Gottes.

Der vierte Aspekt von Magnetismus ist Magnetismus selbst. Mangel an Anziehungskraft bedeutet, daß dieser Aspekt lediglich verschüttet ist, denn dieser Magnetismus ist die Seele des Menschen. Um zu definieren, was Seele ist, könnte man sagen, sie sei das Selbst des Menschen. Aber welches Selbst? Das Selbst, das der Verstand nicht kennt. Es gibt eine lustige indische Geschichte über einige Bauern, die das erste Mal in ihrem Leben auf einer Reise sind. Deshalb waren sie sehr umeinander besorgt und beschlossen, am Morgen zu kontrollieren, ob sie auch noch vollzählig seien. Sie waren sehr bestürzt, als sie nur neunzehn zählten, denn sie waren zwanzig Bauern, als sie aufbrachen. Und so versuchte es jeder mit dem Zählen und jeder sagte. »Es sind neunzehn,« und sie konnten nicht herausfinden, wer vermißt wurde, denn alle waren dort. Endlich fanden Sie heraus, daß alle die gezählt hatten, vergessen hatten, sich selbst mitzuzählen. Das ist das Wesen der Seele. Sie kann alles andere erkennen, nur nicht sich selbst. Und der Tag, in dem die Seele sich selbst erkennt, an dem Tag beginnt ein neues Leben, es ist wie eine Wiedergeburt. Es ist die verwirklichte Seele, die wächst, die sich ausbreitet. So lange eine Seele sich ihrer selbst nicht gewahr ist, kann sie nicht wachsen, sich nicht entwickeln. Deshalb beginnt der Mensch erst von dem Moment an wirklich zu leben, an dem seine Seele sich selbst erkennt. Aber es muß uns bewußt sein, daß der Magnetismus einer verwirklichten Seele mächtiger ist als irgendeine Anziehungskraft, die wir uns vorstellen können. Sie ist Kraft, sie ist Weisheit, Friede, Intelligenz, sie ist alles. Es ist dieser Magnetismus, der Körper und Geist heilt; und es ist dieser Magnetismus, der denjenigen wieder aufhilft, die in Schwierigkeiten geraten sind, die Schmerzen und Sorgen haben. Und ebenso ist es dieser Magnetismus, der andere aus ihrer Verwirrung befreit, aus ihrer Dunkelheit und durch ihn versprühen erleuchtete Seelen ihre Liebe und ziehen alle anderen in ihren Bann. Es war dieser Magnetismus, der Christus zu den Fischern sagen ließ: »Folgt mir und ich werde euch zu Fischern von Menschen machen.« Durch diesen Magnetismus konnten Menschen wie Buddha, Moses, Christus und Mohammed die Menschheit mitreißen. Die Menschheit hat sie während all der Jahrhunderte nicht vergessen. Es ist ihre starke Anziehungskraft, die selbst noch, als sie diese Welt verlassen hatten, einen Bund der Brüderlichkeit,

Sympathie und Freundschaft zwischen Millionen und Abermillionen von Menschen bewirkt. Die enorme Macht, die diese seelische Anziehungskraft verleiht, zeigt auf ihren göttlichen Ursprung. Sie beweist, daß es etwas gibt, was hinter der sichtbaren Welt liegt.

XIV. DIE MACHT IN UNS

In Büchern über Asien liest man oft Geschichten von den verschiedensten Wundern, die große Seelen dort vollbracht haben sollen, und man fragt sich, ob diese Geschichten wahr sind. Man hört, daß es Menschen gibt, die Dinge wissen, die entfernt geschahen, die ihre Gedanken über weite Distanzen zu jemandem senden können und von anderen, die Dinge erschaffen können, die Materie aus dem Nichts hervorbringen können, oder die Dinge verschwinden lassen können. Man hört oder liest sogar von Menschen, die den Regen beeinflussen oder die Massen entsprechend ihrem Willen befehligen können. Wir hören von Menschen die in einem Moment inspirieren, von Menschen, die Seuchen verhindern und Wunder in Kriegen vollbringen können. Zweifellos gibt es unter ihnen viele Schwindler, aber wo immer man auf Wahrhaftigkeit trifft, gibt es auch die Scharlatanerie, die sich darüber lustig macht. Dennoch bleibt die Wahrheit immer dieselbe. Es gibt Geschichten von all den Wundern und Phänomenen in Asien. Viele von diesen Geschichten handeln ohne Zweifel von Schwindlern, die durch Zaubertricks oder Hypnose scheinbare Wunder vollführen. Aber es gibt andere, die echt sind. Sie vollbringen Wunder während ihres Lebens, und andere Menschen bezeugen dies. Aber eine solche lautere Seele brüstet sich niemals mit ihren Wundertaten, noch sucht sie nach derartiger Macht; diese Kräfte sind einfach da. Normalerweise sind sich Menschen, die eine solche Kraft besitzen, dieser überhaupt nicht bewußt. Wenn sie ihrer gewahr werden, dann sind sie in der Lage, Außergewöhnliches zu vollbringen.

Es gibt zwei Arten von Macht: die eine wird in der Sufi-Terminologie *Kaza* genannt, die andere *Kadr*. Die eine ist individuelle Macht und die andere die göttliche. Die individuelle Macht befähigt uns, alles zu tun und zu erreichen, so lange es in Übereinstimmung mit der göttlichen Macht ist. Arbeitet jedoch die individuelle Macht gegen die göttliche, dann spürt der Mensch sehr schnell, wie seine Kraft nachläßt, er ist nicht mehr fähig, Dinge zu Ende zu bringen. Deshalb versuchen die wahren Meister zuerst, Gott zu erfreuen, im Einklang mit dem Willen Gottes zu leben. Und so wie jemand ein bestimmtes Spiel oder eine bestimmte Sportart lernt und herausfindet, wie er damit umzugehen hat, so wird dem Menschen, der seinen ganzen Geist darauf richtet, immer im Einklang mit der göttlichen Macht zu handeln, durch Gottes Willen geholfen.

Oft haben die Menschen den Willen Gottes mißverstanden. Sie denken, was sie selbst als gut erachten, sei der Wille Gottes und was sie als schlecht ansehen, könne nicht dem Willen Gottes entsprechen. Aber ihre Vorstellungen von Gut und Böse haben nichts mit der Macht Gottes zu tun; denn Gottes Ansichten sind von denen des Menschen verschieden. Der Verstand des Menschen erreicht nur die Peripherie, Gott hingegen erfaßt alles.

Dennoch fragen wir uns, ob wir nicht alle ein Teil Gottes sind, ob wir nicht Atome seines Seins sind; warum verstehen wir nicht, warum wissen wir nicht unmittelbar, was in Übereinstimmung mit dem Willen Gottes ist und was nicht? Die Antwort ist, daß jedes Atom unseres Körpers sich seiner selbst bewußt ist. Wenn wir einen Schmerz im Finger verspüren, fühlt ihn nicht das Ohr, und wenn unser Zeh schmerzt, merkt die Nase nichts davon, nur der Zeh fühlt ihn. Aber in beiden Fällen ist es der Mensch als ganzes, der diese Empfindung hat.

Der Mensch lebt in der engen Welt, die er sich selbst geschaffen hat. Dementsprechend beurteilt er, was gut oder schlecht ist und seine Interessen richtet er darauf ein. Deshalb ist es ihm so lange nicht möglich, in Übereinstimmung mit dem Willen Gottes zu handeln, bis er es zu seiner Gewohnheit macht, Gottes Willen zu folgen.

Was ist der Mensch? Ist er lediglich ein Körper? Nein, der Mensch ist auch Geist und Seele. Und folglich ist die Macht des

Menschen umfassender als die Macht der Sonne, denn die Sonne, die wir sehen, ist nur ein Körper. Der Mensch hingegen ist Körper, Geist und Seele. Sobald der Mensch sich dieser seines Körpers, seines Geistes und seiner Seele bewußt ist, erstrahlt seine Kraft stärker als die der Sonne. Denn die Sonne ist die Manifestation des Lichtes, aber der Mensch trägt alles Licht in sich. Der Körper des Menschen ist helles Licht, ein Licht, das so mächtig ist, daß alles, was sonst noch im Universum existiert, von diesem Licht der menschlichen Existenz überstrahlt wird. Es gibt nichts Existierendes, was unsichtbar bliebe, nur daß manchmal etwas, dessen Gestalt deutlicher ist, etwas anderes überdeckt. Es ist der Glanz des menschlichen Körpers, der so machtvoll ist, daß er andere Wesenheiten des Raumes verbirgt. Tatsächlich sind sie alle wahrnehmbar, aber das Strahlen der menschlichen Form übertrifft alles andere und verdeckt Dinge, die im Vergleich zum Menschen unscheinbarer sind. Wenn wir uns das Leben unter diesem Gesichtspunkt ansehen, dann gibt es nichts, was unsichtbar wäre; es gibt lediglich Dinge, die unsere Augen nicht sehen können, aber das bedeutet nicht, daß diese Dinge keine Form haben.

Daneben ist dem menschlichen Geist eine noch größere Macht zu eigen, und das ist die Macht des Willens, des Verstandes, die eine Veränderung der Bedingungen und Umstände bewirken kann. Diese Kraft hat Macht über die Materie, über Dinge, über Geschehnisse; sie kann auf so wunderbare Weise wirken, daß es kaum erklärbar ist. Die Macht des Geistes kann Massen in ihren Bann ziehen, wie die folgende Geschichte über Mohammed zeigt.

In einem der großen Kriege, die der Prophet führen mußte, wurde seine ganze Armee besiegt und nur zehn oder fünfzehn Freunde standen dem Propheten noch zur Seite, alle anderen waren tot, verwundet oder davongelaufen. Da wandte sich der Prophet an seine Leute, sah, daß sie verzweifelt und niedergeschlagen waren. Also sagte er: »Seht, vor uns steht eine Armee und hier sind wir, fünfzehn Männer. Ihr habt keine Hoffnung mehr; ihr müßt euch zurückziehen. Aber ich, ich werde hierbleiben, egal ob ich siege oder hier auf dem Schlachtfeld mein Leben lassen werde.

Geht nun also. Viele von euch sind schon geflohen, so geht ihr nun auch.« Sie aber antworteten: »Nein, Prophet, wenn dein Leben hier endet, dann wollen wir zuerst sterben. Was bedeutet denn unser Leben! Wir werden unser Leben zusammen mit dir, unserem Propheten, geben. Wir haben keine Angst vor dem Feind.« Da warf der Prophet sein Schwert fort, das er in der Hand trug, beugte sich nieder und sammelte einige Steinchen von der Erde und warf sie auf die feindliche Armee. Die Soldaten liefen und liefen und wußten nicht, was da hinter ihnen war. Es waren nur ein paar Steine, aber was sie sahen, waren riesige Geschosse und so rannten sie um ihr Leben.

Das nennen wir Macht, so enorm kann die Macht eines Menschen sein. Diese Macht richtet sich nicht nur auf Dinge, sondern schließt auch andere Wesen mit ein. Es ist nur ein klein wenig dieser Macht, die der Dompteurs in einem Zirkus benutzt, um den Elefanten in Bewegung zu setzen und Tiger und Löwen zum Tanzen zu bringen. Ist seine Macht größer, braucht er die Tiere nur anzuschauen und sie handeln nach seinem Wunsch.

Wenn in der Geschichte von Daniel erzählt wird, wie er in die Höhle der Löwen geht und die wilden Tiere bezähmt, so daß sie zu seinen Füßen liegen, dann ist dieses ebenso diese spirituelle Macht. Es zeigt, was für eine Macht dem Menschen innewohnt, von der er nichts ahnt, der er sich nicht bewußt ist und die er auch nicht versucht, zu entwickeln. Er blockiert sich selbst mit diesem wunderbaren Privileg und Segen, den Gott gegeben hat. Und mit seiner begrenzten Macht arbeitet er in der Welt für Geld. Aber am Ende bleibt weder das Geld, noch hat er je diese wunderbare Macht kennengelernt. Macht ist zum großen Teil vom Bewußtsein und der Haltung des Geistes abhängig. Ein Gefühl der Schuld kann Löwen in Kaninchen verwandeln. Sie verlieren all ihre Kraft, sobald sie sich schuldig führen; und so ist es auch mit den Menschen. Wenn jemand beeindruckt ist, von dem was andere denken, wenn dieser Eindruck bei ihm Enttäuschung, Mißmut oder Scham auslöst, nimmt seine Macht ab. Aber wenn er von einem Gedanken, einer Empfindung oder einer Handlung inspiriert wird, dann gewinnt er Macht.

Es ist die Macht der Wahrheit, die uns stärkt. Außer jenen, die um die Wahrheit wissen, gibt es auch Menschen, die sich der Wahrheit nicht bewußt sind, die aber dennoch, weil sie recht denken, eine gewisse Macht haben, die Macht der Aufrichtigkeit. Nur wenige verstehen, welche Macht Aufrichtigkeit hat. Ein unaufrichtiger Mensch, auch wenn er physisch stark ist und einen ausgeprägten Willen hat, wird immer durch seine eigene Unehrlichkeit behindert. Sie frißt sich wie Rost in ihm fest. Menschen, die Großes bewirkt haben in ihrem Leben, welchen Verlauf auch immer es genommen haben mag, vermochten es nur mit Hilfe dieser Macht der Wahrheit, der Aufrichtigkeit, der Ernsthaftigkeit und der tiefen Überzeugung zu vollbringen. Wenn all dies fehlt, dann ist auch keine Macht in unserem Handeln. Was dem Menschen die Macht raubt, ist der Zweifel. Sobald jemand denkt: »Ist es so oder nicht? Wird es geschehen oder nicht? Ist es richtig oder nicht?« - dann wird er machtlos. Und diese Haltung wirkt ansteckend auf alle anderen Menschen, die ihn umgeben. Sie können voller Begeisterung und Hoffnung sein - wenn Sie auf eine Person treffen, die im Zweifel verstrickt ist, kann sie Sie so sehr mit ihrer Dunkelheit beeinflussen, daß Sie im selben Boot enden. Zweifel beraubt uns des Mutes, der Hoffnung und des Vertrauens.

Es gibt drei verschiedene Grade bei verwirklichten Menschen. In Sanskrit werden sie *Atma*, *Mahatma* und *Paramatma* genannt; mit anderen Worten: eine heilige Person, eine göttliche Seele und eine allmächtige Seele. Diese Personen unterscheiden sich folgendermaßen: Ein heiliger, erleuchteter Mensch hat fünf verschiedene Fähigkeiten. Diese Fähigkeiten sind magnetischer Art. Die erste Fähigkeit besteht darin, einen Körper wiederzubeleben. Die nächste ist eine brillante Intelligenz; die dritte Macht ist das Vertiefen der Liebesfähigkeit in seinem Herzen, die vierte besteht darin, Einsichten tief und ätherisch zu machen, und die fünfte Fähigkeit ist die Vereinigung mit Gott. In diesem fünften Aspekt zeigt sich die größte Macht einer erleuchteten Seele.

Diese Macht kann auch wieder in zwei unterschiedliche Aspekte unterteilt werden: die Macht der Einsicht und die Macht des

Willens. Die Einsicht allein handelt nicht, sie nimmt nur wahr, sie ist eine passive Macht. Jemand, der tiefe Einsicht in die Dinge hat, kann die menschliche Natur verstehen. Er kann in die Herzen anderer schauen, in die Seele einer anderen Person, in sein Leben, in sein Geschick, in seine Vergangenheit, Gegenwart und Zukunft. Was ist es, daß ihn inspiriert? Was sieht er? Es scheint, als verstünde er die Sprache der Natur, die Sprache des Lebens, als könne er aus den Formen, den Eigenschaften, den Bewegungen, aus der Atmosphäre, den Gedanken und Gefühlen lesen. Denn alles hat eine bestimmte Schwingung, eine bestimmte Neigung. Deshalb bedeutet Einsicht, die Sprache des Lebens zu verstehen. Und eine derart erleuchtete Seele hat einen viel tieferen Einblick in das Wesen eines Menschen als dieser selbst. Denn jedermann ist verblendet durch seine eigenen Angelegenheiten. Wenn man es ihm sagt, mag er es selbst sehen, aber sagt man es ihm nicht, bleibt es ihm verborgen. Es ist, als ob das Wissen um das eigene Selbst in ihm vergraben ist.

Wie aber entsteht eine solche Wissenschaft? Am Anfang zumindest steht wiederum die Einsicht. Dadurch wird anderes vervollkommnet; diese Wissenschaft, die ihre Quelle in der Intuition hat, ist Einsicht. Die großen Erfinder dieser Welt haben diese Einsicht in Dinge. Sie mögen es selbst nicht glauben, aber sie haben diese Einsicht. Sie dringen tief ein in das Objekt und seinen Zweck und machen dann entsprechend Gebrauch davon. Auf diese Weise nutzen sie ihre Einsicht zu wissenschaftlichen Erfindungen. Wären sie sich ihrer Fähigkeit bewußt, könnten sie mit Hilfe dieser Einsicht noch viel Größeres bewirken.

Bei den Mahatmas verhält es sich anders. Sie haben nicht nur magnetische Macht, sondern einen göttlichen Instinkt, göttliche Inspiration. Viele Geschichten werden über das fruchtbare Wirken der Mahatmas erzählt. Eine davon ist besonders interessant und zeigt, was diese Macht ausrichten kann.

Einst wurde ein Prinz aus seinem Land verwiesen, weil sein Vater mit seinem Verhalten nicht einverstanden war. Er verließ sein Land und lebte lange Zeit in den Wäldern und folgte dort einem Guru, einem Lehrer, so daß er sich spirituell entwickelte.

Als die Zeit kam, wo er in die tiefsten Geheimnisse eingeweiht werden sollte, fragte der Guru: »Mein Schüler, hast du irgendwelche Verwandte?« Der Prinz antwortete: »Ja, ich habe Vater und Mutter.« Der Lehrer forderte ihn auf: »Dann mußt du zuerst zu ihnen gehen und ihren Segen für deine Einweihung erbitten. Denn du wirst ein Leben in Einsamkeit führen müssen.« Der Lehrer beabsichtigte, dem Schüler noch einmal alle Möglichkeiten des weltlichen Daseins nahezubringen, und wenn er solch ein Leben nicht wollte, könnte er zurückkommen. Der Schüler war in seiner geistigen Entwicklung so weit vorangeschritten, daß er kein Verlangen verspürte, seine Eltern zu sehen. Aber da sein Guru ihn dazu aufforderte, fügte er sich. Als er das Königreich erreichte, ging er zunächst in den Garten, wo er aufgewachsen war und der jetzt vernachlässigt dalag. Nichts wuchs dort mehr. Es setzt sich nieder und war sehr traurig, seinen Garten so zu sehen. Er füllte Wasser in seinen Krug und goß nach beiden Seiten, so daß die Pflanzen neu erblühten.

Und so verbreitete sich die Nachricht im ganzen Königreich, daß ein Heiliger gekommen sei und daß der einstige Garten binnen weniger Tage wieder erblühte. Auch den König erreichte die Nachricht. Er ging zu seinem Sohn und bat ihn, das Königreich und die Regierung des Landes zu übernehmen. Aber der Prinz lehnte ab und ging fort.

Die Geschichte ist ein Beispiel für die kreative Macht eines Weisen; sie zeigt, wie schöpferisch die Seele eines Mahatmas ist. Es ist nicht wahr, daß man Mahatmas nur in abgeschiedenen Höhlen des Himalayas findet und daß man sie nicht inmitten der Welt treffen kann. Man kann sie überall finden, in einem Palast, ausgestattet mit allen Reichtümern und Komfort, ebenso wie an abgelegenen Plätzen. Sie können sich in jeglicher Situation oder Position befinden. Aber was von ihnen ausgeht, ist ein kontinuierlicher Einfluß von schöpferischer Macht. Sie bilden einen Schutz gegen Krankheiten und Seuchen, Kriege und Zerstörung. Ihre schöpferische Macht hilft anderen Menschen sich zu entfalten. Heute sind die Menschen bereit zu glauben, daß ein Premierminister oder ein großer Staatsmann so etwas vollbringen könnte, daß er das Land aus dem Elend erretten könnte, die Staatsgelder mit Voraussicht verwalten könnte oder das Land gegen Gewalt von außen zu schützen vermöchte; aber eine große Seele, die im Verborgenen wirkt, kann einen viel bedeutenderen Einfluß auf das ganze Land haben. Dies wird bezeugt von Millionen von Menschen, die in Asien in den verschiedenen Jahrhunderten gelebt und von göttlichen Seelen berichtet haben, deren Einfluß sich über das ganze Land verbreitete und die Menschen über ihr Schicksal erhob.

Der dritte Typ eines Weisen ist der Paramatma, der Allmächtige. Er überragt alle anderen; er ist eigentlich kein Mensch mehr, er ist gottbewußt. Wir alle sind das, dessen wir uns bewußt sind. Ein Mensch, der im Gefängnis sitzt, ist sich des Gefängnisses bewußt. Ein anderer, der eine Menge Geld auf der Bank besitzt, sich aber dessen nicht bewußt ist, ist arm trotz seines Wohlstandes. Wir besitzen nur das, dessen wir uns bewußt sind. Deshalb hängt es von unserem Bewußtsein ab, ob wir uns als bedeutend oder minderwertig fühlen. Sogar den Zustand der Erleuchtung zu erlangen, liegt nur in einem veränderten Bewußtsein. Nicht, was ein Mensch Gutes oder Schlechtes getan hat, zählt. Es gibt viele rechtschaffene Menschen, die aber dennoch nicht immer wissen, was sie selbst sind.

Daneben gibt es Menschen, die an Gott glauben, andere, die Gott lieben und wieder andere, die sich in Gott verlieren. Diejenigen, die an Gott glauben, sind auf der Erde, während Gott für sie im Himmel weilt. Für diejenigen, die Gott lieben, ist er unter ihnen, von Angesicht zu Angesicht. Und diejenigen, die sich in Gott verlieren, haben zu ihrem wahren Selbst gefunden. Sie sind Gott. Ich weiß von einem solch Gottbewußten, der einmal durch die Straßen von Baroda ging, wo ein Gesetz herrschte, das niemandem erlaubte, nach zehn Uhr abends auf die Straße zu gehen. Dieser Weise lief nun dort herum ohne ein Bewußtsein für die Zeit. Ein Polizist fragte ihn: »Wohin gehen Sie?« Aber der Weise hörte ihn nicht. Vielleicht befand sich sein Geist in weiter Ferne. Aber dann hörte er die Polizisten fragen: »Bist du ein Dieb?« und er lächelte und antwortet: »Ja.« Der Polizist brachte ihn auf die

Wache und ließ ihn dort die ganze Nacht hindurch sitzen. Am Morgen kam sein Vorgesetzter und fragte nach dem, was sich in der Nacht zugetragen habe. Der Polizist berichtete: »Ich habe einen Dieb gefangen. Ich fand ihn auf der Straße.« Als der Vorgesetzte ging, um sich den Mann anzusehen, erkannte er sofort, daß dieser ein heiliger Mann war, den alle Menschen sehr verehrten. Er bat den Weisen um Verzeihung. »Aber,« fragte er, »warum haben Sie auf die Frage des Polizisten geantwortet, sie seien ein Dieb?« Die Antwort war: »Was bin ich nicht? Ich bin alles.«

Wir versuchen, spirituell zu werden, unser Bewußtsein zu entwickeln. Aber wenn man uns beleidigt, dann reagieren wir mit Ablehnung. So lange uns jeder schmeichelt, sind wir glücklich, uns alle diese angenehmen Komplimente zu eigen zu machen. Aber sobald jemand uns verletzt, sind wir empört, dann sagen wir: »Das bin ich nicht«. Der Paramatma, die große Seele, die mit Gott vereinigt ist, ist Gottbewußtsein, allumfassendes Bewußtsein. Er betrachtet jedermann als sein eigenes Selbst, ob es sich dabei um einen guten oder schlechten Menschen handelt, einen rechten oder unrechten, er ist dieser Mensch; er schaut auf diese Person als sein eigenes Selbst. Selbst als man diesen Weisen einen Dieb nannte, konnte er sagen: »Ja. Alle Namen sind meine Namen.«

Faßt man all dies einmal zusammen, dann erkennt man, daß Spiritualität nichts mit einem bestimmten Wissen zu tun hat. Spiritualität ist die Erweiterung des Bewußtseins. Je mehr sich unser Bewußtsein ausbreitet, desto vollkommener ist die spirituelle Vision. Und wenn unser Bewußtsein so sehr expandiert, daß es das ganze Universum in seine Umarmung einschließt, dann entsteht das, was wir göttliche Vollkommenheit nennen.

XV. Das Geheimnis des Atems

Jedem ist klar, auch wenn er keine medizinischen Kenntnisse hat, daß der ganze Mechanismus des Körpers stoppt, wenn der Atem aufhört. Das heißt, wie perfekt auch immer der Mechanismus des

Körpers arbeitet, so ist er doch ohne den Atem tote Materie. Mit anderen Worten, was das Lebendige in einem Körper ist, was ihn leben und arbeiten läßt, ist der Atem. Wie wenige erkennen diese Tatsache! Wir benutzen tagtäglich unsere Beine, sind mit den alltäglichen Dingen des Lebens beschäftigt, in unsere Gedanken verstrickt, verfolgen unsere Interessen und ignorieren dabei das Prinzip, auf dem das ganze Leben basiert. Wenn jemand sagt: »Das Gebet ist etwas sehr Wichtiges«, dann denken die Menschen: »Ja, vielleicht ist es das.« Wenn jemand erklärt: »Meditation ist etwas Großartiges,« dann sagen die Menschen: »Ja, da ist etwas dran.« Aber wenn jemand sagt: »Der Atem ist ein großes Geheimnis«, dann ist die Reaktion: »Wieso, darüber habe ich niemals nachgedacht. Ist es wirklich so?«

Nach Meinung der Wissenschaftler ist der Atem Luft, die eingeatmet und wieder ausgeatmet wird. Beim Einatmen erhalten wir Sauerstoff, und beim Ausatmen geben wir Kohlensäure ab. Wenn man dies noch genauer untersucht, findet man heraus, daß der Atem die Lungen und andere mit dem Atem in Verbindung stehende Organe in Bewegung hält, daß Verdauungsgase entstehen und die Verdauung so anregen. Man beginnt, die Kraft des Atems bei physischen Übungen zu nutzen, um den Körper gesund zu erhalten. Seit einigen Jahren wird er auch in Stimmübungen eingesetzt. Tatsächlich ist der Atem selbst Stimme, denn unsere Fähigkeit, Laute von uns zu geben, hängt vom Atem ab. Ebenso beginnen einige Ärzte zu erkennen, daß viele Krankheiten der Nerven, der Lunge oder des Zentralen Nervensystems mit Atemübungen geheilt werden können. Es scheint, als erwache ein neues Bewußtsein für die Kraft des Atems. Und diejenigen, die Atemübungen in Verbindung mit physischem Training für die Verbesserung ihrer Kondition, zur Heilung von Krankheiten oder Schwäche, praktiziert haben, kamen zu wunderbaren Resultaten. So weit ist also die Wissenschaft bisher in Bezug auf den Atem gekommen.

Die mystische Seite des Atems jedoch ist ein völlig anderer Bereich. Der wahrnehmbare Atem, den wir durch unsere Nase beim Ein- und Ausatmen strömen fühlen, ist nur eine Wirkung des

Atems. Es ist nicht der Atem selbst. Denn der mystische Atem ist der Strom selbst, der dieses Ein- und Ausatmen bewirkt. Die Luft können wir wahrnehmen, nicht den Strom selbst, dieser entzieht sich unserer Wahrnehmungsfähigkeit. Es ist eine Art ätherischer Magnetismus, eine feinere Art der Elektrizität, ein ständiger Strom, der die Luft in Bewegung setzt. Das ist es, was die Mystiker *Nafs* nennen, was das Selbst bedeutet. Atem ist das Selbst, das innerste Selbst eines Menschen. Auch das deutsche Wort *Atem* ist abgeleitet von dem Sanskritwort *Atman,* das Seele heißt. Das bedeutet also, wenn es irgendeine Spur der Seele gibt, dann liegt sie im Atem.

Da der Atem das Selbst ist, kann er nicht nur Luft sein, die wir ein- und ausatmen, sondern ist ein Strom, der nach dem, was die Mystiker behaupten, von der physischen Ebene in die tieferen Schichten des Seins eindringt; ein Strom der durch Körper, Geist und Seele fließt und dabei bis ins tiefste Innere des Lebens dringt und wieder heraustritt, ein fortwährender Fluß, beständig von außen nach innen, von innen nach außen sich bewegend. Das gibt eine völlig andere Erklärung des Atems und zeigt eine Bedeutsamkeit, die nur wenige Menschen erfassen. Und dies läßt einen verstehen, daß der Atem der wichtigste Teil des Lebens ist, der bis ins Innerste allen Seins dringt und gleichzeitig die Oberfläche durchströmt, die physische Ebene. Aber die Richtung des Atems ist in einer Dimension, die von der heutigen Wissenschaft nicht erkannt wird, eine Dimension, die nur von den Mystikern als eine »innerliche Dimension« erfaßt wurde.

Einmal hielt ich einen Vortrag in England, und unter den Zuhörern war ein bekannter Wissenschaftler. Nach dem Vortrag kam er zu mir und sagte: »Ich finde es alles sehr interessant. Aber es gibt etwas, was mich verwirrt. Ich kann das Wort 'innerlich' nicht verstehen. Was meinen Sie damit? Wir können nur 'innerhalb des Körpers' verstehen.« Das zeigt die Schwierigkeit, zu einem gemeinsamen Verständnis von Wissenschaft und Mystizismus zu kommen. Eines Tages wird dieses Hindernis überwunden sein. Es ist nur eine vorübergehende Schwierigkeit.

Um Ihnen eine philosophische Erklärung für diese Dimension zu geben, könnte man als Beispiel das Gleichnis der Augen nehmen: was für eine Bewandtnis hat es mit unseren Augen, daß sie einen Horizont über mehrere Meilen in sich aufnehmen können? Die Augen sind so klein, und doch können sie solch einen großen Horizont in sich aufnehmen. Wo ist diese Fähigkeit untergebracht? Sie ist innerlich. Es ist das einzige Beispiel, was man geben kann. Es ist eine Dimension, die sich nicht messen läßt, die aber dennoch vorhanden ist. Diese Fähigkeit des Auges ist keine berechenbare Dimension, aber es ist eine Dimension. Auch der Geist hat eine derartige Dimension. Wir können zwar gründlich nachdenken und tief empfinden; wir können uns des Lebens bewußt sein und hier auch in die Tiefe gehen; aber man kann diese Dimension nicht benennen, denn sie ist abstrakt. Wenn es dafür ein Wort gibt, kann man es »innerlich« nennen. Und durch diese Dimension fließt ein Strom von unserem tiefsten Inneren bis hin zu der äußeren, physischen Ebene, wo er das Leben erhält. Deshalb kann man sagen, daß Atem die Seele ist, und die Seele ist der Atem. Es ist wichtig, daß wir verstehen, daß der Atem beim Ein- und Ausatmen keinen geradlinigen Weg nimmt, so wie man es sich vielleicht vorstellen mag. Der eigentliche Verlauf ähnelt einem Rad, einem Kreis; von den Nasenlöchern aus fließt der Atem in einem Kreis, und das Ende des Kreises ist wieder in den Nasenlöchern.

Den dritten Punkt, den wir in Bezug auf den Atem verstehen müssen, ist, daß er wie eine elektrische Leitung Licht verursachen kann; und so wie Hitze und Licht in ihrer Ausbreitung nicht an ihre Quelle gebunden, sondern auch um die Quelle herum sind, so bewegt sich der Atem nicht nur innerhalb dieses Kreises, sondern strahlt auf alle Teile des Körpers aus.

Ein weiterer beachtenswerter Aspekt ist, daß die jeweilige Richtung, die der Strom des Atems nimmt, unterschiedliche Reaktionen und Ergebnisse im gesamten Organismus verursacht. Jegliche körperliche Reaktion unterliegt dem Spiel des Atems, der in verschiedene Richtungen fließt, jede unserer Handlungen während eines Tages, ob wir nun husten, gähnen, tief aufseufzen, all diese sind verschiedene Tätigkeiten des Atems; daneben ebenso unsere Fähigkeit zu essen und zu trinken und das wieder auszuscheiden, was der Körper nicht braucht - all dies beruht auf den verschiedenen Wirkungsweisen des Atems. Wenn der Atem in einer Richtung behindert ist, dann werden bestimmte Tätigkeiten des Organismus blockiert. Das ist ein Bereich, der von der Wissenschaft und der Medizin noch erforscht werden muß. Und je mehr man darüber herausfindet, um so geringer wird die Notwendigkeit für Operationen und andere fürchterliche Dinge, die Ärzte ihren Patienten antun oder verabreichen müssen. Auch die Tendenz zu Lungenkrankheiten, Schmerzen bei der Geburt und früher Tod könnten vermieden werden, wenn die Wissenschaft des Atems von den heutigen Ärzten verstanden und generell praktiziert würden.

Bildhaft dargestellt ist das Verhältnis von Gott und Seele wie das von der Sonne und ihren Strahlen. Die Strahlen sind nicht getrennt von der Sonne, die Sonne nicht von ihren Strahlen. Dennoch existiert eine Sonne mit vielen Strahlen. Die Strahlen haben keine unabhängige Existenz, sie sind unmittelbar mit der Sonne verbunden. Sie sind nicht von ihr getrennt, und doch erscheinen sie als viele unterschiedliche Strahlen. Die eine Sonne gibt uns die Vorstellung von einem Zentrum. Ebenso ist es mit Gott und den Menschen. Was ist Gott? Der spirituelle Geist, der verschiedene Strahlen projiziert, und jeder Strahl ist eine Seele. So ist also der Atem der Strom, der Strahl, der von der Sonne abstammt, die mit dem Geist Gottes vergleichbar ist. Und dieser Strahl ist Leben. Was ist der Körper? Der Körper ist nur das Gewand für diesen Strahl. Wenn der Strahl sich dieses Kleides entledigt, dann ist der Körper tot.

Dann gibt es ein anderes Gewand, die der Geist ist. Der Unterschied zwischen Geist und Herz ist wie der zwischen der Oberfläche und dem Grund. Auf der Oberfläche des Herzens ist der Geist und in der Tiefe des Geistes ist das Herz. Der Verstand bringt unsere Fähigkeit zu denken zum Ausdruck, das Herz offenbart unsere Gefühle. Dies ist ein inneres Gewand, gewebt aus demselben Strom, den wir Atem nennen. Und wenn dieser

Strom des Atems den Körper verläßt, so existiert er doch fort, denn er hat ein weiteres Gewand, das innerliche Gewand. Das äußere Gewand war der Körper, das innerliche Gewand ist der Geist. Der Atem besteht weiter, und wenn er sich in dem Gewand verliert, der Geist genannt wird, dann ist da noch ein weiteres Gewand, das wir Seele nennen. Denn der Atem durchströmt alle drei Ebenen: Körper, Geist und Seele.
Von diesem Gesichtspunkt aus gesehen, wird man erkennen, daß der Mensch niemals von Gott getrennt wurde, daß der Mensch mit jedem Atemzug Gott berührt. Er ist mit Gott durch den Fluß des Atems verbunden. Es ist, als würde man Wasser aus einem Brunnen heraufziehen, die Hand hält das Tau, und der Krug mit Wasser befindet sich im Brunnen. Der Krug enthält das Wasser, aber wir halten das Tau in Händen. Insofern wie unsere Seele im Geist Gottes ist, so ist sie der Strahl der göttlichen Sonne, dessen anderes Ende der Atem ist. Wir können seine ganze Reichweite nicht erfassen, denn nur der höher entwickelte Teil unserer physischen Existenz hat Zugang zu den verschiedenen Ebenen.' Der Atem kann sie berühren, aber wir können sein Wirken nicht verfolgen. Die physische Tätigkeit des Atems in unserem Körper ist begrenzt, tatsächlich aber verbindet dieser Atemstrom den Körper mit dem göttlichen Geist, er vereint Gott und Mensch in einem Strom.
Auch der zentrale Strom unseres Geistes ist der Atem. Deshalb atmen wir nicht nur durch unseren Körper, sondern auch durch unseren Geist und unsere Seele. So ist auch der Tod nur das Abtrennen des Körpers vom diesem Strom, den wir Atem nennen. Aber selbst, wenn der Körper tot ist, so haftet doch der Geist an diesem Strom; und lebt der Geist, so lebt auch die Person. Das ist ein Beweis für ein Leben danach. Viele werden sagen: »Wie uninteressant, ein Leben nach dem Tod, nicht als ein Individuum, als körperliche Existenz, sondern als Geist!« Aber es ist der Geist, der den Körper hervorbrachte; der Geist genügt viel mehr sich selbst, als wir annehmen. Der Geist ist in einer Sphäre, in welcher er seine eigene Gestalt hat, genau wie der physische Körper nur in der physischen Sphäre existieren kann. Die

Gestalt des Geistes ist genauso zureichend, ja, sogar noch konkreter als die des physischen Körpers, denn der Körper ist begrenzt und unterliegt Tod und Verfall. Die Gestalt des Geistes, die ätherisch ist, besteht fort, denn sie ist nicht abhängig von Nahrung und Wasser, sie wird mehr vom Atem getragen als von irgend etwas anderem. Auch die Grundlage unserer jetzigen Existenz ist hauptsächlich der Atem, auch wenn wir glauben, Brot, Wasser und andere Nahrung würden unseren Körper erhalten. Wenn wir nur begreifen könnten, daß Brot und Wasser nur einen Bruchteil zu unserem Dasein beitragen im Vergleich zum Atem! Wir könnten keine fünf Minuten ohne Atem überleben, aber wir können viele Tage ohne Nahrung auskommen.

Da der Atem von solch großer Bedeutung ist, ja, von größtmöglicher Bedeutung, ist es klar, daß wir nur durch den Atem Ordnung und Harmonie in unseren Körper, unseren Geist bringen können, unseren Körper und Geist miteinander in Harmonie bringen können und diese wiederum mit der Seele. Die Entwicklung des Atems, das Wissen um seine Beschaffenheit, das Praktizieren von Atemübungen helfen uns Klärung über uns selbst zu finden, uns zu harmonisieren, Ordnung in unser Leben zu bringen. Es gibt viele Menschen, die ohne rechte Anleitung Atemübungen praktizieren. Sie üben Jahr für Jahr ohne ein wirkliches Ergebnis. Viele verlieren ihren Verstand, und oft werden kleine Adern des Gehirns und der Brust durch falsches Atmen zerstört. Das ist vielen passiert, weil sie nicht wußten, wie sie richtig atmen sollen. Man muß sehr vorsichtig sein. Man sollte Atemübungen nur korrekt machen oder es sonst lieber ganz lassen.

Man kann nicht alle Vorzüge aufzählen, die rechtes Atmen bewirken kann. Wenn es heute Menschen gibt, die, während sie unter uns weilen, gleichzeitig Zugang haben zu den innersten Ebenen menschlicher Existenz, wenn es Menschen gibt, die in Kommunikation mit höheren Sphären sind, Menschen, die überzeugt von einem Leben nach dem Tode sind und wissen, wie es aussehen wird, dann sind es die, die Meisterschaft über den Atem erlangt haben und nicht diejenigen, die intellektuelle Bücher studieren.

Die Yogis haben durch die Schlange sehr viel über das Geheimnis der Atems gelernt; deshalb betrachten sie die Schlange als ein Symbol der Weisheit. Shiva, der Gott der Yogis, trägt eine Schlange um seinen Hals. Sie ist Ausdruck von Mysterium und Weisheit. In tropischen Ländern, besonders in Indien, gibt es Kobras in den Wäldern, die sechs Wochen lang schlafen. Und dann eines Tages erwacht die Kobra und atmet, weil sie hungrig ist; sie will Nahrung. Ihre Gedanken ziehen Nahrung an, wo immer sie auch sein mag. Der Atem der Kobra ist so mächtig, daß die Nahrung sich willenlos zu ihr hingezogen fühlt, sei es ein Hahn oder ein Reh oder irgendein Tier, sie werden vom Atem der Kobra angezogen. Sogar aus der Luft fliegen die Tiere direkt in ihren Mund. Die Schlange unternimmt keine Anstrengung, sie atmet einfach, öffnet ihren Mund, und die Nahrung kommt. Und dann ruht sie sich wieder sechs Wochen lang aus.
Auch ist die Schlange so stark, daß sie, ohne Flügel zu haben, fliegen und ohne Füße laufen kann. Wenn man nach dem gesundesten Tier sucht, wird man ebenfalls herausfinden, daß es die Schlange ist. Sie ist niemals krank. Bevor sie krank wird, stirbt sie, aber normalerweise ist sie sehr langlebig. Von Menschen, die in tropischen Ländern leben, wird behauptet, daß Kobras sich rächen können, sogar nach zwölf Jahren. Wenn jemand einmal eine Kobra geschlagen hat, wird sie sich daran immer erinnern. Das beweist ihr gutes Gedächtnis. Musik wirkt auf eine Kobra ebenso wie auf einen intelligenten Menschen. Je geringer die Intelligenz eines Menschen, um so weniger wird er Zugang zur Musik haben. Musik steht in enger Beziehung zur Intelligenz. Man kann also erkennen, daß die Kobra alle Zeichen von Intelligenz, Weisheit und Stärke aufweist.
Die Mystiker haben das Leben der Kobra studiert und sie haben wundervolle Dinge herausgefunden. Eines dieser Dinge ist, daß die Kobra keine Energie verschwendet. Vögel fliegen umher, bis sie ermüdet sind, andere Tiere rennen hier und dort herum. Die Kobra dagegen nicht. Sie gräbt sich ein Loch in die Erde und ruht. Sie kennt die beste Art der Entspannung, eine Position, in der sie so lange verweilen kann, wie sie es wünscht. Wir können

das nicht. Wir als menschliche Wesen wissen von allen Kreaturen am wenigsten über die Entspannung. Wir widmen all unsere Aufmerksamkeit der Arbeit, nie der Ruhe, weil wir alles nur in der Arbeit finden, aber nichts in der Ruhe. Das Wirken der Ruhe erkennen wir nicht.
Außerdem ist die natürliche Atemkapazität der Kobra anders, als bei jeder anderen Kreatur. Der Atem fließt als eine gerade Linie durch den Körper. Die Kraft, die aus dem Raum kommt, durchströmt sie direkt und erfüllt sie mit Leichtigkeit und Energie, strahlendem Licht und Macht. Verglichen mit der Kobra sind alle andere Lebewesen unscheinbar. Die Haut der Kobra ist so zart wie Seide, und in einem Moment kann sie ihre alte Haut ablegen und neu sein, so als wäre sie erneut geboren. Die Mystiker haben von ihr gelernt. Sie sagen: »Wir müssen aus unserem Körper herausgehen, wie sich die Kobra aus ihrer Haut schält. Wir müssen uns von unseren Gedanken, Ideen und Gefühlen ablösen, wie die Kobra sich ihrer alten Haut entledigt.« Sie sagen weiter: »Wir müssen fähig sein, rhythmisch zu atmen, unseren Atem zu kontrollieren wie die Kobra. Wir müssen in der Lage sein, lange in einer bestimmten Ruhestellung zu verweilen wie die Kobra. Dann können wir alles vollbringen, was wir uns wünschen.« Ebenso sagt auch Christus: »Sucht zuerst nach dem Königreich Gottes - dann werden euch alle Dinge gegeben.« So wie der Kobra alles gegeben wird, was sie braucht, so könnte auch dem Menschen alles zufließen, was er braucht, wenn er sich darum nicht sorgen würde. Wie auch Sa'di gesagt hat: »Mein Selbst, du sorgst dich so sehr um deine Bedürfnisse, aber wisse, daß der Eine ständig für alles sorgt. Dennoch machst du dir Gedanken, weil es deine Krankheit ist, deine Leidenschaft, ständig darum bekümmert zu sein!«
Wenn wir uns unser Leben anschauen, dann sehen wir, daß es genauso ist. Es scheint in unserer Natur zu liegen, uns um alles mögliche zu sorgen, wir können nichts dagegen tun. Es ist so sehr ein Teil unserer Wesenheit, daß wir anfangen, an unserer Lebendigkeit zu zweifeln, wenn wir nicht um irgend etwas besorgt sind. Daher haben die Mystiker seit Tausenden von Jahren Kon-

trolle über ihren Atem geübt, ihn im Gleichgewicht gehalten, seinen Rhythmus erforscht, seine Ausdehnung, Verlängerung, Erweiterung und Zentrierung praktiziert. Durch ihre Experimente haben sie Großes vollbracht. Alle Sufis in Persien, in Ägypten, in Indien waren große Meister in der Beherrschung des Atems; und es gibt einige Meister, die sich ihrer spirituellen Verwirklichung mit jedem Atemzug bewußt sind. Mit jedem Ein- und Ausatmen sind sie sich des Grades ihrer Verwirklichung bewußt. Für einen Menschen, der weiß, wie er mit seinem Atem arbeiten kann und der nicht zu träge ist, gibt es nichts, was zu erreichen ihm unmöglich wäre. Nur erfordert es einige Anstrengung. Es ist nicht nur eine Angelegenheit des Wissens und der Theorie, sondern es erfordert auch tiefes Verständnis. Deshalb betrachten auch die Mystiker, die Adepten, den Atem nicht als eine Wissenschaft oder eine Übung. Für sie ist es etwas sehr Heiliges, so heilig wie Religion. Und diese Art, mit dem Atem umzugehen, kann nur von einem Lehrer übermittelt werden.

Aber darin besteht eine große Schwierigkeit. Während meiner Reisen habe ich oft erlebt, daß, wenn ich über diese Dinge gesprochen habe, die Menschen mit vorgefaßten Ideen kamen. Sie sind zwar gewillt zu lernen, aber sie lehnen Disziplin ab. In der Armee gibt es diese Disziplin; in der Fabrik, in den Büros gibt es eine Disziplin, im Studium an der Universität, in anderen Bereichen des Lebens, aber wenn es um Spiritualität geht, verweigern die Menschen jegliche Anstrengung. Sie achten sie scheinbar so wenig, daß sie ihnen ein Opfer nicht wert ist. Weil sie nicht wissen, wohin sie das alles führen wird, haben sie kein Vertrauen. Außerdem existiert Verwirrung über hier und dort auftauchende falsche Methoden, und manche Menschen ziehen materiellen Nutzen aus dem, was eines der heiligsten Dinge ist. Auf diese Weise wird eines der höchsten Ideale auf die unterste Ebene erniedrigt. Und es ist an der Zeit, daß die wahre Lehre verbreitet wird, daß sie ernsthaft erforscht, erfahren und durch Übung realisiert wird.

XVI. Das Mysterium des Schlafs

Es ist sehr schwierig, genau darzustellen, in welch einem Zustand wir uns befinden, wenn wir schlafen. Denn wenn wir über die Frage nachdenken, dann finden wir heraus, daß wir uns immer in einem Zustand des Schlafes und des Wachseins befinden. Der Unterschied liegt in der besonderen Sphäre, deren sich der Mensch im Wachzustand bewußt ist, die den Menschen sagen läßt: »Ich bin wach,« Wenn diese Sphäre von seinem Bewußtsein nicht wahrgenommen wird, dann sagt er: »Ich schlafe.« In Wirklichkeit sind also Schlaf und Wachzustand nichts anderes, als daß sich unser Bewußtsein mal auf die eine, dann auf die andere Seite wendet, von einer Sphäre oder Ebene in eine andere wechselt. Deshalb gehen die Mystiker davon aus, daß der Mensch niemals schläft. Obwohl die Seele dem Körper weit überlegen ist, werden doch der Charakter und die Natur der Seele über den Körper ausgedrückt.

Wenn der Mensch sich einer Seite zuwendet, kann er sich nicht gleichzeitig ihres Gegensatzes bewußt sein. Dies zeigt, daß die Fähigkeit zu sehen und sich darüber bewußt zu sein, was man sieht, sich nur auf eine Sache zur Zeit richten kann. Die Vorstellung von musikalischem Klang, die lange Zeit in Asien vertreten wurde und heute von Wissenschaftlern im Westen erkannt wird, ist, daß unser Ohr nur einen Ton zur Zeit wirklich voll wahrnehmen kann, nicht zwei oder drei. Das gleiche gilt auch für unsere anderen Sinne. Alles andere entgeht unserem Bewußtsein; und um eine bestimmte Seite zu betrachten, müssen wir uns ihr zuwenden, mit anderen Worten, wir müssen unsere Fähigkeit zu schauen ausschließlich auf diese eine Seite ausrichten.

Das liegt nicht nur in der Natur des Körpers, sondern auch in der Bedingung des Geistes. Der Geist kann seine volle Aufmerksamkeit nicht gleichzeitig auf zwei Dinge richten. Wenn der Geist vollständig von einem bestimmten Gedanken beansprucht ist, von einer Vorstellung, dann sind die äußeren Sinne zwar offen, aber ihr Wirken ist nur oberflächlich. Wenn ein Dichter über einen Vers nachdenkt, sind seine Augen zwar offen, aber er sieht nicht, und wenn er etwas sieht, während er denkt, dann ist es nur wie ein sich bewegendes Bild. Es entstehen so viele Bilder nacheinander, daß sie eine kontinuierliche Folge zu bilden scheinen. Wenn der Geist aufhört zu arbeiten, beginnt das Auge zu sehen, und wenn die Augen arbeiten, hört der Geist auf zu denken. Das erscheint uns als ein Vorgang, aber es sind getrennte Handlungen des Geistes und der Sinne. Jeder erlebt seinen Wachzustand als etwas sehr Eigenes, Individuelles, sowie auch der Schlaf von jedem anders erlebt wird. Manche Menschen schlafen sehr schnell ein, fallen in einen tiefen Schlaf. Andere verbleiben in einem Halbschlaf und wieder andere nehmen alles um sich herum wahr, obwohl sie schlafen. Das zeigt, daß der Grad des Schlafes eine jeweils andere Erfahrung ist und sich nicht einfach klassifizieren läßt.

Auch der Wachzustand ist bei allen Menschen individuell verschieden. Wenn viele Menschen sich in einem Raum befinden, so kann der eine sehr viel mehr seiner Umgebung gewahr sein als ein anderer. Fünf Menschen können gleichzeitig die dieselbe Musik hören, doch jeder wird sich ihrer auf unterschiedliche Weise bewußt sein. Jeder wird sie auf seine Art genießen, und sie wird bei jedem etwas anderes hervorrufen. Hier wird deutlich, wie sehr Körper und Geist Transportmittel oder Instrumente sind, durch die die Seele das Leben erfährt, die Seele als der Teil unseres Seins, der Bewußtheit erlangt mit Hilfe von Körper und Geist. Deshalb ist die Seele für den Mystiker eine Art beständiger Zeuge von dem, was durch Körper und Geist erfahren und aufgenommen wird. Für ihn ist dies das wirkliche Sein, und er definiert es als das Selbst oder als seine Seele. Im Kontext der Sufis nennt man es *Ruh*, in der Sanskrit- oder vedischen Literatur wird es *Atman* genannt, das wahre Sein des Menschen. Durch die Erfahrungen, die Körper und Geist während des Lebens machen, wird dieser Atman oder die Seele irregeleitet, und diese Verwirrung bewirkt, daß sie ihr Bewußtsein für das reine Selbst verliert, so wie es nur natürlich ist, wenn ein Mensch, der in Lumpen gekleidet ist, von sich selbst glaubt, er sei arm. Er wird niemals bedenken, daß nur sein Gewand armselig ist. Bewegt er sich hingegen in einem wunderschönen Palast, fühlt er sich groß und realisiert nicht, daß es nur der Palast ist, der groß ist, mehr als er selbst.

Das zeigt, daß der Mensch nicht zu dem in Verbindung steht, was er in Wahrheit ist, sondern zu dem, was er zu sein glaubt. Die Seele ist niemals krank, aber wenn sie sich der Krankheit des Körpers bewußt wird, sagt der Mensch: »Ich bin krank,« weil er nicht in der Lage ist, seinem eigenen Bewußtsein sein wahres Selbst zu zeigen. Sowie die Augen sich nicht durch sich selbst sehen können, obwohl sie die Fähigkeit haben, alles um sich herum zu schauen, so kann auch die Seele sich nicht selbst erkennen, außer sie ist sich all dessen bewußt, was sich in ihr reflektiert. Die Seele ist weder arm noch reich, noch ist sie freudig oder traurig. Dies sind nur Erfahrungen, die sie reflektiert. Und da sie sich nicht selbst erkennen kann, identifiziert sie sich mit den jeweiligen Inhalten des Bewußtseins, und der Mensch lebt sein Leben in diesem Bewußtsein. Er ist in jedem Moment das, worüber er sich bewußt ist. In ihm angenehmer Umgebung fühlt er sich wohl, passiert ihm ein Unglück, leidet er. Weder Freude noch Leid können sich für immer in die Seele einprägen, denn die Natur der Seele ist wie die eines Spiegels: alles wird zwar von ihr reflektiert, aber nichts bleibt in ihr bestehen. Bewegt sich der Mensch, der zuvor vor dem Spiegel stand, von ihm fort, dann erscheint der Spiegel wieder so klar wie vorher, und so ist es mit der Seele.

Um es deutlicher zu machen, haben die Mystiker die Erfahrungen des Bewußtseins in fünf verschiedene Zustände unterteilt. Das, was uns am bekanntesten ist, ist der Wachzustand, in dem die Seele durch Körper und Geist erlebt. Diesen Zustand nennen die Sufis *Nasut*, und in den vedischen Schriften wird er *Jagrat* genannt. Da die Seele nur das in Betracht zieht, was sie durch die Sinne mit Hilfe des Geistes erfährt, liegt der Grund dafür, daß viele Menschen weder an die Seele, noch an ein Leben danach, noch an Gott glauben, darin, daß die Seele eben nur mit dieser einen Sphäre vertraut ist, und das ist die Sphäre, die sie mit Hilfe von Körper und Geist wahrnehmen kann.

Eine intellektuelle Person entwickelt ihr Bewußtsein außerdem auf einer anderen Ebene, die von den Sufis *Malakut* genannt wird, in der vedischen Terminologie *Swapna*. Dieser Zustand kann auf zwei unterschiedliche Arten erfahren werden. Zum ersten, wenn ein Mensch so sehr in seine Gedanken vertieft ist, daß er seiner Umgebung nicht mehr gewahr ist. Alles, was er in diesem Moment sehen kann, ist dieser Gedanke, diese Vorstellung, in die er versunken ist. Dieser Zustand ist unabhängig vom Körper, unempfindlich für seine Erfahrungen von Freude oder Leid.

Ein Mensch, der in der Lage ist, Freude und Leid derart zu erfahren, daß sie sein Bewußtsein erheben, kann den Himmel in sich selbst erschaffen. Große Dichter, Denker, Schriftsteller, die in ihrem Leben durch viele schwierige Phasen gehen mußten, Armut, Unverständnis, Ablehnung ertragen mußten, führten trotzdem ein glückliches Dasein, weil sie fähig waren, sich selbst auf eine Ebene des Bewußtseins zu begeben, wo sie all die Freude, die Schönheit und Annehmlichkeit genießen konnten, wozu der gewöhnliche Mensch nur Zugang hat, wenn er sie auf der physischen Ebene erfährt. Und wenn der Mensch den Schlüssel zu dieser Ebene in Händen hält, dann ist er ein Meister über sein zukünftiges Leben.

Reflektiert das Bewußtsein eines Menschen den Himmel, dann erlebt er den Himmel; und wenn das Bewußtsein des Menschen von Qualen und Schmerzen beherrscht wird, dann lebt er an einem Ort des Leids. Wir selbst erschaffen Himmel oder Hölle in uns. Wieviel Menschen sehen wir, die an ihrer Krankheit festhalten, weil sie die ganze Zeit darüber nachdenken, ihr Bewußtsein damit füllen; wir können erkennen, daß viele längst hätten von ihren Schmerzen geheilt werden können, würde ihr Bewußtsein nicht im Leid verharren, das ihnen als immerwährend erscheint. Nichts gehört wirklich zu uns, es sei denn wir halten daran fest. Aber wenn wir an bestimmten Inhalten gewohnheitsmäßig festhalten, ohne ihre Natur zu verstehen, beginnen sie, uns zu beherrschen, und wir werden ihr Sklave. So ist es mit den Sorgen und Ängsten, mit denen die Menschen ihr Bewußtsein füllen. Viele behaupten: »Ich kann nicht vergessen«, weil sie es sich immer wieder vorstellen. Es bedeutet nicht, daß ein Mensch nicht wirklich fähig wäre zu vergessen, sondern, daß er daran festhält, daß er nicht loslassen will. Wenn er doch erkennen könnte, daß nicht irgend etwas ihn festhält, sondern daß er es selbst ist, der es festhält, seien es nun bestimmte Erinnerungen, unangenehme, leidvolle Erfahrungen, tiefe Schmerzen, Ängste, Sorgen, die sich in dem Menschen festgesetzt haben und die sein Bewußtsein reflektiert. Seine Seele ist ihrer Natur nach völlig erhaben darüber. Das alles ist eine Illusion, deren Platz unterhalb der Seele ist, nicht darüber, so lange der Mensch sie nicht mit eigenen Händen erhebt und sie sich anschaut.

Betrachten wir die Psychologie von Niederlage und Erfolg, dann sehen wir, daß Niederlage auf Niederlage folgt. Und weshalb? Weil ein Bewußtsein, das Erfolg reflektiert, auch Erfolg hervorbringt, und jede Handlung, die von einem solchen Bewußtsein ausgeht, produktive Aktivität erzeugt. Wenn also ein Bewußtsein dieses Vertrauen auf Erfolg hat, dann wird sich dies auf der materiellen Ebene ausdrücken. Wenn sich jedoch das Gefühl von Versagen im Geist eingeprägt hat, dann werden sich diese Niederlagen tatsächlich beständig fortsetzen.

Pessimistische Menschen, die sich an eine Arbeit begeben wollen, sagen oft, entgegen ihren Wünschen: »Ich werde es tun, aber ich glaube nicht, daß ich es schaffen kann.« So behindern sie sich selbst auf ihrem Weg. Der Mensch weiß nicht, daß jeder Gedanke sich in seinem Bewußtsein und dessen Schwingung einprägt. Gemäß dieser Schwingungen materialisieren sich die Reflexionen des Bewußtseins. Und so erweist sich der Mensch als sein eigener Feind, indem er sich diesen Erkenntnissen verweigert. Ein Moment des Irrtums kann so den ganzen weiteren Lebensweg eines Menschen behindern.

Dieser Zustand des Bewußtseins wird ebenso im Traum erfahren, denn der Traum ist die Reaktion auf die Erfahrungen des Wachzustandes. Eines der wunderbarsten Dinge, die der Mensch in seinen Träume studieren kann, ist, daß Träume eine eigene Sprache benutzen, und Menschen, die erfahren sind im Studium des

Traumes, fanden heraus, daß jedes Individuum im Traum seine eigene Sprache entsprechend seiner Natur gebraucht. Der Traum eines Dichters, eines Handwerkers, eines Königs, der eines armen Mannes - alle werden eine unterschiedliche Sprache gebrauchen, so daß es keine allgemeingültigen Interpretationen für Träume gibt. Zuerst muß man herausfinden, wer der Träumer ist. Die Deutung hängt dann unmittelbar mit dem Entwicklungsstand des Träumers, seiner Beschäftigung, seinen Wünschen und Bestrebungen, seinen gegenwärtigen Umständen, seiner Vergangenheit, seiner Zukunft und seiner spirituellen Neigung zusammen. Die Sprache des Traumes mag unterschiedlich sein, aber es gibt einen Hinweis, von dem man ausgehen kann und das ist, daß der Mensch im Wachzustand für das äußere Geschehen geöffnet ist. Zum Beispiel gibt es Momente, wo der Geist empfangend ist und andere Momente, wo er eher das Verlangen hat, sich auszudrücken. In den Augenblicken, wo der Geist eher offen und empfänglich ist, wird sein Bewußtsein jeglichen Eindruck, jegliche Wahrnehmung dessen, was um ihn herum passiert, reflektieren. Oft gerät man in einen Zustand depressiver Stimmung, ohne daß es einen Grund dafür gibt. Oder man befindet sich plötzlich grundlos in einem Zustand von Freude und Heiterkeit. Sobald man irgendein Gefühl hat, fragt man sich nach der Ursache und die Vernunft hat schnelle Antworten parat, falsche oder richtige. Wenn ein Mensch denkt: »Warum lache ich?« dann bietet die Vernunft sofort einen Grund an. Tatsächlich wirken Eindrücke von anderer Seite auf uns ein, und dennoch hält der Verstand an seiner Erklärung fest; und so passiert es sehr oft im Traum, daß der fragende Geist, ohne die Kontrolle, die der Verstand im Wachzustand ausübt, Antworten bekommt durch den freien Fluß der Gedanken, die im Traum Form und Gestalt annehmen. Der Geist verhält sich in dieser Zeit wie ein Schauspieler auf einer Bühne, frei, ohne die Kontrolle des Willens, und dann mag es Augenblicke geben, wo der Geist so offen und aufnahmebereit ist, daß er mit dem Geist anderer Menschen, Freund oder Feind, verbunden ist, mit dem Geist eines jeden Menschen, der an ihn denken mag oder sonst eine Verbindung zu ihm hat.

Menschen, die spirituell ausgerichtet sind oder in Verbindung zu Seelen stehen, die gegangen sind, empfangen zuzeiten ebenfalls Signale, manchmal haben diese weisenden Einfluß, manchmal beinhalten sie Warnungen oder Belehrungen. Auf diese Weise können Menschen auch das erfahren, was wir Einweihung nennen; sie können aber auch irreführende, verwirrende Erfahrungen machen. Dennoch findet all das auf einer Ebene statt, wo das Bewußtsein das Leben unabhängig von der physischen Existenz und den Sinnen erfährt.

Die dritte Art der Bewußtseinserfahrung, von den Sufis *Jabarut* und im Sanskrit oder den vedischen Schriften *Sushupti* genannt, ist ein Zustand, in dem das Bewußtsein nicht sehr gut mit der materiellen Welt verbunden ist. Seine Erfahrungen drücken sich nicht in dieser Welt aus, außer in einer Empfindung von Freude und einem neuerwachten Gefühl von Kraft und Gesundheit. Alles, was man nach solch einer Erfahrung sagen kann, ist: »Ich habe sehr gut geschlafen und fühle mich sehr viel wohler.« Tatsächlich ist es so, daß das Bewußtsein befreit wurde von Schmerzen und Sorgen und den ganzen Begrenzungen des alltäglichen Lebens, und sogar Menschen, die in Gefangenschaft leben, können in den Genuß eines solchen segensreichen Zustands nach einem tiefen Schlaf kommen. Dann wissen sie nicht, ob sie sich in einem Gefängnis oder in einem Palast befinden. Sie erfahren auf dieser Ebene etwas, was großartiger ist als ein Palast.

Die Menschen unterschätzen diesen Zustand, so lange sie aus dem einen oder anderen Grunde nicht in der Lage sind, diesen Segen zu empfangen. Wenn ein Mensch nicht schlafen kann, dann würde er alles geben für einen erholsamen Schlaf. Das zeigt, daß es nicht nur der Schlaf ist, den er braucht, sondern den damit verbundenen Segen, etwas, das seine Seele in der Tiefe berührt, denn diese Erfahrung ist bedeutsamer, als man es sich vorzustellen vermag. Aus dieser Ebene entstehen ihm Eindrücke, die weder Form noch Namen haben. Es ist ein Erleben von Erleuchtung, von Lebendigkeit, von Freude. Welche Botschaft liegt darin? Es ist eine göttliche Botschaft, die direkt auf unsere Seele trifft. Und wie lautet diese Botschaft? Gott spricht zu unserer

Seele: »Ich bin bei dir, ich bin dein Selbst und ich bin jenseits aller Begrenzungen. Ich bin Leben und du bist sicher in mir. Du bist lebendiger, glücklicher und friedvoller in diesem Wissen aufgehoben, als in irgend etwas sonst auf der Welt.«

Neben diesen drei Erfahrungen gibt es noch eine vierte für diejenigen, die danach suchen. Warum gibt es sie nicht für alle? Es ist nicht so, daß sie nicht für alle zugänglich wäre. aber nicht jeder findet sie. Sie kommt und entzieht sich wieder. Im Leben eines jeden Menschen gibt es Momente seines Wachzustandes, wo er sich über alle Begrenzungen des Daseins erhebt, aber diese Erfahrung kommt so unmerklich und verschwindet ebenso schnell, als habe man sie nur aus den Augenwinkeln wahrgenommen; man kann sie nicht halten, nicht greifen.

Sie ist wie ein Vogel, der kommt und wieder davonfliegt, und wir hören nur das Schlagen seiner Flügel. Aber es gibt diejenigen, die diesen Vogel fangen wollen, die sehen wollen, wohin er fliegt, herausfinden wollen, wann er kommt und wieder geht, sich auf die Suche nach ihm begeben, die sich hinsetzen und auf ihn warten und achtsam sind in dem Moment, wo er auftaucht - dieses ruhige Beobachten ist Meditation. Meditation bedeutet nicht, sich hinzusetzen und die Augen zu schließen. Jeder kann das tun. Aber selbst, wenn er dort für Stunden sitzt oder sein ganzes Leben lang, wird er niemals herausfinden, was da kam oder wieder verschwand. Man muß danach forschen, nicht nur das, sondern sich darauf vorbereiten, indem man seine Sinne schärft, seinen Körper und seinen Geist bereit macht für die Schwingungen, so daß, wenn die Vibrationen des Vogels nahen, man sie auch wahrnimmt.

Dies wird auch in der christlichen Symbolik der Taube ausgedrückt. Mit anderen Worten, es ist etwas, was unser Bewußtsein in nur einem Moment mit solch einem Entzücken erfüllt, das unser ganzes Leben in der Tiefe berührt und über die körperliche Ebene hinausgeht, ja, auch über die Ebene der Empfindungen. »Aber«, so werden Sie fragen, »was haben wir dann davon?« Unser Bewußtsein wird auf eine Art erleuchtet, die wie ein Licht wirkt, das auf ein anderes Licht scheint. Dieses Licht berührt unser Bewußtsein so, daß es das Leben klarer erscheinen läßt. Nach solch einem Erleben erscheint es uns, als wäre von allen Dingen der Schleier entfernt. Es erfüllt uns mit neuem Leben und Klarheit. Deshalb verweilen in Asien Menschen für Stunden im *Samadhi*, in einer bestimmten Position, oder sie gehen in die Waldeinsamkeit. Und sie haben dies immer getan, um dieses Licht, das durch die Taube symbolisiert wird, zu empfangen.

Sogar hier kann man noch einen Schritt weiter gehen zu einer Erfahrung, die von den Sufis *Hahut* und in den vedischen Schriften wiederum *Samadhi* genannt wird, die fünfte Ebene der Bewußtseinserfahrung. Hier berührt das Bewußtsein die innerste Tiefe des eigenen Wesens. Es ist, als berühre man die Füße Gottes; in der christlichen Symbolik ist es die Kommunion, die Vereinigung mit Gott. Es ist gerade so, als komme man in Berührung mit der Allgegenwart Gottes, wenn das Bewußtsein sich so leicht, so frei fühlt, daß es sich erheben kann oder auch eintauchen kann in die Tiefe des eigenen Seins.

Das ist das Geheimnis aller Mystik, Religion und Philosophie. Der Prozeß dieser Erfahrung ähnelt einem alchimistischen Prozeß, der nicht jedem zugänglich ist, sondern nur denen, die dafür bereit sind und die eine Ahnung von dieser Wahrheit in sich tragen. Es braucht Zeit, ehe ein Mensch mit der Natur dieser Erfahrung vertraut wird oder auch nur, bis er bemerkt, daß darin eine Wahrheit liegt und daß es sich nicht nur um Reden und Vorstellung handelt. Sogar derjenige, der die Wahrheit in diesem mystischen Zustand erkennt, mag sich fragen, welchen Sinn es habe, weiter diese Entwicklung zu verfolgen. Begibt er sich aber auf diesen Weg, so kann er diesem nur folgen, wenn er die Führung durch jemanden akzeptiert, der Wissen über diese Dinge erlangt hat, dem er vertrauen kann. Dennoch muß verstanden werden, daß der Weg des Schülers, der Weg der Initiation, nicht so aussieht, daß der Lehrer dem Schüler Wissen vermittelt, daß er ihm Geheimnisse oder Wunder offenbart. Tut er dies, so ist er nicht der rechte Lehrer. Der Mensch ist sein eigener Lehrer; in sich selbst findet er das Geheimnis des Lebens offenbart. Die Worte des Lehrers können ihm allenfalls helfen, sich selbst zu finden. Nichts, was durch Bücher gelehrt, durch Sprache erklärt, worauf man mit dem Finger deuten kann, ist die Wahrheit. Ist der Mensch sicher in sich selbst, kann er voranschreiten, ist er aber verwirrt, dann kann er nicht weitergehen, und kein Lehrer kann ihm helfen. Obwohl also der Lehrer in diesem Bereich wichtig ist und seine Hilfe wertvoll, so ist doch die Hauptsache das eigene Bemühen. Und derjenige, der bereit ist, seine eigene Natur zu erforschen und aus sich selbst zu lernen, ist der wahre Eingeweihte. Mit dieser Einweihung als Grundlage kann er Schritt für Schritt weitergehen, die Verwirklichung und die Zuversicht finden, nach der er sucht, und alles, was ihm im Laufe seines weiteren Lebens passiert, wird diese Verwirklichung der Wahrheit vertiefen.

XVII. SCHWEIGEN

Es gibt ein Sprichwort, das besagt, Reden ist Silber, aber Schweigen ist Gold. Dieses Sprichwort wird sich immer als wahr erweisen. Je mehr wir seinen Gehalt verstehen, um so mehr wird uns die Wahrheit darin offenbar. Wie oft während eines Tages denken wir, es wäre besser gewesen, wir hätten etwas ungesagt gelassen! Wie oft stören wir den Frieden unserer Umgebung, ohne es zu wollen, indem wir nicht schweigen können! Wie oft offenbaren wir unsere Grenzen, unsere Engstirnigkeit, unsere Kleingeistigkeit, die wir besser für uns behalten hätten, nur weil wir nicht die Stille ertragen! Und wie oft, obwohl wir anderen unsere Achtung zeigen möchten, können wir es nicht, weil wir nicht schweigen können! Eine große Gefahr liegt für den Menschen in dieser Welt darin verborgen, daß er sich Menschen anvertraut, die es nicht wert sind, nur weil er nicht schweigen kann. Der große persische Dichter Sa'di sagt: »Was für einen Wert hat der Verstand, wenn er mich nicht davor schützt, ein unbedachtes Wort zu äußern!« Dies zeigt, wie groß auch die Weisheit sein mag, die wir erlangt haben, wir doch jederzeit Fehler machen können, weil wir keine Kontrolle über unsere Worte haben. Dafür gibt es viele Beispiele: diejenigen, die viel reden, haben weniger Kraft, als jene, die wenig sprechen. Denn eine geschwätzige Person mag nicht in der Lage sein, eine Idee mit tausend Worten auszudrücken, hingegen diejenigen, die Meister des Schweigens sind, drücken sie mit einem Wort aus. Jedermann kann sprechen, aber nicht jedes Wort hat die gleiche Kraft. Außerdem besagt oft ein Wort viel weniger, als Schweigen zu sagen vermag. Der Schlüssel zu einem harmonischen Leben liegt im Schweigen.

In unserem täglichen Leben sind wir mit Tausenden von Ärgernissen konfrontiert, denen wir nicht immer in der Lage sind, weise zu begegnen. Dann kann nur Stille uns helfen. Wenn es irgend etwas gibt, das uns Religion oder das Praktizieren von Religion vermitteln kann, dann ist es, daß wir Gott zu gefallen suchen, indem wir das Glück anderer Menschen achten. Die Essenz jeder Religion ist, zu verstehen, und diese Art von Religion können wir nicht leben ohne Macht über die Worte, ohne die Macht des Schweigens erkannt zu haben. Es gibt so viele Gelegenheiten, in denen wir bereuen, einen Freund verletzt zu haben, daß es zu vermeiden gewesen wäre, wenn wir unsere Worte unter Kontrolle gehalten hätten. Schweigen schützt den Unwissenden ebenso wie den Weisen. Der Unwissende versteckt dahinter seine Ignoranz, und der Weise wirft keine Perlen vor die Säue, wenn er um den Wert des Schweigens weiß.

Was gibt uns Macht über die Worte? Was bewirkt die Kraft, die durch Schweigen erlangt werden kann? Die Antwort ist: Es ist Willenskraft, durch die die Worte beherrscht werden. Es ist das Schweigen, in dem sich die Macht der Stille offenbart. Es ist Ruhelosigkeit, die sich durch einen Menschen äußert, der zu viel spricht. Je mehr Worte gebraucht werden, um einen Gedanken deutlich zu machen, desto mehr verliert der Gedanke an Kraft. Es ist schade, daß der Mensch zwar bestrebt ist, jeden Pfennig zu sparen, aber mit seinen Worten weit weniger sparsam umgeht. Es ist, als ob man Murmeln sammelt, aber dafür Perlen wegschmeißt. Ein indischer Dichter sagte einmal: »Perlenmuschel, wer schenkte dir deinen kostbaren Inhalt? Das Schweigen; für viele Jahre waren deine Lippen verschlossen.«

Es kostet uns nur einen Moment des inneren Widerstreits; wir kontrollieren einen Impuls; aber danach wird dieselbe Sache zu einer großen Kraft.

Jetzt kommen wir zu der mehr wissenschaftlichen, metaphysischen Erklärung des Schweigens. Ein gewisser Energieaufwand ist notwendig, um Worte zu benutzen, und der Atem, der den Körper immer von neuem mit Leben erfüllt, wird in seinem regelmäßigen Strom behindert, wenn man die ganze Zeit über redet. Es ist nicht so, daß eine nervöse Person zu viel redet, sondern das viele Reden macht sie nervös. Woher kommt die große Kraft der Yogis und Fakire? Sie wurde gewonnen, indem sie sich im Schweigen geübt haben. Und das ist der Grund, warum im Orient in den Häusern, wo Fakire meditierten und selbst am Königshof Stille herrschte. Immer wieder, in verschiedenen Zivilisationen der Menschheitsgeschichte, wurden die Menschen darin unterwiesen, bei jeder festlichen Zusammenkunft, eine Zeitlang zusammen zu schweigen. Es ist ein großer Verlust, daß dieser Brauch heute so vernachlässigt wird; wir denken kaum noch daran, welchen Nutzen das Schweigen für unsere Gesundheit, für das Wohl unserer Seele, unseren Geist und unser Leben haben kann. Je mehr wir uns diesem Thema widmen, desto stärker erkennen wir, daß wir kontinuierlich in irgendwelche Aktivitäten eingebunden sind. Wo soll uns das hinführen, was ist das Ergebnis davon? So weit wir sehen können, führt es zu immer mehr Konflikt, Konkurrenzdenken und Meinungsverschiedenheiten. Das Ergebnis läßt sich auch voraussehen: Sorgen und beständiger Kampf im Leben. Die Hindus haben ein Sprichwort: »Je mehr man dem Glück hinterherläuft, um so mehr entzieht es sich.« Und der Grund dafür ist, daß man unglücklich wird, wenn man in der falschen Richtung sucht. Unsere Lebenserfahrung reicht aus, um uns dies zu lehren, aber das Leben berauscht uns, es nimmt uns völlig mit seinen Aktivitäten in Anspruch und wir halten niemals inne, um darüber nachzudenken.

Es scheint so, als würde die Welt sich jetzt öffnen für spirituelle Ideale, dennoch ist gleichzeitig eine gesteigerte Geschäftigkeit zu beobachten; nicht nur äußere Aktivität, sondern auch eine Geschäftigkeit des Geistes. Tatsächlich hat die Menschheit ihre Nerven durch diesen Mangel an Stille zerstört, durch diese Überaktivität des Körpers und des Geistes. Wenn der Körper ruht, dann nennen wir diesen Zustand Schlaf. Aber selbst dann arbeitet der Geist weiter, mit derselben Schnelligkeit wie während des Tages. In dieser Welt der Konkurrenz ist der Mensch hundertmal mehr geschäftig, als er es jemals zuvor war. Es ist nur natürlich, daß er mehr Ruhe, Stille und Frieden braucht als jemand, der im Wald lebt, der alle Zeit der Welt für sich hat. Wenn die Geschäftigkeit gesteigert wird und die Kunst des Schweigens verlorengegangen ist, was können wir dann noch erwarten?

Wie lernen wir Besonnenheit? Indem wir schweigen. Und wie üben wir Geduld? Ebenfalls im Schweigen. Das Schweigen, das in der Meditation geübt wird, ist etwas anderes; jenes Schweigen meint, daß wir aufmerksam jedes unserer Worte, jede unserer Handlungen betrachten; das ist die erste Lektion, die wir lernen müssen. Eine meditative Person ist in der Lage, dieses Schweigen auf natürliche Weise in ihr tägliches Leben einfließen zu lassen. Jemand, der in seinem täglichen Leben schweigen kann, hat bereits gelernt, zu meditieren. Ein Mensch mag vielleicht eine halbe Stunde am Tag der Meditation vorbehalten, danach aber folgen zwölf oder fünfzehn Stunden unentwegter Geschäftigkeit. Diese Geschäftigkeit verzehrt alle Kraft der Meditation. Daher müssen diese beiden Dinge zusammengehen. Ein Mensch, der die Kunst des Schweigens erlernen möchte, so viel Arbeit er auch sonst haben mag, muß diesen Wunsch fortwährend in sich tragen. Wenn man dies nicht berücksichtigt, dann wird man niemals die Früchte der Meditation ernten können. Es ist, als ginge man einmal in der Woche zur Kirche, und in den übrigen sechs Tagen hält man sich in Gedanken so weit wie möglich von der Kirche fern.

Ein sehr religiöser persischer König wurde von seinem obersten Minister gefragt: »Ihr verbringt die meiste Zeit der Nacht in Meditation und während des ganzen Tagen hindurch arbeitet Ihr. Wie könnt Ihr das durchhalten?« Der Shah antwortete: »In der Nacht folge ich Gott; am Tage folgt Gott mir.« Genauso verhält es sich mit der Stille: derjenige, der Stille sucht, dem wird sie auch folgen. So ist es mit allen Dingen, die wir uns wünschen; wenn wir intensiv nach ihnen suchen, dann folgen sie uns nach einiger Zeit von selbst.

Es gibt viele Menschen, denen es gleichgültig ist, ob sie jemanden verletzen, so lange sie nur die Wahrheit sagen. Sie sind so selbstgerecht, daß es ihnen egal ist, ob andere weinen oder lachen. Allerdings besteht ein Unterschied zwischen einer Tatsache und der Wahrheit. Tatsachen können ausgesprochen werden; die Wahrheit kann nicht in Worte gefaßt werden. Die Behauptung: »Ich sage die Wahrheit!« verliert jeglichen Grund, wenn wir diesen Unterschied verstehen. Menschen diskutieren verschiedene Dogmen, Glaubensrichtungen, moralische Prinzipien, als ob sie Wahrheiten wären. Aber es kommt im Leben eines Menschen der Zeitpunkt, wenn er die Wahrheit berührt, die mit Worten nicht erfaßt werden kann. Von diesem Zeitpunkt an endet jedes Streitgespräch, jede Diskussion, alle Argumentation. Dann erkennt er: »Wenn du falsch gehandelt hast oder ich einen Fehler begangen habe, welche Rolle spielt es? Was ich jetzt will, ist, das Unrecht wiedergutzumachen.« Es kommt eine Zeit, wo die ewige Frage in unserem geschäftigen Geist nach dem Warum und Weshalb endet, denn die Antwort erhebt sich in der Seele und wird im Schweigen empfangen.

Die generelle Haltung des Menschen ist, auf alles zu hören, was von außen kommt; und nicht nur die Ohren sind dafür offen, sondern ebenso das Herz. Das Herz, das auf diese äußeren Stimmen hört, sollte sich davon abwenden und geduldig lauschen, bis es in der Lage ist, die Stimme wahrzunehmen, die aus dem Inneren spricht.

Es gibt eine hörbare und eine unhörbare Stimme von den Lebenden ebenso wie von denen, die sich nicht mehr auf der physischen Ebene befinden, von allem Leben. Was der Mensch mit Worten auszudrücken vermag, ist sehr wenig. Kann man über Dankbarkeit, über Hingabe, über Bewunderung sprechen? Niemals, es wird uns immer an Worten dafür mangeln. Jede tiefe Empfindung hat ihre eigene Stimme, Worte können ihr nicht gerecht werden. Diese Stimme hat ihren Ursprung in der Seele, und sie ist nur für das Herz hörbar. Und wie kann sich das Herz darauf vorbereiten? Durch Schweigen.

So braucht es uns nicht zu verwundern, daß viele Menschen Berge und Wälder aufsuchten, daß sie die Wildnis dem Komfort des zivilisierten Lebens vorzogen. Sie suchten nach etwas wirklich Wertvollem. Sie haben uns etwas von dem vermittelt, was sie durch ihr Opfer gewonnen haben. Aber wir brauchen es ihnen nicht gleichzutun, indem wir in die Wälder ziehen oder in eine Berghöhle. Diese Art der Stille kann man überall lernen, inmitten unseres geschäftigen Lebens können wir diese Stille bewahren.

Wir suchen bewußt oder unbewußt in jedem Moment unseres Lebens nach dieser Stille. Wir suchen sie und dennoch laufen wir vor ihr davon. Wie können wir Gottes Wort wahrnehmen? Doch nur in der Stille. Die Seher, die Heiligen, die Weisen, die Propheten, die Meister, sie alle haben diese Stimme vernommen, als sie im Schweigen nach innen lauschten. Ich will damit nicht sagen, daß zu jedem, der im Schweigen verweilt, gesprochen wird, sondern wann immer wir still sind, werden wir eine Stimme in unserem Inneren vernehmen. Wenn der Geist still ist, kann er mit jedem Menschen in Kommunikation sein; dazu sind keine vielen Worte notwendig. Wenn ihre Augen sich treffen, verstehen sie sich. Zwei Menschen können ein ganzes Leben hindurch miteinander sprechen und diskutieren und sich doch niemals verstehen; andere hingegen, deren Geist still ist, sehen sich an und in einem Moment findet vollkommene Kommunikation statt.

Wie entstehen solche Meinungsverschiedenheiten unter Menschen? Sie entstehen im Inneren, entstehen aufgrund ihrer Aktivität. Und wie entsteht Übereinstimmung? Durch die Stille des Geistes. Es ist der ständige Tumult in unserem Geist, der uns daran hindert, mit einer gewissen Gelassenheit zu lauschen, und es ist das unruhige Gewässer, das die klare Reflexion unseres Spiegelbildes verhindert. Ist das Wasser still, so ist auch das Spiegelbild klar; und wenn die Atmosphäre um uns herum still ist, können wir auch die Stimme hören, die beständig aus dem Herzen eines jeden Menschen spricht. Wir suchen nach Führung, wir alle suchen nach Wahrheit, nach Offenbarung des Mysteriums. Das Mysterium ist in uns selbst, und die Führung finden wir in unserer Seele.

Oftmals begegnen wir Menschen, in deren Nähe wir uns unruhig und nervös fühlen. Der Grund dafür ist, daß diese Menschen nicht ruhig und still sind, und es ist nicht einfach, seine Ruhe und Gelassenheit in Gegenwart eines solch rastlosen und erregten Menschen aufrecht zu erhalten. Die Lehre Christi ist: »Widersetze dich nicht dem Bösen.« Das bedeutet: »Reagiere nicht auf die Unruhe eines rastlosen Menschen.« Es ist, als würde man sich von einem Feuer fernhalten, das einen sonst verbrennen würde.

Der Weg dazu, in sich selbst eine solche Kraft zu entwickeln, die allen störenden Einflüssen des täglichen Lebens widersteht, ist, sich selbst durch Konzentration zur Ruhe zu bringen. Unser Gemüt ist wie ein Boot, das auf dem Wasser von Wind und Wellen hin und her getrieben wird. Die Wellen sind unsere Gefühle und Leidenschaften, Gedanken und Vorstellungen. Der Wind sind die äußeren Einflüsse, mit denen wir umgehen müssen. Um das Boot anzuhalten, brauchen wir einen Anker. Der Anker ist das Objekt, worauf wir unsere Konzentration richten. Ist er groß und schwer genug, dann wird er das Boot zum Stillstand bringen, ist er aber zu leicht, dann wird das Boot weiter hin und her getrieben, denn es ist zum Teil im Wasser und zum Teil in der Luft.

Auf diese Weise können wir das Boot kontrollieren; es zu benutzen ist aber eine andere Sache. Das Boot ist nicht dazu gemacht, bewegungslos zu sein. Es hat einen bestimmten Zweck. Wir alle scheinen diesen Zweck nicht zu kennen, aber letztendlich muß das Boot dazu gebracht werden, sich von einem Hafen zum nächsten zu bewegen. Und damit das Boot fähig ist zu segeln, müssen verschiedene Bedingungen erfüllt sein, zum Beispiel, darf es nicht zu sehr beladen sein. So sollte auch unser Herz nicht zu sehr mit Dingen angefüllt sein, an denen wir hängen, denn dann kann das Boot nicht schwimmen. Auch sollte das Boot nicht nur an einen Hafen gebunden sein, denn dann wird es aufgehalten und kann nicht zu dem Hafen fahren, für den es bestimmt ist. Weiterhin muß das Boot mit dem Wind segeln können, denn dieser trägt es zu seinem Bestimmungshafen, und dieser Wind entsteht, wenn die Seele sich der spirituellen Seite des Lebens zuwendet. Dieser Wind hilft uns, dem Hafen zu erreichen, der uns allen bestimmt ist. Ist der Geist voll konzentriert, so wirkt er wie ein Kompaß für das Boot, der beständig in dieselbe Richtung weist. Ein Mensch, dessen Interesse in tausend verschiedene Richtungen geht, ist nicht fähig, das Boot zu steuern. Es ist derjenige, der ein Ziel vor Augen hat, der alles andere als nebensächlich erachtet, welcher von diesem Hafen zu dem anderen reist. Diese Reise ist der Weg des Mystikers.

XVIII. TRÄUME UND OFFENBARUNGEN

Obwohl Träume allen Menschen bekannt sind, kann ihr Studium uns mit den tieferen Schichten des Lebens vertraut machen, denn die Träume helfen uns, zwei Dinge zu verstehen: daß es erstens eine Aktivität im Körper gibt, obwohl wir schlafen, und daß sich zweitens demjenigen, der sich tiefergehend damit befaßt, die Träume den Glauben an ein Leben nach dem Tode vermitteln. Der Traum beweist, daß selbst, wenn der Körper nicht aktiv ist, die Person als Ganzes doch in Bewegung ist, und die Person scheint nicht weniger aktiv zu sein, als in ihrem physischen Körper. Sucht man nach einem Unterschied, dann besteht er in dem Zeiterleben, denn in einem Traum benötigt der Mensch, um von einem in ein anderes Land zu kommen, den Bruchteil eines Moments anstatt eines Monats. Er wird in keiner Weise wie auf der physischen Ebene behindert. In seinen Träumen kann er fliegen.

Die Möglichkeiten auf der Traumebene sind viel größer. Da gibt es keine Schwierigkeiten, aus einer Krankheit in den Zustand der Gesundheit zu wechseln, aus dem Mißerfolg einen Erfolg zu machen - alles in nur einem Moment. Viele Menschen sagen, daß sei ja nur eine Vorstellung, die Arbeit des Geistes. Aber was ist der Geist? Der Geist ist das, worin sich die Welt spiegelt. Himmel und Hölle sind in ihm zu Hause. Ist das eine Nichtigkeit? Was ist denn der physische Körper im Vergleich zum Geist, der an sich die Welt ist? Der physische Körper ist nichts als ein Tropfen im Ozean.

Einzig, weil der Mensch unwissend ist, erkennt er nicht das Königreich in sich selbst. Warum ist er sich dessen nicht bewußt? Weil er unbedingt etwas Greifbares in Händen halten will; nur dann existiert es für ihn. Er erlaubt sich keine Emotionen. Er sagt, die zählen nicht, sie haben keine Wirklichkeit. So behandelt er auch seine Träume: als bloße Vorstellungen, sie haben keine Realität. Aber Wissenschaft und Kunst entspringen dieser Welt der Ideen, dem Geist, nicht einem Felsen oder dem physischen Körper. Die Quelle alles Wissens liegt im Geist, nicht in irgendeinem Gegenstand. Geist bedeutet »Ich«. Es ist der Geist, der sich identifiziert, der Körper ist eine Illusion. Wenn der Geist niedergeschlagen ist, sagen wir: »Ich bin traurig«. Nicht der Körper, sondern der Geist ist deprimiert; d.h. unsere tatsächliche Identifikation liegt im Geist, nicht im Körper.

Was bedeutet es, wenn ein Mensch sich selbst im Traum erblickt? Es zeigt, daß nach dem, was wir Tod nennen, der Mensch in anderer Form weiter existiert, daß nichts verlorengegangen ist, sondern im Gegenteil eine Freiheit zurückgewonnen wurde. Die Unkenntnis dieser Zusammenhänge löst im Menschen Angst davor aus, seinen physischen Körper zu verlieren, läßt ihn panisch auf den Tod reagieren. Aber was ist der Tod? Nichts anderes als ein Schlaf, der Schlaf des Körpers, der nichts anderes als ein Mantel für den Geist war. Man kann ihn ablegen und dennoch weiter existieren. Der Mensch wird erkennen, daß nach all dem Gerede über den Tod er doch weiterlebt, daß er nichts verloren, sondern sogar etwas gewonnen hat. Wir sind hier auf der physischen Ebene, um zu lernen, und der Traum lehrt uns, daß gewisse Gesetze wirken; daß alles, was uns verwundert, was uns zufällig erscheint, was uns wie ein plötzliches Geschehen vorkommt, keineswegs zufällig und plötzlich ist. Es schien nur so, weil wir die Zusammenhänge nicht erkannten.

Nichts passiert, was nicht vorher schon vom Geist erdacht wurde. Der Mensch hat diese Tatsache negiert, er reagiert nur auf materielle Manifestationen. Sagten nicht alle Menschen in Ländern, in denen Kriege ausbrachen: Wir haben es nicht geahnt? Das mag für diejenigen stimmen, deren Geist schlief, aber die, die wachsam waren, sahen die Vorbereitungen. Diesen Vorgang können wir auch in anderen Bereichen beobachten. Jeder Vorfall, angenehm oder unangenehm, ist lange vorbereitet. Zuerst entsteht er im Geist, dann manifestiert er sich auf der physischen Ebene.
Und Träume offenbaren die Tiefe des Seins; durch Träume verstehen wir. Hat jeder Traum eine Bedeutung? Ja, nur manchmal mangelt es dem Menschen daran, seine Sprache verstehen. So ist es auch mit dem Geist. Einigen Menschen ist es nicht möglich, sich selbst zum Ausdruck zu bringen, dann scheinen ihre Träume ein Drunter und Drüber, chaotisch zu sein. Da gibt es dann Ziegen mit den Ohren eines Elefanten. Der Geist möchte sich ausdrücken. In dem, was ein Kind sagt, ist eine Bedeutung, aber es hat noch nicht gelernt, die Sprache zu benutzen, es hat keine Worte. Es kann nur schreien oder Laute von sich geben, dennoch will es etwas vermitteln. So ist es auch mit Träumen, deren Ausdrucksform unverständlich erscheint. Es gibt nichts, was ohne Bedeutung wäre, es liegt nur an unserem mangelnden Verständnis, daß Bereiche für uns im Dunkel bleiben.
Aber was ist mit den scheinbar ziemlich bedeutungslosen Träumen, die man manchmal hat? Sie entspringen den Bedingungen des individuellen Geistes. Sind diese nicht in Harmonie, ist ihr Rhythmus gestört, dann ist der Traum ein unzusammenhängendes Gewirr, aus dem wir nichts herauslesen können. Er ist wie ein Brief, der im Dunkeln geschrieben wurde, als die Person, die ihn schrieb, nicht sehen konnte, was sie schrieb. Dennoch, er wurde geschrieben, es gab eine Idee dahinter. Selbst, wenn nicht einmal die Person ihn lesen kann, die ihn in der Dunkelheit geschrieben hat, so bleibt es dennoch ein Brief. Wenn der Mensch nicht in der Lage ist, die Sprache seines Traumes zu verstehen, heißt das nicht, daß der Traum an sich ohne Bedeutung wäre; es zeigt

allenfalls, daß sein eigener Brief so verwirrend ist, daß er ihn selbst nicht mehr lesen kann.
Sie mögen jetzt fragen, wie kann der Geist lernen, sich auszudrücken? Er muß sich selbst werden. Oft ist der Geist beunruhigt, disharmonisch, erregt. Wenn ein Mensch betrunken ist, dann will er ja sagen und sagt doch nein. So ist der Ausdruck des Geistes in einem Traum. Es ist etwas Wunderbares, das Wirken der Träume zu studieren. Ist es nicht großartig, daß der Traum eines Dichters poetisch ist, der eines Musikers voller Harmonie. Wie geschieht das? Ihr Geist ist geübt, er hat Individualität entwickelt. Ihr Geist drückt sich in der ihm eigenen Form aus. Manchmal ist man erstaunt, wenn man von den Träumen einer poetischen Seele erfährt; man sieht eine Szenenfolge vom ersten bis zum letzten Akt, und in jedem Detail, in jeder kleinen Handlung, liegt eine bestimmte Bedeutung.
Noch interessanter ist der symbolische Traum, zu sehen, welche Bedeutung in ihm liegt. Es ist wunderbar zu sehen, daß ein einfacher Mensch einen klaren, einfachen Traum hat, während auch die Verwirrung eines Menschen in seinen Träumen deutlich wird. Und auch in den geradlinigen Träumen, in denen Empfindungen wie Angst, Freude oder tiefer Schmerz zum Ausdruck kommen, kann man den Träumer wiedererkennen. Dann scheint der Traum kein Traum zu sein. Er ist dann so real wie ein Erleben auf der physischen Ebene. Aber ist denn dieses Leben kein Traum? Sind unsere Augen denn nicht verschlossen? Der König hat seinen Palast vergessen. Wir sagen: »Oh, es ist doch nur ein Traum, es ist doch nicht wirklich.« Aber ein solcher Traum kann uns unser ganzes bisheriges Leben zeigen; er kann auf die Zukunft weisen. Auf der physischen Ebene ist es ein Traum; er wird zu einem Traum entsprechend den Bedingungen unseres Geistes.
Sie mögen sagen: »Ja, aber wenn wir erwachen, so erkennen wir doch das Haus, in dem wir uns befinden. Deshalb ist dieser Zustand wirklich. Wenn wir von einem Palast träumen, so ist er doch beim Erwachen verschwunden.« Das ist wahr und auch wieder nicht. Die Paläste, die in jener Welt erbaut werden, gehören uns, ja sogar gehören sie vielmehr zu uns, als sie es auf der

physischen Ebene vermöchten. Denn wenn der Körper stirbt, bleiben sie bestehen, sie werden immer da sein. Wenn es ein freudiger Traum war, bleibt die Freude, wenn es ein Traum voller Licht oder Liebe war, dann bleibt all das. Es sind Schätze, auf die Sie sich verlassen können, nicht einmal der Tod kann sie Ihnen wegnehmen. Es gibt uns eine Ahnung von dem was die Bibel sagt: »Wo dein Schatz ist, da wird auch dein Herz sein.« Wir können einen Schimmer davon bekommen, wenn wir die Traumebene mit unserem Wachzustand vergleichen. Was immer wir festhalten, je länger wir es festhalten, desto tiefer ist es in uns verankert. Auf diese Weise schaffen wir die ganze Welt, in der wir leben. Das ist das Geheimnis des Lebens. Aber wie können Worte dies erklären?

Eine andere Form des Traumes ist die Vision. Darin sieht ein Mensch deutlich, was passieren wird oder was vielleicht viele Jahre zuvor passiert ist. Es ist wie ein Aufblitzen eines Bildes. Wie entstehen solche Visionen? Wenn das Herz sich auf das göttliche Bewußtsein richtet, denn dort ist alles schon wie in einem Film vorhanden. In Persien gab es einen Dichter, Firdausi, der vom König gebeten wurde, die Geschichte des Landes niederzuschreiben. Der König versprach ihm für jeden Vers eine Goldmünze. Firdausi zog sich in die Einsamkeit zurück und beschrieb die Traditionen der Jahrhunderte; Charaktere, Lebenswege, Taten, er sah alles vor sich wie ein Theaterstück, und er beschrieb es in seinen Versen. Als er es schließlich dem König überreichte, war dieser sehr beeindruckt, er fand es wundervoll. Aber viele Menschen schätzen solche Qualitäten nicht. Die Wahrheit wird nur von wenigen erkannt. Am Hof des Königs wurde der Dichter kritisiert, und sein Werk wurde angezweifelt. Das ging so weit, das sie dem König erklärten, daß ganze sei nichts weiter als die Phantasie Firdausis. Das verletzte den Dichter tief, und er nahm seinen größten Widersacher beiseite, hielt seine Hand über dessen Kopf und sprach: »Nun schließe deine Augen und schaue.« Und was dieser Mann sah, war wie ein Film und er rief aus: »Ich habe es gesehen!« Aber das Herz des

Dichters war verwundet, und er nahm nicht eine der versprochenen Goldmünzen an.
Was war die Botschaft all der großen Seelen, der Propheten, der Meister, die Botschaft Ramas oder Krishnas? Sie hatte nichts mit Phantasie zu tun. Sie vermittelte etwas, was durch tiefes Erforschen des Seins zur Einsicht geworden ist. Die Offenbarungen waren ihre Lehre, die sie an die Welt weitergegeben haben und die jetzt fortbesteht wie eine heilige Schrift. Diese Lehre ist die direkte Kommunikation, gegeben durch die Meister.
Eine Vision ist sehr viel klarer, wenn sie im Schlaf erfahren wird und zwar deshalb, weil der Mensch, wenn er schläft, sich in seiner ganz eigenen Welt befindet, wohingegen er im Wachzustand nur zum Teil bei sich selbst verweilt, der andere Teil gehört dem äußeren Geschehen. Jede Wahrnehmung setzt einen Empfänger voraus. Ein Klang wird erst hörbar durch das Ohr, das es ihm ermöglicht; und der Geist empfängt Eindrücke, wo wie das Ohr Geräusche wahrnimmt. Deshalb ist der Schlaf vergleichbar mit einer tiefen Konzentration, einer tiefen Meditation. Aus diesem Grunde hat alles, was ein Traum offenbart, eine Bedeutung.
Über die Vision hinaus können wir noch einen Schritt weitergehen zu den spirituellen Offenbarungen. Sie erfordern schon eine gewisse spirituelle Fortgeschrittenheit, damit man sie als solche erkennen kann. Leben offenbart sich, ebenso die Natur - und so auch Gott. Deshalb wird Gott in der persischen Sprache Khuda genannt, was »Sich-Selbst-Offenbarend« bedeutet. Jede Wissenschaft, jede Kunst, jede dem Menschen bekannte Kultur hatte und hat ihren Ursprung in einer Offenbarung. Das heißt, daß ein Mensch nicht nur durch Studium Wissen ansammelt, sondern sein Wissen entstammt ebenfalls der Menschheit. Ein Kind erbt nicht nur die Qualitäten seiner Eltern und direkten Vorfahren, sondern auch die seiner Rasse, seiner Nation, so daß man sagen kann, er trägt als Erbe die Qualitäten der gesamten Menschheit in sich. Wenn wir dieses Warenhaus des Wissens genauer untersuchen, das hinter einem Schleier verborgen ist, dann realisieren wir, daß wir ein Recht auf dieses Erbe haben; und das gibt uns

einen Schlüssel zum Geheimnis des Lebens. Dieses Wissen wird nicht nur von außen erreicht, sondern erschließt sich ebenso in unserem Inneren. So können wir die Erkenntnisse, die uns von außen vermittelt werden, Wissen nennen, die inneren Einsichten dagegen Offenbarungen.
Spirituelle Offenbarungen kommen von innen. Durch sie offenbart sich das Herz; es ist wie eine Wiedergeburt der Seele. Wenn man diesen Zustand erreicht hat, dann erkennt man Leben in allem - in einem Felsen, einem Baum, in der Luft, dem Himmel, den Sternen, in allen Wesen. Man beginnt, mit allem zu kommunizieren. Wen oder was auch immer ein solcher Mensch erblickt, er sieht die Wesenheit, den Charakter, die Geschichte und die Zukunft seines Gegenüber. Er wird, bevor er auch nur ein Wort mit einer Person wechselt, die ihm begegnet, zunächst mit deren Seele kommunizieren. Bevor er etwas fragt, wird ihm schon die Seele der Person ihre Geschichte erzählen. Für ihn ist jedes Wesen, jede Sache, wie ein offenes Buch. Dann hört für ihn die ewige Frage nach dem »Warum« auf, die sonst alle Menschen beschäftigt. Diese Frage nach dem »Warum« existiert nicht mehr für denjenigen, der die Antworten auf all seine Fragen in sich selbst findet. So lange der Mensch darauf in der Tiefe keine Antwort findet, wird er trotz seines ganzen angehäuften Wissens nicht aufhören, diese Frage zu stellen.
Man mag fragen, wie erreicht man denn eine solche Offenbarung? Und die Antwort ist, daß es nichts gibt im ganzen Universum, das man nicht in sich selbst entdecken kann, wenn man sich nur darum bemüht. Wenn man es aber nicht für sich selbst herausfinden kann, kann niemand es vermitteln, denn Wahrheit kann man nicht lernen, man muß sie entdecken.
Mit dieser tiefen Überzeugung begaben sich die Weisen in Asien in die Einsamkeit, saßen dort in Meditation, um sich für spirituelle Offenbarungen vorzubereiten. Zweifellos hat man heute kaum noch Zeit, sich für lange Zeit in die Einsamkeit zurückzuziehen. Aber das heißt nicht, daß man für immer unwissend bleiben muß; denn verglichen mit diesem Segen, den eine derartige Offenbarung bieten kann, sind alle Schätze der Erde wertlos. Offenba-

rung ist die magische Leuchte Aladins, einmal entdeckt, wirft sie ihr Licht nach rechts und nach links, und alle Dinge werden klar.

XIX. Einsicht (I)

Einsicht kann verglichen werden mit dem Blick durch ein Fernglas. Aus der Ferne kann man die Weite des Horizonts sehen, betrachtet man aber Dinge aus der Nähe, erkennt man sie im Detail. Dann werden die Feinheiten deutlicher; schaut man aus der Entfernung, sieht man keine Details, sondern gewinnt einen generellen Überblick. Dieselbe Gesetzmäßigkeit findet man auch in Bezug auf die Einsicht. Trifft man auf eine Person, so erhält man eine Ahnung von ihrem Charakter, steht man einer Menschenansammlung gegenüber, verliert sich der Eindruck des Einzelnen, man erfaßt die Schwingung der Gruppe.
Das Herz ist das Teleskop der Seele und die Augen sind das Teleskop der Herzens. Ebenso wie es die Augen sind, die durch die Brille schauen und nicht die Brille selbst, so ist es doch die Seele, die das Herz und die Augen als Instrument benutzt, um zu sehen. Die Augen selbst haben keine Kraft, um zu sehen; die Augen haben nur die Kraft, der Seele zu helfen, um zu sehen. In dem Moment, wenn die Seele den Körper verläßt, können die Augen nicht mehr sehen. Und so ist auch das Herz ein Fernglas, das einem hilft, alles, wonach man sucht, wahrzunehmen und zu verstehen. Und doch zur selben Zeit ist es nicht das Herz, das sieht; es ist die Seele, die sieht.
So wie manche Menschen kurzsichtig, andere dagegen weitsichtig sind, gibt es auch einige Menschen, die mit ihrem geistigen Auge Dinge in weiter Ferne sehen können, aber nicht fähig sind, Dinge in ihrer Nähe wahrzunehmen. Dies sind die Weitsichtigen. Die Kurzsichtigen hingegen erfassen alles in ihrer direkten Umgebung, aber ihnen fehlt die weite Überblick. Man sagt, es gibt ein »drittes Auge«, mit dem man schaut. Das ist wahr, aber manchmal benutzt das »dritte Auge« die zwei anderen, und dann sind selbst diese in der Lage, Dinge klarer zu erkennen, als es sonst der Fall ist. Mit Hilfe des »dritten Auges« kann man die Mauer

der physischen Existenz durchdringen und der Geist der Menschen erschließt sich, man versteht ihre Worte und alles, was darüber hinausgeht. Zunächst erscheint einem alles, was passiert, viel klarer, man erkennt die tiefere Bedeutsamkeit in jeder Bewegung, jeder Geste, in der Gestalt, den Gesichtszügen, der Stimme, den Worten, in dem Ausdruck und der Atmosphäre. Der ganze Mensch offenbart sich in seiner Natur und seinem Charakter. Weil sie um dieses Geheimnis nicht wissen, studieren Menschen die Physiognomie, die Phrenologie, die Handschriften und die Linien der Hand. Aber verglichen mit einer klaren Vision sind alle diese Wissenschaften begrenzt. Sie erfüllen einen gewissen Zweck, aber im Vergleich zu der tiefen Einsicht sind sie zu begrenzt. Außerdem kann man Menschenkenntnis nicht erlernen, sondern man kann sie nur entdecken. Es ist wie das Erwachen eines Sinnesorgans. Man braucht es nicht lernen, man weiß es.

Das ist die eine Art der Einsicht. Darüber hinaus gibt es noch die Einsicht in Dinge, in Zusammenhänge, seien sie nun geschäftlicher Natur, bestimmte Lebensumstände oder eine Situation im Leben. Sehen wir die Situation klar, können wir sie auch meistern. Was die Bewältigung von Problemen so schwierig macht, ist der Mangel an Wissen. So erscheinen selbst kleine Probleme schwerwiegend und unlösbar, weil wir sie nicht verstehen. Wir analysieren ein Problem, begegnen ihm mit unserer Vernunft, aber ohne Einsicht wird es ein verwirrendes Rätsel bleiben. Erst die Entwicklung dieser Einsicht ermöglicht die klare Schau der Dinge, der Bedingungen und der Probleme des Lebens.

Die Fähigkeit zu sehen, braucht eine Richtung. Zum Beispiel, um nach rechts oder links zu schauen, nach vorn oder nach hinten, müssen wir unsere Augen dirigieren, und diese Aufgabe fällt dem Willen zu. Von den vierundzwanzig Stunden des Tages und der Nacht bleiben vielleicht fünf bis fünfzehn Minuten, in denen sich unsere Augen gemäß der Anleitung unseres Willens richten. In der restlichen Zeit funktionieren sie mechanisch; mit anderen Worten, die Augen sind zwar offen, jedoch ist das Herz all diesen wahllosen Eindrücken unterworfen, die das Auge und der Geist unwissentlich aufnehmen. Nicht alles, was die Augen auf-

nehmen, ist etwas, das wir sehen wollen, aber wir sind gezwungen, das gesamte Geschehen um uns herum wahrzunehmen. Aus diesem Grunde bedeckten in Asien viele Suchende zeitweise ihre Augen, so daß sie nichts und niemanden sahen, um Kontrolle über ihren Blick zu gewinnen. Die Sufis bedeckten in früherer Zeit ihren ganzen Kópf für viele Jahre und erlangten dadurch eine solche Macht, daß ein Blick von ihnen Felsen und Berge durchdringen konnte, nur durch die Beherrschung des Blickes. Yogis haben zu allen Zeiten nicht nur mit ihrem Geist, sondern auch mit ihren Augen gearbeitet, so daß ihr Blick eine solche Stärke und Konzentration hatte, daß sie alles mit ihm erforschen oder durchdringen konnten, was sie wünschten. Die Augen sind daher die sichtbare Verkörperung der Seele, und sie sprechen eine deutlichere Sprache als Worte. Für jemanden, der in ihnen lesen kann, zeigen sie den Stand der Entwicklung einer Person an. Eine Person braucht nicht einmal zu sprechen; ihre Augen werden verraten, ob ihr das Zusammensein angenehm oder unangenehm ist, ob sie zu- oder abgeneigt ist oder ob sie günstig oder ungünstig gestimmt ist. Liebe oder Haß, Stolz oder Demut, alles läßt sich aus den Augen ablesen; sogar Weisheit oder Unwissenheit, alles manifestiert sich durch die Augen. Derjenige, der den Charakter eines Menschen durch die Augen aufspüren kann, kommuniziert zweifellos mit ihrer Seele.
Vor nicht allzu langer Zeit gab es in Hyderabad einen Murid, einen eifrigen, intellektuellen Schüler. Er liebte es zu reden. Der Lehrer war interessiert an den intelligenten Fragen, die er stellte und ermutigte ihn zu sprechen, obgleich es eigentlich Brauch ist in Asien, daß die Schüler in der Gegenwart des Lehrers schweigen. Eines Tages war der Lehrer sehr erregt und der Schüler, wie es seine Gewohnheit war, wollte mit ihm sprechen und diskutieren, aber der Lehrer war diesmal nicht dazu bereit. Er sagte in persisch: »Khamush!« was »Schweigen« bedeutet. Und der Schüler schwieg; er ging nach Hause und schwieg. Danach hörte ihn niemand mehr ein Wort sprechen, weder im Haus noch außerhalb, niemals sprach er mehr. Die Jahre vergingen und weiter verharrte er im Schweigen. Aber dann kam eine Zeit, wo sein

Schweigen laut wurde. Seine Gedanken manifestierten sich und sein stiller Wunsch suchte nach Ausdruck. So konnte sein Blick heilen, inspirieren. Seine Stille wurde lebendig. Es war das stets ausgesprochene Wort, das ihn vorher gelähmt hat. Von dem Moment an, wo er seine Lippen verschloß, begann die Stille in ihm zu leben, seine Gegenwart erfüllte alles mit Leben. In Hyderabad nannten sie ihn Scheich Khamush, den König des Schweigens. Ich will mit diesem Beispiel deutlich machen, daß jeder wohl Augen haben mag, aber sie zu einem lebendigen Werkzeug zu machen, braucht eine lange Zeit. Augen sehen einfach so weit sie können, es ist das Herz, das mit ihnen verbunden ist, das in der Lage ist, weiter zu schauen, und wenn es die Seele ist, die durch die Augen schaut, dann sehen sie noch weiter.

Eine ganz andere Frage ist, wie man seine Augen lenken kann. Wenn man den Mond sehen möchte, dann muß man zunächst zum Firmament schauen anstatt zur Erde; und so müssen wir, wenn wir den Himmel suchen, auch unsere Blickrichtung ändern. Hier liegt der Irrtum vieler Menschen. Heute sind viele Menschen im Westen ernsthaft auf der Suche nach der Wahrheit, und viele unterliegen in dieser Hinsicht einem Trugschluß: um herauszufinden, was die innerste Wahrheit ist, suchen sie im Außen. Aber das ist eine natürliche Reaktion. Was immer ein Mensch sich wünscht, er sucht es zunächst einmal außerhalb von sich selbst, so auch, wenn es um das Erreichen innerer Ziele geht.

Wie können wir nach innen sehen und was werden wir dort finden? Zunächst einmal, was bedeutet »innerlich«. Für eine materiell ausgerichtete Person bedeutet »innerlich« im Körper. Tatsächlich beinhaltet dieses »innerlich« beides: innerhalb des Körpers ebenso wie außerhalb. Es ist wie mit dem Licht einer Lampe. Das Licht befindet sich in dem Lichtkörper ebenso wie außerhalb. So ist es mit der Seele: sie ist innen genauso wie sie außen ist. Und auch der Geist ist so gestaltet, er ist nicht an den Körper gebunden. Mit anderen Worten, das Herz ist größer als der Körper und die Seele ist noch größer. Dennoch ist die Seele im Herzen beheimatet und das Herz im Körper. Das ist eines der größten Wunder und kaum durch Worte auszudrücken. Es gibt in uns intuitive Zentren, und um Zugang zu ihnen zu bekommen, müssen wir unsere Augen nach innen wenden. Dann sind dieselben Augen, die das Außen wahrnehmen, fähig, nach innen zu schauen. Aber das ist nur die erste Phase der Innenschau. Für eine weitere Phase des Sehens sind die Augen nicht mehr zuständig, dann ist es das Herz, was schaut. In dieser Phase trifft jeder Schmerz, jede Freude, jedes Leid einer Person, der man begegnet, direkt das eigene Herz; gleichzeitig ist man dessen gewahr. Man sieht es klarer, als die Augen es je vermöchten. Aber das ist die Sprache des Herzens. Davon wissen die Augen nichts.

Weise in Asien wurden einst »Balakush« genannt, was so viel bedeutet wie: »Der von allen Schwierigkeiten trinkt«. Sie betrachteten die Schwierigkeiten des Lebens wie Wein. Wenn sie erst einmal »trunken« sind, dann sind sie verschwunden. Sie hatten keine Angst davor, sie wollten sich nicht davon fernhalten. Sie sagen sich: »Wenn ich diesmal vor ihnen davonlaufe, dann werden sie mir wieder begegnen, irgendwann. So laßt es uns nehmen, wie es ist, laßt uns den Wein trinken.« Dies war auch das oberste Prinzip Mahadevas, der Derwische und großen Fakire aller Zeitalter: die Probleme zu trinken wie Wein. Dann gibt es keine Probleme mehr. Wenn man in Übereinstimmung mit dem Leben ist, offenbart sich das Leben, denn dann sind das Leben und die Menschen Freunde. Davor stehen sie einander gegenüber wie Fremde. Diese Haltung bewirkt einen großen Unterschied, und es ist diese Einstellung, die den Unterschied zwischen einer materiell ausgerichteten und einer spirituellen Person ausmacht. Nichts anderes als unsere Haltung dem Leben gegenüber müssen wir wandeln.

Indem wir unsere Einsichtsfähigkeit entwickeln, lernen wir, uns nicht von Stimmungen und äußeren Einflüssen beunruhigen zu lassen, sondern unseren Rhythmus beizubehalten in allen Situationen des Lebens, unseren Gleichmut und unsere Gelassenheit nicht zu verlieren. Es ist oft schwierig, dieses innere Gleichgewicht zu bewahren, wenn wir vom Schicksal aufgerüttelt werden und unsere Gelassenheit auch dann nicht zu verlieren. Es ist auch nicht leicht, wenn wir mit widrigen Einflüssen konfrontiert werden, weiterhin dem Leben freundlich zu begegnen. Aber zur selben Zeit, gerade, weil es schwierig ist, ist es ein großer Gewinn. Wenn wir irgend etwas Wertvolles erreichen wollen, ist es oft unvermeidlich, daß wir durch Schwierigkeiten gehen müssen. Aber wir zahlen nicht dafür, wir können lernen, ohne dafür zu bezahlen. Wir können das in unserem täglichen Dasein üben, denn vom Morgen bis zum Abend sind wir disharmonischen Einflüssen von allen Seiten ausgesetzt. Es gibt eine Unmenge Gelegenheiten, sich hierin zu üben, eine freundliche Einstellung gegenüber jedem anderen Menschen beizubehalten, jeder Situation mutig zu begegnen und alles anzunehmen, was passiert. Auf diese Weise gewinnen wir eine tiefe Einsicht in das Leben.

Wenn es irgend etwas gibt, daß unser Verständnis erweitern kann, so ist es Vernunft auf der einen Seite und Empfindung auf der anderen. Ein Mensch, dessen Empfindungsfähigkeit unterentwickelt ist, scheint gleichzeitig wach zu sein und dennoch zu schlafen. Was uns lebendig macht, ist nicht der Verstand, sondern das Gefühl. Viele Menschen glauben, wenn das Gehirn arbeitet, dann sei das etwas Greifbares. Das Gefühl läßt sich nicht so leicht erfassen. Tatsächlich ist es aber das Gefühl, das die Rolle des Ingenieurs übernimmt, das Gehirn ist mit dem Mechanismus zu vergleichen. Der Mechanismus kann nicht funktionieren ohne den Ingenieur, und so kann das Gehirn nicht arbeiten ohne das zugrunde liegende Gefühl. Diese beiden Dinge sind notwendig, um ein klares Wissen zu erlangen. Wenn eine Person nicht in der Lage ist, sich selbst zu verstehen, seine Vorstellungen, seine Probleme nicht in der Tiefe kennengelernt hat, wie soll sie dann andere Menschen verstehen? Dann gibt es keine Kommunikation zwischen zwei Menschen. Heute ist Freundschaft oft mit geschäftlichen Interessen verbunden; menschliche Beziehungen werden aufgrund von Interessengleichheit geknüpft, weltlichen Interessen. Daher wissen die meisten Menschen nicht mehr, was Gefühl bedeutet. Allianzen von Staaten, Gewerkschaften und all diese Dinge begründen sich auf eigenen Interessen.

Ich bin dein Freund, wenn du mir beistehst! Wenn nun das Gefühl, das allein göttlich ist im Menschen, das ein Beweis ist für den spirituellen Geist und das Erbe Gottes, so korrumpiert wird, dann kann das Leben hier nicht als zivilisiert angesehen werden, auch wenn es so genannt wird.
Der Tag wird kommen, an dem der Mensch ein vollständigeres Leben führen wird, ein Leben mit großen Idealen und Grundsätzen, wenn das Gefühl ebenso in den Menschen wach ist wie ihre Vernunft. Ihr Verstehen wird dann auf spirituellem Wissen beruhen, nicht auf Bücherwissen. Überall, in Schulen und Universitäten, in verschiedenen Gesellschaften, in Clubs und in allen Berufsgruppen zeigt sich heute die Tendenz, nach einem Wissen zu suchen, das mehr Wirklichkeit hat. Jedermann scheint enttäuscht zu sein von seinen Lebenserfahrungen. Ein Mensch mag in weltlichen Belangen erfolgreich sein, aber es spielt keine Rolle. Er mag reich sein oder eine hohe Position innehaben, aber er ist enttäuscht, er sehnt sich nach etwas, das ihn tief befriedet. Was ist das? Es kann nicht von außen kommen. Es liegt in ihm selbst. Er wird es an dem Tag finden, an dem er für die Wirklichkeit des Lebens erwacht. Ist unsere Seele erst einmal erwacht für diese Wirklichkeit, dann wird alles andere ziemlich unwichtig. Was zählt ist, daß der Mensch ganz klar versteht, daß das, was ihn befriedet, in seinem Inneren zu finden ist.
Außerdem, wenn erst das Herz zu leben beginnt, öffnet sich eine andere Welt mit neuen Erfahrungen. Denn das, was wir in unserem täglichen Leben erleben, sind nur Sinneseindrücke, nichts, was darüber hinausgeht. Aber wenn man erst einmal spürt, wie subtil die Erfahrungen des Herzens sein können, dann lebt man in einer anderen Welt, obwohl man immer noch auf derselben Erde und unter derselben Sonne wandelt. Deshalb seien Sie nicht überrascht, wenn Sie Wesen begegnen, die scheinbar in einer anderen Welt zu Hause sind und dennoch unter uns weilen. Es ist die natürlichste Sache der Welt, daß Menschen eher in ihrem Herzen als lediglich auf dieser Erde leben. In Asien nennt man dieses Bewußtsein *Saheb-e-dil*, was so viel bedeutet wie das Bewußtsein eines Meisters.

Und wenn man noch tiefer eindringt in dieses Bewußtsein, dann beginnt man, in der Seele zu leben. Inspirationen, Intuition, Visionen und Offenbarungen sind für einen solchen Menschen naturgegeben. Diese Seele wird sich ihres eigenen Reiches bewußt. Es ist dasselbe Königreich, von dem in der Bibel gesagt wird: »Suche zuerst nach dem Königreich Gottes ...« Es ist die Seele, die zu sehen beginnt.

Aber wir können noch weitergehen. Diese weitere Ebene jedoch können wir nur durch die Meditation unter Anleitung eines rechten Lehrers erreichen.

Zuerst muß man Kontrolle über den Blick erlangen, dann die Gefühle kontrollieren und als drittes Kontrolle über das Bewußtsein haben. Wenn diese drei Dinge erreicht sein, dann beginnt man nach innen zu schauen.

Nach innen zu schauen hilft einem Menschen sehr, die Außenwelt zu verstehen; denn dieselbe Kraft, mit der die Augen und das Herz erfüllt sind, beginnt sich außen zu manifestieren. Und derjenige, der nach innen schaut, findet heraus, daß alles, was innen ist, sich außen manifestiert. Sein Einfluß ist ein heilend und tröstend, erhebend und wohltuend. Seine Wahrnehmung durchdringt alles, so daß sich ihm nicht nur menschliche Wesen, sondern auch Dinge in ihrer Natur, ihrem Charakter und ihrem Geheimnis offenbaren.

XX. Einsicht (II)

Einsicht zeigt sich in verschiedenen Aspekten: Eindrücke, Intuition, Inspirationen, Träume und Offenbarungen.

Wie entstehen Eindrücke? Alle Eindrücke erreichen das Gehirn über die Nervenzentren. Sie werden zumeist durch den Atem aufgenommen, jedoch nicht über die Luft, die wir durch unsere Nase einatmen. Jemand, der in der Lage ist, die Wesenheit einer Person zu erfassen, braucht dazu keine lange Beobachtung, er erkennt sie unmittelbar. Oft bemerkt man schon bei der ersten Begegnung mit einem Menschen, ob eine freundschaftliche Beziehung entstehen kann oder nicht.

Geist und Bewußtsein

Wenn jemand zu mir kommt und sagt: »Ich bin sehr an Ihrer Philosophie interessiert, aber bevor ich mich ihr hingebe, möchte ich sie zunächst studieren,« dann kann er sie tausend Jahre lang studieren und wird dennoch nie zu einer Einsicht gelangen. Es ist der erste Moment der entscheidet: Bist du mein Freund oder nicht. Wenn zwei sich zugeneigte Menschen aufeinandertreffen, dann entsteht Vertrauen; es braucht nicht Jahre, um eine Freundschaft zu entwickeln.

Jeder bekommt einen Eindruck, wenn er einer Person oder einer Situation das erste Mal gegenüber steht. Auch wenn man diesem Eindruck nicht vertraut, so ist er doch da. Der erste Eindruck vermittelt uns, ob eine Sache erfolgreich ist oder nicht, ob eine Person aufrichtig oder unaufrichtig ist, ob jemand uns sympathisch oder unsympathisch ist. Wenn wir diese Fähigkeit entwikkeln, lernen wir auch, unsere gesamte Umgebung und unsere Bedingungen unmittelbar wahrzunehmen. Solch unmittelbares Erkennen der Situation kann nur in einem stillen Geist entstehen, nicht in einem beständig geschäftigen. Denn der Geist ist wie ein Gewässer. Ist das Wasser aufgewühlt, kann es keine klare Reflexion wiedergeben. Diese Reinheit des Geistes ist notwendig. In welcher Hinsicht? Nicht alles, was normalerweise als schlecht angesehen wird, ist auch schlecht. Einige Dinge werden nur aufgrund traditioneller Moralvorstellungen und Prinzipien so bewertet, die einem mechanischen Geist entspringen. Wenn der Geist von aller Aktivität reingehalten wird, die eine klare Wahrnehmung behindert, dann ist er wie ein stilles Gewässer. Oft ist der Geist, ebenso wie das Wasser, verschmutzt, ist er aber in seiner reiner Form, dann stört nichts die unmittelbare Wahrnehmung.

Der Geist kann mit einer fotografischen Platte verglichen werden. Wenn schon viele Bilder aufgenommen sind, dann ist kein Raum mehr da für zusätzliche. Deshalb sollte der Geist von unerwünschten Eindrücken rein gehalten werden, damit jeder Eindruck klar sein möge.

Intuition geht noch einen Schritt weiter, denn sie ahnt voraus, kann uns warnen. Intuitiv fühlen wir, daß eine bestimmte Person uns eines Tages betrügen wird oder sich gegen uns richten wird. Oder auch im Gegenteil: sie mag sich als treu, aufrichtig und vertrauenswürdig erweisen. Intuition mag mir bedeuten, ob ich Erfolg haben oder versagen werde. Man weiß es einfach. Doch die Schwierigkeit liegt darin, zu unterscheiden, welche die richtige Intuition ist. Denn sobald ein intuitives Empfinden auftaucht, meldet sich auch sein Konkurrent, die Vernunft und sagt: »Nein, so ist es nicht.« Dann entsteht ein Konflikt im Geist, und es ist schwer sich zu entscheiden, weil es zwei Gefühle zur selben Zeit gibt. Wenn man es sich zur Gewohnheit macht, der ersten Intuition zu vertrauen und sie damit zu stärken, dann mag man davon profitieren. Es gibt viele intuitive Menschen, aber ihnen fehlt die Fähigkeit, zwischen Intuition und Vernunft zu unterscheiden, und manchmal bringen sie beide durcheinander, denn oft erscheint ihnen der zweite Gedanke, der letzte in der Erinnerung, klarer als die erste intuitive Empfindung. So gerät die erste intuitive Wahrnehmung in Vergessenheit und nur der Gedanke wird erinnert und mit der Intuition gleichgesetzt. Vernunft und Intuition sind Konkurrenten, und doch haben beide ihren Platz, ihre Bedeutung und ihren Wert. So ist es das Beste, zunächst die Intuition als solche zu erkennen, sie genau anzuschauen und dann die Vernunft hinzuzuziehen.

Außerdem ist es so, daß bei denjenigen, die ihrer Intuition mißtrauen, die Intuition auch ihnen mißtraut. Mit anderen Worten, der Zweifel wird zu einer Mauer zwischen ihrem Geist und der intuitiven Fähigkeit. Psychologisch spielt sich das folgendermaßen ab: sobald ein intuitives Empfinden auftaucht, erscheinen auch Zweifel und Vernunft auf dem Plan, so daß die Vision verschwimmt. Deshalb sollte man Selbstvertrauen entwickeln. Auch wenn sich die Intuition zunächst ein-, zwei- oder dreimal als Irrtum erweisen sollte, gibt man nicht auf. Mit der Zeit wird man Vertrauen in die eigene Intuition entwickeln und dann wird sie sich klar äußern.

Normalerweise ist diese Fähigkeit bei Frauen ausgeprägter als bei Männern. Der Grund dafür ist, daß es in der Natur der Frauen liegt, ihre Umgebung mit einzubeziehen, daß sie mitfühlend sind.

Deshalb können sie Intuition klarer empfangen. Ein Mann mag seine Vernunft benutzen, nachdenken und findet doch oft keine Lösung, kein klares Verständnis, wohingegen eine Frau oder ein intuitiv begabter Mensch in einem Augenblick eine klare Antwort auf ein bestimmtes Problem erhalten kann. Eine solche Fähigkeit beruht auf Intuition. Intuition ist die Fähigkeit eines tief fühlenden Herzens, sei es das eines Mannes oder einer Frau; die Qualität der Intuition setzt ein mitfühlendes Herz voraus.
Oft erscheint uns die Intuition von Hunden, Katzen oder Pferden sehr viel ausgeprägter als die der Menschen. Sie ahnen Unfälle und Tod in einer Familie voraus und versuchen dann zu warnen. Die Menschen hingegen sind so beschäftigt mit ihren täglichen Aktivitäten, daß sie diese Zeichen der Tiere nicht bemerken. In Asien glauben die Menschen, daß kleine Insekten wissen, daß etwas passieren wird und denjenigen warnende Zeichen geben, die sie verstehen. Das ist wahr. Außerdem warnen uns oft Vögel, wenn ein Sturm sich anbahnt oder deuten in ihrem Verhalten auf kommenden Regen oder ebenso auf das Ausbleiben des Regens. Eigentlich sollte die Intuitionsfähigkeit bei einem Menschen viel entwickelter sein, aber weil sein Geist von tausenderlei Dingen täglich in Anspruch genommen wird, hat er keinen Zugang mehr zu seinen tieferen Empfindungen und weiß nichts mehr von seiner Möglichkeit zu Intuitionen und Ahnungen; und so verliert diese Fähigkeit ihre Kraft und ist nicht einmal mehr mit der von Tieren vergleichbar. Der menschliche Körper ist ein Transportmittel, ein Teleskop, ein Werkzeug, mit dem der Mensch Zugang hat zu seinem innersten Wissen, zu Bedingungen, zu anderen Menschen, zu allem äußeren Geschehen.
Wie aber kann man diese Intuitionsfähigkeit entwickeln? Der erste Schritt ist Selbstvertrauen. Ohne Selbstvertrauen kann Intuition sich nicht entwickeln, denn sie entfaltet sich mehr und mehr, wenn wir an ihre Fähigkeit glauben. Wenn wir zweifeln und fragen: »Ist dies Intuition? Kann mir das wirklich helfen, oder betrüge ich mich selbst?« - dann entsteht Verwirrung im Geist und die Intuition verliert an Kraft. Es gibt viele intuitive Menschen, deren Intuition nicht mehr funktioniert, weil ihr Ver-

nunft zweifelt und sie ihrer Intuition nicht mehr vertrauen. So ging ihre Intuition verloren. Jede Fähigkeit, die nicht sorgfältig gehegt wird, wird zunächst stumpf und stirbt dann ganz. Man kann sie nicht mehr einsetzen. Auch mag mancher den Wert dieser Fähigkeit für sein Leben unterschätzen. Deshalb achtet er nicht darauf, ob sie zerstört wird. Sie entzieht sich auch einem überaktiven Gehirn. Wenn jemand an tausenderlei Dinge gleichzeitig denkt, der Geist zu aktiv ist, dann kann Intuition, die einen bestimmten Rhythmus, eine gewisse Konzentration braucht, nicht mehr wahrgenommen werden.

Ein weiterer Aspekt der Einsicht ist die Inspiration. Wir unterscheiden die Inspiration von dem Instinkt. Was wir bei der unbewußten Kreatur Instinkt nennen, wirkt im menschlichen Geist durch die Intuition oder Inspiration. Vom biologischen Standpunkt aus kann man sagen, daß ein Tier mit einem gewissen Instinkt geboren wird, z.B. zu fliehen, sich mit seinen Hörnern oder Zähnen zu verteidigen. Alle ihre Fertigkeiten sind angeboren; sie sind nicht nur ein Erbe ihrer Vorfahren, sie sind nicht nur ihrer Familie zu eigen, sie entspringen einem universellen Geist. Und von diesem Geist erfahren alle Wesen Führung in einer ihnen entsprechenden Neigung. Was wir also im Tier als Instinkt erkennen, bezeichnen wir beim Menschen als Inspiration. Heute, wo die Wissenschaft voranschreitet und das materialistische Denken immer vorherrschender wird, vergißt der Mensch sein Erbe, das er von dem universellen Geist empfangen hat und schreibt all sein Wissen und seine Erfahrungen der physischen Existenz zu. Auf diese Art bringt er sich selbst um die Gaben, die sein eigen sind und mit deren Hilfe er ein vollständigeres Leben führen könnte.

Dichter, Schriftsteller, Erfinder, Wissenschaftler - sie alle haben Inspirationen. Woher kommen sie, wo liegt ihre Quelle? Warum hat ein Poet andere Inspirationen als ein Musiker? Wie erreicht sie genau die jeweils richtige Person? Der Grund ist, daß es einen Geist gibt, der hinter jedem persönlichen Geist steht, ein Herz, das die Quelle aller Herzen ist und einen universellen Geist, der jegliches Wissen der Menschheit sammelt und be-

wahrt. Kein Wissen, keine Entdeckung, nichts, was jemals erlangt wurde, geht verloren. Es wird von diesem Geist in einem ewig bestehenden Reservoir gespeichert. Das ist es, was von den Sehern als göttlicher Geist erkannt wurde. Diesem Geist entstammt jede Vision. Der Geist eines Dichters ist natürlicherweise in einem erhabenen Zustand. Aus diesem Grunde hat er Zugang zum göttlichen Geist, dessen Ausdruck sich durch ihn manifestiert. Ein Dichter ohne Inspiration mag monatelang an einem Werk sitzen, und es wird weder ihn zufriedenstellen noch andere Menschen; es wird als mechanisch erlebt, während ein anderer in einem Augenblick eine Inspiration empfängt und daraus sofort etwas erschafft, was weder er selbst noch andere korrigieren oder ändern können. Würde man es versuchen, so wäre das Werk verdorben. Es ist etwas, was in einem Moment entsteht und in sich selbst vollkommen ist; es ist ein Stück Kunst, ein Beispiel für Schönheit, und es fließt ganz leicht. Das ist Inspiration.
Viele versuchen dann, derart inspirierte Menschen zu imitieren, Dichter ebenso wie Wissenschaftler. Aber trotz ihrer Anstrengung erreichen sie doch nie diese Perfektion. Menschen, die inspiriert sind, haben niemals danach gesucht, die Inspiration kam zu ihnen. Alles, was aus dieser Quelle kommt, ist lebendig und behält seinen Wert für immer. Es gibt Schriften von solch inspirierten Geistern in Asien wie etwa von Rumi aus Persien oder Kalidasa aus Indien; und selbst nach Tausenden von Jahren erscheinen sie dem Leser niemals alt oder ermüdend. Ebenso ist es mit Shakespeare. Er hat eine lebendige Welt mit seinen Werken geschaffen. Je mehr Zeit vergeht, um so mehr scheinen solche Werke zu leben, gewinnen sie an innerem Wert. Sie leben für immer fort. Das bezeichnet den Charakter einer Inspiration. Und die wird nur wahrgenommen von einem Menschen, dessen Geist still ist und dessen Gedanken von der Schönheit seines Werkes gebannt sind. Der Geist eines Musikers, der nur wenig mehr von der Welt wahrnimmt als Musik, ist vollkommen konzentriert auf die Schönheit seiner Kunst gerichtet. Ein solcher Geist ist der Inspiration geöffnet. Genauso geht es dem Dichter. Wenn aber der Geist sich mit tausenderlei Dingen beschäftigt,

dann ist er unkonzentriert und kann keine Inspirationen empfangen.
Wie aber können wir bereit sein für Inspirationen? Durch Konzentration. Ein inspirierter Poet ist derjenige, dessen Geist vollkommen auf die Idee und ihren Ausdruck gerichtet ist; er scheint sozusagen dahinzutreiben in ihrer Schönheit. Sein Geist konzentriert sich vollkommen darauf, und ganz natürlich kommt die Inspiration zu ihm. Ein Mensch, der nach Inspiration verlangt, der sie zwingen will, wird sie nicht empfangen können, denn sie gehört ihm nicht. Anstatt sie besitzen zu wollen, sollte er mit der Idee fließen, er muß sein Herz damit verschmelzen. Er muß sich ihrer so sehr widmen, daß Inspiration natürlich fließen kann.
Ein weiter Aspekt der Einsicht ist der Traum oder die Vision. Oft betrachten die Menschen einen Traum als bloßen mechanischen Akt des Gehirns. Das ist jedoch keineswegs immer der Fall. Keine Bewegung des Geistes ist ohne Bedeutung. Hinter jeder Regung des Geistes steht ein Motiv, jede Bewegung hat eine Richtung, sei sie nun bewußt oder unbewußt. Es gibt keine Bewegung, keine Handlung, die nicht durch die eine oder andere Quelle gelenkt wird.
Es gibt drei Arten von Träumen. Zunächst haben wir den Traum, in dem der Geist den selben Mustern wie während des Tages folgt, gleichzeitig Vergangenheit, Gegenwart und Zukunft miteinbezieht. Dann gibt es den Traum, wo sich alles scheinbar entgegengesetzt den normalen Regeln verhält. Und dann ist da noch der Traum, der voraussagende Qualitäten hat. Er zeigt uns, daß alles, was auf der physischen Ebene geschieht, auf der inneren Ebene vorgeformt und vom Geist registriert wird und sich dann in Träumen offenbart. Durch Konzentration läßt sich diese Fähigkeit der klaren Vorhersicht steigern.
Es gibt weiterhin eine Art von Traum, in dem man eine Vision erfährt. Dies geschieht in einem meditativen Zustand. Eine Vision will uns etwas sagen, ihr Ausdruck ist daher wesentlich deutlicher. In Bezug auf die Zukunft kann sie eine Warnung enthalten, oder aber sie kann Vergangenes bewußt machen. Mit einer Vision kann man noch weitergehen. Mit ihrer Hilfe kann man in

Geist und Bewußtsein

Kommunikation treten zu einer unsichtbaren Welt. Doch ist diese Fähigkeit, Visionen zu empfangen entweder angeboren, oder sie ist im Geist durch beständige Konzentration entwickelt.
Manche Träume sind symbolischer Natur, und das ist die interessanteste Art von Träumen. Je bewußter ein Mensch ist, desto subtiler sind die Symbole, die der Traum gebraucht. Handelt es sich um einen groben Menschen, dann wird die Grobheit auch in seinen Traumsymbolen zum Ausdruck kommen. Ein geistig weiter entwickelter, sensiblerer, der Kunst geöffneter Mensch wird eine weitaus feinere Symbolsprache benutzen. Zum Beispiel werden die Symbole eines Dichters poetischer Natur sein, oder die eines Musikers werden musikalische Elemente beinhalten, die eines Malers bildhafte.
In einem realistischen Traum erfahren wir Dinge, die sich tatsächlich ereignen. Wir mögen es Zufall nennen, aber das entspricht nur unserer Vorstellung; weil wir etwas nicht im voraus wußten, erklären wir es als Zufall. Hier finden wir auch einen Zugang zu dem, was wir Schicksal nennen. Hinter allem steht ein Plan, alles ist vorgeformt und der bewußte Geist ist sich dessen gewahr. Es gibt Weise, die ihr genaues Todesdatum vorhersagen können. Es gibt so etwas wie den Zufall nicht. Wenn ein Mensch etwas nicht weiß, so besagt das nur, daß er es nicht sieht, aber es ist dennoch da.
Offenbarung umfaßt noch mehr. Sie ist die Vervollkommnung der Einsicht. Es deutet auf eine Höherentwicklung, wenn jemand Offenbarungen erfährt, und es beginnt damit, daß ein Mensch sich in Harmonie mit jedem Menschen fühlt, mit allem und mit jeder Bedingung. Aber um diesen Zustand zu erlangen, muß man sich dorthin entwickeln. Das Herz muß auf diesen Zustand eingestimmt werden, auf den Ton, in dem man sich eins fühlt mit Menschen, mit Dingen, mit den Umständen. Wenn man beispielsweise glaubt, ein Klima nicht ertragen zu können, so deutet dies lediglich darauf hin, daß man nicht in Harmonie mit den klimatischen Bedingungen ist, und wenn man mit Menschen nicht auskommt, dann ist man nicht in Harmonie mit ihnen. Wenn man mit bestimmten Angelegenheiten nicht zurechtkommt, so ist man

nicht in Harmonie mit diesen Dingen, und wenn einen die Umstände hart anmuten, so zeigt es, daß man nicht in Harmonie mit den Umständen ist.

Offenbarung kommt zu den Heiligen und Rettern der Menschheit. Es ist nicht einfach ein Märchen, wenn uns von den Heiligen erzählt wird, die mit Bäumen und Pflanzen in der Wildnis sprachen oder daß eine Stimme sich aus dem Meer erhob und die Heiligen diese Stimme hörten und daß es Meister gab, die mit der Sonne, mit dem Mond und den Sternen sprachen. Denn je tiefer ein Mensch in das Leben eintaucht, desto mehr ist er überzeugt davon, daß alles lebt, gleich ob es Dinge sind, Kunst oder Natur; was immer er sieht, was immer er durch seine Sinne wahrnimmt, was immer er berühren kann - alles ist verständlich für ihn. Es mag sein, daß kein anderer es sieht oder erkennt, aber alles teilt sich mit. Beginnt ein Mensch erst einmal, mit der Natur oder der Kunst zu sprechen, fühlt er den Beweis dafür, denn alles beginnt sich ihm mitzuteilen. Wie auch der große persische Poet Sa'di sagte: »Jedes Blatt eines Baumes wird zur Seite eines Buches, wenn sich das Herz erst einmal geöffnet und gelernt hat, darin zu lesen.«

Eine Offenbarung beginnt damit, daß keine Notwendigkeit mehr darin besteht zu sprechen; ohne Worte versteht ein solcher Mensch, was der andere zu sagen wünscht. Der Zustand des Menschen oder der Menschen, die ihm begegnen, offenbart sich ihm. Es ist, als lese man einen Brief. Der andere Mensch mag zu ihm sprechen, aber er erkennt ihn auch ohne Worte. Dies beruht nicht auf Gedankenlesen, auf Telepathie, noch ist es Psychometrie oder Hellsichtigkeit, wie viele Menschen glauben. Das Wunder ist die Offenbarung. Was ist eine Offenbarung? Es ist die weiterführende Entwicklung der Inspiration. Wenn die intuitive Fähigkeit voll entfaltet wird, kommen die Offenbarungen. Alle tauben Kreaturen und alle stummen Gegenstände beginnen zu sprechen. Denn was sind Worte? Verschleiern sie nicht die Idee? Kein Gefühl kann jemals in Worten ausgedrückt werden, keine Vorstellung jemals vollständig in einem Satz erklärt werden. Eine

wirkliche Ahnung von Vorstellungen und Gefühlen kann nur auf der Ebene wahrgenommen werden, die selbst Gefühl ist.
Eine Offenbarung ist abhängig von der Reinheit des Geistes. Sehr oft ist jemand, der weltweise ist, nicht wirklich weise. Intellekt ist eine Sache, Weisheit eine andere. Nicht alles Wissen, das aus Büchern und aus den Erfahrungen in der Welt gelernt und im Verstand angesammelt wurde, ist Weisheit. Wenn das innere Licht dieses Wissen beleuchtet, dann erst werden das Wissen, das von außen kommt und das Licht von innen zusammen zu einer vollkommenen Weisheit; und es ist diese Weisheit, die den Menschen auf dem Pfad des Lebens leitet.
Diejenigen, die Offenbarungen empfangen haben, hinterließen uns heilige Schriften wie die Bibel, den Koran und die Bhagavadgita; Hunderte und Tausende von Jahren sind vergangen, und noch bis heute haben diese Werke ihre Gültigkeit für uns. Gleichzeitig aber müssen wir verstehen, daß das, was sie uns in Form von Vorträgen und Lehren vermittelt haben, die Interpretation einer lebendigen Weisheit ist, die niemals vollständig mit Worten erfaßt werden kann. Nur, indem wir unser Herz öffnen, durch eigenes Erfahren, kann dieses lebendige Wissen Realität werden. Dann ist der Zweck unseres Daseins erfüllt.

XXI. Ausdehnung des Bewußtseins

Bewußtsein ist Intelligenz; Intelligenz ist die Seele, die Seele der allumfassende Geist, und dieser Geist ist Gott. Deshalb ist das Bewußtsein das göttliche Element, der Teil Gottes in uns. Bewußtsein gibt uns ein Gefühl von Kleinheit oder Größe, es bewirkt unsere Erfolge ebenso wie unsere Niederlagen und kann uns engstirnig oder weit offen machen. In der griechischen mystischen Symbolik und auch in anderen Kulturen finden wir die zwei Schwingen eines Adlers als Symbol für das Bewußtsein. Sind die Schwingen weit geöffnet, deutet es auf eine Ausweitung des Bewußtseins, man kann auch von der Entfaltung der Seele sprechen. Welchen Weg auch immer Sie auf der spirituellen Reise wählen mögen, den religiösen, den okkulten, den philosophischen oder den mystischen, Ihr Bewußtsein muß sich weit öffnen.

Was verstehen wir unter Bewußtsein? Wenn wir es ein »geladenes Gewehr« nennen, dann wollen wir damit ausdrücken, daß eine Kugel darin ist. Bewußtsein meint die geladene Intelligenz, die mit Wissen, mit eingeprägten Vorstellungen aufgeladene Intelligenz. Wenn wir von bewegten Bildern sprechen, dann meinen wir die Bilder auf der Leinwand. Aber wir sehen nicht die Leinwand, wir sehen nur den Film. Bewußtsein ist reine Intelligenz, in der sich die Muster unserer Vorstellungen eingeprägt haben, die Intelligenz, welche sich der Dinge bewußt ist. Und was ist Intelligenz? Intelligenz ist die Seele. Es gibt kein anderes offenbares Zeichen für die Seele außer der Intelligenz. Viele Menschen glauben irrtümlich, daß der Sitz der Seele das Herz, die rechte oder linke Körperhälfte ist; tatsächlich ist sie aber etwas, was wesentlich mehr Ausdruckskraft hat als irgendeine Seite des Menschen, und das ist die Intelligenz.

Es gibt eine Geschichte, die die Vorstellung von dem universellen Bewußtsein neben dem individuellen Bewußtsein demonstriert: Ein Magier stellte sich vor, er sei eine flüssige, dahinfließende Masse, sich bewegend, schwebend und fallend und sich dann mit dem Meer verbindend. Dann stellte er sich vor, er sei eine feste Masse. Atome verdichteten sich, froren ein und wurden zu Eis. Dann dachte er: »Ich bin noch nicht vollkommen eingefroren. Ich kann versuchen, diesen jetzigen Status zu halten, aber ohne zu schmelzen.« Und er wurde zu einem Stein. Als nächstes sprach er: »Ich möchte mich verändern. Ich möchte kein Stein bleiben.« Und so wurde er zu einem Baum. »Aber ich kann mich nicht bewegen, nichts tun.« Er drehte und wand sich und wurde zu einem Insekt. Immer noch war der Magier nicht zufrieden: »Wie hilflos fühle ich mich als Insekt! Ich würde gern spielen und singen.« So verwandelte er sich in einen Vogel. Aber wieder sprach er: »Ich möchte groß und kräftig sein, auch intelligenter.« So wurde er zu einem Tier. Endlich verlangte er: »Ich möchte auf meinen hinteren Gliedmaßen stehen und meine Wirbelsäule gerade aufrichten können.« Und so wurde er schließlich zu einem Menschen.

Dieser Zauberer hatte die Gabe, sich in alles zu verwandeln, was er sich wünschte. Diese Idee finden wir auch in anderen Schriften. Im Koran wird gesagt: »Werde! - Und so wurde es.« Es lag in der Macht des Magiers: er wurde zu dem, was sein Bewußtsein hervorbrachte. Zuerst war da eine Idee und dann materialisierte sie sich.

Aber da ist noch ein weiterer Punkt. Der Magier war zwar so mächtig, sich Kraft seines Bewußtseins in alles zu verwandeln, warum aber waren seine Vorstellungen so unklar? Die Antwort ist, daß ein Mensch, der sich schlafen legt, natürlicherweise jeglicher Aktivität entsagt. Ebenso ist es mit dem Bewußtsein, das an sich göttlich und universell ist. Wenn es sich in etwas Bestimmtes verwandelt, dann begrenzt es sich. Und diese Begrenzung beraubt es seiner eigenen Bewußtheit. Das ist einer der hervorragendsten Themen der Metaphysik. Deutlich wird es auch wieder in der Geschichte des Magiers: Die Vorstellung: »Ich werde mich in einen Felsen verwandeln. Ich bin ein Fels«, führte dazu, daß er tatsächlich zu einem Stein wurde. Das Bewußtsein hatte nicht seine flüssige Substanz verloren, aber die Intelligenz war sich dessen nicht mehr bewußt. Was aber war es, daß mit in den Stein einging bei dieser Verwandlung? Nur ein kleiner Gedanke des Magiers, ein kleiner Gedanke der Unzufriedenheit verhinderte die vollkommene Wandlung. Dieser Gedanke war nach wie vor Teil des Magiers, der sich erinnerte, ein Magier zu sein. Als er zu einem Fels geworden war, war er nicht imstande, über diese Erinnerung und Gedanken hinauszugehen, und er fühlte nichts.

Je tiefer wir dies verstehen, desto mehr erkennen wir, daß das Bewußtsein zwei verschiedene Aspekte beinhaltet. Da ist das Bewußtsein, das begraben ist unter der Undurchlässigkeit der materiellen Form wie etwa bei Bergen, Felsen, Bäumen, Pflanzen, der Erde oder dem Meer; und doch ist es die Wesenheit des Bewußtseins, selbst durch diese dichte Materie zu dringen, nach Ausdruck zu streben. Diese Tendenz kann man beobachten, wenn man mit der Natur in Berührung kommt. Diejenigen zum Beispiel, die sich vor einen Felsen, in eine Berghöhle oder die Mitte des Waldes setzen, diejenigen, die den Kontakt mit der Natur suchen, deren Gemüt frei von den Sorgen und Ängsten der Welt ist, sie erfahren zunächst ein Gefühl des Friedens. Dann, nach einer Weile, beginnen sie, mit der Natur zu kommunizieren. Und was sagt ihnen die Natur? Jede kleinste Bewegung, das Ansteigen und Fallen der Wellen, die Bewegung der zarten Zweige eines Baumes, das Rauschen des Windes und das Beben der Blätter - alles scheint ihnen etwas zuzuflüstern. Es ist das Bewußtsein in allem, das sich ausdrücken möchte; durch die Bäume, die Felsen, das Meer und die Pflanzen hindurch sucht es nach seinem Ausdruck, denn es ist nicht tot, sondern lebt, wenn auch gebunden an den Fels, den Baum, die Pflanze, das Wasser, die Erde und die Luft. Alles, was lebt, möchte wahrgenommen, gehört und erkannt werden. Es möchte sich mitteilen; Jahre hindurch versucht es, die Dichte der Materie zu durchdringen, aufzutauchen, um zu seiner ursprünglichen Quelle zu gelangen - wie der Magier, der nach sich selbst suchte. Und wo fand er sich am Schluß? In der Gestalt eines Menschen.

Es gibt ein Sprichwort bei den Sufis: »Gott schlief in einem Felsen, träumte in einem Baum, Gott wurde sich selbst bewußt in dem Tier, aber Gott suchte sich selbst und erkannte sich im Menschen.« Das zeigt klar das Hauptanliegen des Menschen: Was immer seine Beschäftigung sein mag, was immer seine Neigungen, was auch immer er bewundern mag - es gibt nur einen Beweggrund, und der zielt auf vollkommene Entfaltung, so daß er das Gefühl hat »Was ich vollbracht habe, ist großartig und wunderbar. Wie schön ist es, das zu sehen.« Es ist dieses Motiv, daß in jeder Seele nach Ausdruck verlangt; gleichgültig, ob der Mensch den spirituellen Pfad einschlägt oder nicht; jede Seele, auch wenn sich das Gemüt dessen nicht bewußt ist, strebt nach vollkommener Entfaltung.

Was das menschliche Bewußtsein betrifft, so begrenzt es sich natürlicherweise selbst, in dem es eine bestimmte Form annimmt. Obwohl der Mensch im Vergleich zu den Bäumen, den Pflanzen,

den Steinen und den Bergen ein sehr waches Bewußtsein hat, wird dieses Potential nicht von allen Menschen gleich wahrgenommen. Die meisten leben in dem Gefängnis ihrer Bedingtheit. So sprach Rumi im Masnavi: »Der Mensch lebt in einem Gefängnis.« Jede seiner Bemühungen, sein ganzes Verlangen, zielt darauf, aus dieser Gefangenschaft auszubrechen, um Inspiration, Größe, Schönheit, Glück, Frieden und seine eigene Unabhängigkeit von den Dingen der Welt zu erkennen.
An diesen Punkt kommt früher oder später jeder, aber die Sehnsucht ist beständig da; gleich, ob es sich um einen Weisen oder einen Narren handelt - jeder strebt bewußt oder unbewußt nach dieser Freiheit. Es mag Menschen geben, die scheinbar nur mit sich selbst beschäftigt sind, mit ihren Angelegenheiten, mit ihrer Gesundheit, ihren Gedanken und Gefühlen. Sie haben einen relativ begrenzten Horizont. Das heißt nicht, daß sie in ihrer Art nicht in Ordnung sind, sondern nur, daß ihr Erleben lediglich einen kleinen Bereich des universellen Bewußtseins umfaßt. Dann gibt es diejenigen, die sich selbst in den Hintergrund stellen; sie sagen: »Hier ist meine Familie, meine Freunde, ich liebe sie.«. Ihr Horizont ist schon weitreichender. Andere mögen sagen: »Ich arbeite für meine Mitmenschen, für mein Land, für die Erziehung der Kinder in meinem Land, für die gute Gesundheit der Menschen in meiner Stadt.« Ihr Bewußtsein umfaßt noch etwas mehr. Das heißt nicht, daß ihr Bewußtsein größer ist, sondern lediglich, daß ihr Horizont einen größeren Raum im universellen Bewußtsein einnimmt. Deshalb ist es nicht verwunderlich, wenn Nizami sagt: »Wenn das Herz groß genug ist, kann es die ganze Welt enthalten.« Das Universum ist klein im Vergleich zum universellen Bewußtsein. Die Ebene des Bewußtseins ist das Absolute.
Es ist nicht so, daß dem Menschen nur ein bestimmter Teil des universellen Bewußtseins vorbehalten wäre, sondern er nimmt dieses Bewußtsein nur beschränkt in Anspruch, eben nur so weit er seinen Horizont auszuweiten vermag; sein Bewußtsein kann für ihn das Absolute sein. Deshalb mag er sich in der Welt als individuelles Wesen erfahren, tatsächlich aber kann er nicht sagen, wer er ist.

Auch in der Bibel wird auf diese Vorstellung hingewiesen, wenn dort geschrieben steht: »Sei vollkommen, wie auch der Vater im Himmel vollkommen ist.« Was ist damit gemeint? Es erklärt, daß das absolute Bewußtsein ein Zeichen für Vollkommenheit ist und wir davon nicht ausgeschlossen sind. Alles lebt und bewegt sich in ihm. Wir aber nehmen nur so viel wahr, wie wir davon erfassen können. Das bedeutet, daß jedes Individuum ein eigenes Erleben von der Welt hat, und diese Welt ist für den einen so winzig wie der Same einer Erbse, für den anderen umfaßt sie die ganze Welt. Dennoch, von außen betrachtet, erscheinen Menschen mehr oder weniger gleich groß. Aber die inneren Welten können sich dermaßen unterscheiden, daß sie sich nicht vergleichen lassen. Es gibt so viele verschiedene Welten, wie es Wesen gibt - von der Ameise bis zum Elefanten.

Immer wieder tauchen in den alten Schriften die Begriffe Himmel und Hölle auf. Was ist damit gemeint? Himmel und Hölle sind Teile unserer inneren Welten, unseres individuellen Bewußtseins. Wir leben tagtäglich, Jahr um Jahr mit ihnen, und sie setzen sich fort auf anderen Seinsebenen. Was immer wir aus unserer Welt gemacht haben, die Folgen tragen wir heute. Wenn die Propheten behaupten, daß all unsere Taten nach dem Tode offenkundig werden, so bedeutet es, daß wir in unserer jetzigen körperlichen Existenz so wenig bewußt, so in Anspruch genommen von den äußeren Geschehnissen sind, daß wir nicht bemerken, welche inneren Welten wir gleichzeitig erschaffen. Wir sind so beschäftigt mit der äußeren Welt, mit unseren Wünschen, Ambitionen, unserem Streben, daß wir kaum unsere eigene Welt kennen, wie ein Mensch, der in einer Fabrik arbeitet: wenn er nach Hause kommt, liest er seine Zeitung und fällt dann müde ins Bett.

Jedem ergeht es so. Die äußere Welt wirkt den ganzen Tag hindurch auf das Leben jedes Menschen ein, mit ihren Tausenden von Reizen und Geschäften, die mit Elektrizität glitzern. Aber eines Tages werden seine Augen für diese Welt geschlossen sein, die sein ganzes Sein beherrscht, und dann richten sie sich auf die innere Welt. Das meinen auch die alten Schriften, wenn sie sagen: »Du wirst auf die Früchte deines Daseins stoßen.« Man

Geist und Bewußtsein

braucht nicht zu fragen: »Was wird aus mir werden?« Wenn man nach innen schaut und den Inhalt seines Bewußtseins betrachtet, dann erkennt man, wie das eigene Leben nach dem Tode aussehen wird.
Zu allen Zeiten haben die Sufis ihr Bestes gegeben, um ihr Bewußtsein zu trainieren. Wie haben sie das gemacht? Zunächst analysierten sie es, dann suchten sie, die Einheit herzustellen. Das analytische Vorgehen ist bestrebt, die Inhalte des Bewußtseins zu erforschen und zu untersuchen, sein Gewissen zu befragen, sich ihm zuzuwenden mit der Frage: »Mein Freund, all mein Glück oder Unglück ist abhängig von dir. Fühlst du dich wohl, dann bin ich glücklich. Nun sage mir also ehrlich, ob das, was ich will und was ich tue deine Zustimmung findet.« Man sollte mit seinem Gewissen sprechen wie mit einem Priester, dem man beichtet. »Schau, was ich gemacht habe. Vielleicht war es falsch oder richtig; du weißt es, du mußt alles, was ich tue, mittragen. Jeglicher Einfluß auf dich und dein Befinden, beeinflußt auch meinen Gemütszustand, deine Erkenntnisse sind auch meine. Nur wenn du glücklich bist, kann auch ich glücklich sein. Was nun macht dich glücklich, was kann ich für dich tun?« Sofort wird uns die Stimme des Gewissens antworten und uns sagen, was wir tun sollen und was nicht, was wir sagen sollen oder nicht. Dieses Bewußtsein kann uns besser leiten als irgendein Lehrer oder ein Buch. Es ist der lebendige Lehrer in uns, das eigene Gewissen. All die Lehrer, die Gurus, die Murshids weisen dem Schüler Wege, sein eigenes Gewissen zu erwecken; sie helfen, Verwirrungen zu klären.
Dazu greifen sie manchmal zu wundervollen Mitteln, so fein, daß selbst der Schüler nicht bemerkt, was mit ihm geschieht. Eines Tages wandte ein Mann sich an einen Lehrer und fragte: »Nehmen Sie mich als Schüler an?« Der Lehrer betrachtete ihn zunächst und sprach dann: »Ja, mit großem Vergnügen.« Aber der Mann sagte: »Wollen Sie es sich nicht noch überlegen. Ich bin ein sehr schlechter Mensch.« Der Lehrer fragte: »Was ist schlecht an Ihnen?« Der Mann antwortete: »Ich trinke.« »Das macht nichts,« sagte der Lehrer. »Aber«, fuhr der Mann fort,

»Ich bin ein Spieler.« Wieder entgegnete der Lehrer: »Das macht nichts.« »Aber da gibt es noch so viele andere Dinge, zahllose schlechte Eigenschaften«, beharrte der Mann. Wieder war die Antwort des Lehrers: »Das macht nichts.« Der Mann war sehr glücklich. Da jedoch sprach der Lehrer: »Jetzt habe ich alle die Schlechtigkeiten, die Sie über sich erzählte haben, ignoriert. Deshalb müssen Sie einer Bedingung zustimmen. Unterlassen Sie alle diese Dinge, die Sie aufgezählt haben, in meiner Gegenwart.« Der Schüler sprach: »Das ist einfach« - und ging davon.
Tage und Monate vergingen. Der Schüler, der sehr tiefgründig, entwickelt und ernsthaft bestrebt war, kam zurück, mit einem Strahlen in seinem Gesicht, seine Seele entfaltete sich von Tag zu Tag immer mehr, und glücklich dankte er dem Lehrer. Der Lehrer fragte ihn: »Wie ist es Ihnen ergangen?« »Oh, sehr gut,« antwortete der Schüler. Der Lehrer wollte wissen: »Haben Sie die Übungen gemacht, die ich Ihnen aufgab?« »Ja,« entgegnete der Schüler, »mit vollem Vertrauen.« »Aber was wurde aus Ihren Gewohnheiten, zu verschiedenen Plätzen zu gehen?« fragte der Lehrer. »Naja«, gab der Schüler zu, »ich versuchte noch viele Male, zu spielen oder zu trinken, aber wo immer ich hinging, sah ich Ihr Gesicht vor mir. Sie ließen mich nie allein. Immer, wenn ich trinken wollte, erschien Ihr Gesicht vor mir. Ich konnte es nicht tun.«
Das war eine sehr sanfte Art der Belehrung. Der Lehrer sagte nicht: »Du sollst nicht trinken, du darfst nicht spielen!« Das würde ein Lehrer niemals machen. Es ist wunderbar, wie der Lehrer ohne Worte lehrt, wie er eine Person korrigiert, ohne irgend etwas zu sagen. Was der Lehrer sagen möchte, sagt er, ohne es zu sagen. Wenn er es in Worte kleiden würde, würde seine Belehrung scheitern.
Der hauptsächliche Punkt jedoch in Bezug auf die Bewußtseinserweiterung ist, daß es zwei Richtungen oder Dimensionen gibt, in die sich das Bewußtsein ausbreiten kann - nach innen oder nach außen. Bildhaft läßt sich die eine Dimension als horizontal, die andere als senkrechte Linie darstellen. Diese beiden Linien in Verbindung formen ein Kreuz, das Symbol der christli-

chen Religion. Aber auch bevor die christliche Religion dieses Symbol gebrauchte, existierte es in Ägypten und Tibet; auch auf alten buddhistischen Abbildungen finden wir das Kreuz.
Der Weg, das Bewußtsein nach innen auszudehnen, beginnt damit, daß wir die Augen schließen und unseren Geist von der äußeren Welt zurückziehen, und anstatt nach äußeren Dingen zu greifen, unser Suchen nach innen richten. Die Bewegung der Seele ist bestrebt, sich aufzurichten, weit nach vorn zu zielen, nach der Seite, zurück oder ellipsenförmig. Sie ist wie die Sonne; ihr Licht strahlt in jede Richtung aus. So sendet die Seele Strahlen aus durch die fünf Sinne. Wenn wir aber diese Sinne kontrollieren und den Atem nach innen ziehen, wenn wir unsere Ohren verschließen und unser Mund schweigt, dann richten sich die Sinne nach innen. Und wenn wir unsere Sinne durch Meditation von der äußeren Welt abgewandt haben, dann kann unser individuelles Bewußtsein, das gewohnt ist, sich auf die äußeren Geschehnisse zu konzentrieren, diese Konzentration nach innen richten, und so wie wir Erfahrungen durch das Erleben der äußeren Welt machen und Kraft daraus ziehen, wird auch das innere Erleben zu einer Erfahrung und einer Quelle der Kraft. So kann unsere Seele sich weiter und weiter öffnen, bis sie zu ihrer ursprünglichen Quelle zurückgefunden hat, und diese ist der Geist Gottes. Dies ist ein Weg, der Weg nach innen.
Dann gibt es den Weg der äußeren Ausdehnung, indem man seine Perspektiven verändert. Aber weil wir beschränkt sind, sind auch unsere Perspektiven beschränkt. Wir denken, wir seien unterschieden von den anderen. Wir errichten Barrieren von Vorstellungen und Meinungen. Würden wir mit der Seele aller Menschen, aller Wesen in Kommunikation sein, so würde sich unser Horizont natürlicherweise so weit ausdehnen, daß er bis in unsichtbare Sphären vordringen würde. Das ist es, wonach spirituelle Vollkommenheit sucht. Mit anderen Worten, spirituelle Vollkommenheit ist diese Ausdehnung des Bewußtseins.
Manchmal fragt jemand: Was ist kosmisches Bewußtsein, was ist die Natur dieses Zustandes? Es ist ein Zustand, der mit Worten kaum erfaßt werden kann. Wenn man eine Erklärung dafür geben

sollte, dann nur insofern, als daß man sagen kann, wenn wir sehen, dann hören wir nicht, und wenn wir unsere ganze Aufmerksamkeit dem Hören widmen, dann sehen wir nicht. So kann man sagen, daß jeder unserer Sinne nur vollkommen arbeiten kann, wenn nur ein Sinn allein aktiv ist. Wenn unsere Augen etwas betrachten, während jemand uns etwas erzählt, sehen wir nicht wirklich. Ich lernte einmal ein Kind kennen, das sehr an Musik interessiert war. Es schloß seine Augen, wenn es Musik hörte, nur dann konnte es die Klänge voll genießen. Musik zu hören, während wir gleichzeitig Limonade trinken oder Eis essen, ist etwas völlig anderes.

Meditation jedoch bedeutet etwas anderes, sie ist nicht durch Regeln begrenzt. In der Meditation sind alle Sinne im Gleichgewicht; alle Sinne sind wach und gleichzeitig schlafen sie; verschlossen nach außen und gleichzeitig erwacht. Dieses Erleben können Worte nicht vermitteln, es muß erfahren werden.

Das Praktizieren von Meditation ist individuell unterschiedlich; eine Methode mag sich für einen als förderlich, für den anderen als ungeeignet erweisen. Es gibt ein orientalisches Symbol, eine Art Spielzeug: drei Affen; der eine bedeckt seine Augen, der zweite seine Ohren und der dritte seinen Mund. Das ist der Schlüssel zur Meditation, der Schlüssel zur inneren Ausdehnung. Aber auch für unser tägliches Leben kann dieses Symbol ethisch verstanden werden, und zwar: Lausche nicht dem Schlechten, schaue nichts Böses an und spreche nichts Böses. Wenn man sich daran hält, kann es einem sehr nützen; es kann uns sehr weit führen, wenn wir dies in unserem täglichen Leben beachten; niemals schlecht über jemanden sprechen, niemals zuhören, wenn über andere schlecht gesprochen wird und niemals etwas Böses ansehen. Wenn wir unsere Augen verschließen, ohne aber gleichzeitig auch unsere Ohren und Lippen zu verschließen, dann erreichen wir nichts.

Manche mögen fragen, ob die Entwicklung des inneren Bewußtseins zur Isolation der Person führt, zur Abtrennung von der Welt. Wir sind Teil dieser Welt, und deshalb, so sehr wir auch versuchen, davonzurennen und uns in spirituelle Sphären zu flüchten, werden wir doch immer wieder auf die Erde zurückgeworfen. So lange unser Körper existiert, sind wir an die Erde gebunden. Daher ist es das Beste, einen anderen Prozeß zu verfolgen: die innere Ausdehnung des Bewußtseins. Zweifellos muß man sich dazu der äußeren Welt verschließen; gleichzeitig aber sollte man die äußere Ausdehnung des Bewußtseins praktizieren. Auf diese Weise erhält man das Gleichgewicht.

Diejenigen, die sich ausschließlich spirituell entfalten, werden einseitig. Sie entwickeln nur die innere Ausdehnung des Bewußtseins und mißachten dabei die äußere Ebene. Solche Menschen geraten aus dem Gleichgewicht; vielleicht haben sie außergewöhnliche spirituelle Kräfte, aber sie besitzen kein Gleichgewicht. Aus diesem Grund denken viel von einem spirituellen Menschen, daß etwas nicht richtig ist in seinem Kopf. Ein Verständnis der Bedingungen der Welt verlangt, daß wir nicht einen falschen Eindruck vermitteln. Unserem Beruf, unseren Geschäften, sollten wir mit großer Achtsamkeit nachgehen, um zu beweisen, daß wir genauso praktisch, so ökonomisch, regelmäßig, systematisch arbeiten, ausdauernd und begeistert arbeiten können wie jeder andere. Alle diese Eigenschaften müssen deutlich werden, dennoch müssen wir uns gleichzeitig spirituell entwickeln; aber es sind diese Qualitäten, die Beweis unserer Spiritualität sind.

Teil 3
Die Welt des Geistes

Kapitel 1

Die Welt des Geistes wird in der Sprache der Sufi-Dichter mit *Aina Khana*, »Palast der Spiegel «, genannt. Man weiß sehr wenig über die Phänomene, die dieser Palast der Spiegel in sich birgt. Nicht nur zwischen Menschen, sondern auch in der niederen Schöpfung, findet sich das Phänomen der Widerspiegelung. Zunächst einmal fragt man sich, wie die kleinen Keime, Würmer und Insekten, die sich von anderen kleinen Lebewesen ernähren, ihre Nahrung finden, an ihre Nahrung gelangen. Tatsächlich spiegelt sich aber ihr Geist in den kleinen Lebewesen wider, die zu ihrer Nahrung werden. Wissenschaftler behaupten, daß Tiere keinen Geist besitzen. In gewisser Hinsicht ist das wahr. Sie haben keinen Geist, sie besitzen nicht, was nach wissenschaftlichen Gesichtspunkten als Geist betrachtet wird. Die Mystiker hingegen sprechen den Tieren dieselbe Intelligenz zu, die dem Menschen zu eigen ist, nur ist sie in der niederen Kreatur weniger entwickelt. Sie haben einen Geist, aber nicht in solch einer Klarheit; deshalb könnte man vergleichend behaupten, daß es dasselbe sei, als hätten sie keinen Geist. Für den Mystiker, der den Geist einen Spiegel nennt, mag er nicht so klar sein, aber doch ist er ein Spiegel.
Freundschaft, Feindschaft, untereinander ausgeführte Kämpfe, das Entstehen von Kameradschaft - all das können wir bei Vögeln beobachten. Dies sind nicht Gedanken oder Vorstellungen, sondern Reflexionen eines Spiegels auf einen anderen. Es zeigt, daß die Sprache der Tiere untereinander viel unmittelbarer ist als die menschliche Sprache. Der Mensch hat sich weit entfernt von dieser Art des natürlichen, intuitiven Ausdrucks. Wenn Sie einen Reiter nach seinen Gefühlen beim Reiten fragen, dann wird er ihnen erklären, daß er dabei eine größere Freude als bei irgend-

einem anderen Sport empfindet. Er kann es möglicherweise nicht begründen, aber es liegt in dem Phänomen der Widerspiegelung - wenn sich sein Denken im Geist des Pferdes widerspiegelt, wenn beider Geist aufeinander abgestimmt ist und das Pferd weiß, wohin der Reiter will. Je größer die Sympathie ist zwischen Pferd und Reiter, desto größer die Freude, die man beim Reiten empfindet. Anstatt erschöpft zu sein nach solch einem Ausritt, fühlt der Reiter sich erhoben. Die Freude übersteigt jegliche Müdigkeit. Je vollständiger die Kommunikation zwischen dem Geist des Tieres und dem des Reiters ist, desto größer die Freude, die beide beim Reiten erleben. Auch das Pferd entwickelt während dieser Kommunikation Zuneigung zu dem Reiter.

So erzählt eine Geschichte von einem arabischen Reiter, der auf einem Schlachtfeld fiel. Niemand war in der Nähe, sich um seinen toten Körper zu sorgen, und sein Pferd stand dort drei Tage lang in der brennenden Sonne, ohne zu essen, bis jemand kam und sich des Leichnams annahm. Das Pferd wachte über den Körper seines Herren und schützte ihn vor den Angriffen der Geier. Eine andere Geschichte erzählt von einem Hund, der drei Tage lang neben seinem toten Gefährten heulte und danach selbst starb. Es ist diese Reflexion von einem Geist auf den anderen, die solch eine Kommunikation möglich macht.

Oftmals sieht man Zirkuspferde und andere Tiere, die auf wunderbare Weise die Befehle, die man ihnen gibt, ausführen. Ist das ihr Geist, haben sie es gelernt? Nein, sie haben es nicht gelernt, es ist nicht in ihrem Geist. Etwas geschieht in dem Moment, wo der Dompteur mit der Peitsche vor ihnen steht, daß sich sein Geist in dem der Tiere spiegelt. Wenn man sie allein ließe, würden sie nicht arbeiten, sie würden nicht daran denken. Der Grund dafür ist, wie im Koran geschrieben steht, daß der Mensch zum Herrscher über die Schöpfung erkoren ist. Das bedeutet, daß alle Wesen um ihn herum, groß oder klein, seinem Magnetismus unterliegen; sie werden von dem Menschen angezogen, sie alle schauen zu ihm auf, denn er repräsentiert das Göttliche, und sie erkennen dieses unbewußt und ergeben sich ihm. Die Elefanten in Burma arbeiten im Wald, tragen riesige Baumstämme, aber es ist der Gedanke des Menschen, der sie dazu bringt, der Gedanke, der sich im Geist der Elefanten widerspiegelt und der ihnen aufträgt, zu arbeiten. Wenn man dieses Vorgehen einer tiefen Betrachtung unterzieht, dann erkennt man, daß die Tiere nicht trainiert werden, sondern daß es diese Projektion des eines Geistes auf den anderen ist, der sie bewegt. Man kann sagen, daß die Tiere zu Händen und Füßen der Gedanken ihrer Meister werden. In diesem Gedanken vereinigen sich beide zu einer Einheit. In einem persischen Gedicht heißt es, daß, wenn zwei Herzen zu einem werden, sie Berge versetzen können. Zwischen Tier und Mensch eine derartige Beziehung herzustellen, ist einfacher als zwischen zwei Menschen.

In der Geschichte von Daniel wird erzählt, wie er in die Höhle der Löwen ging und sie in nur einem Moment zähmte. War es sein bewußtes Anliegen? Nein. Es waren Stille und Frieden in seinem Herzen, die er auf die Löwen reflektierte, und so wurden sie ebenso still wie er. Sein Frieden wurde zu dem ihren, sie wurden friedfertig. Man mag sich fragen, ob die Löwen in diesem Zustand verblieben, als Daniel die Höhle verlassen hatte. Diese Frage können wir nicht zweifelsfrei beantworten, aber ihre Prädisposition war vorhanden, und sobald sich Daniel aus ihrer Höhle entfernt hatte, wird ihre Wildheit wieder erwacht gewesen sein.

Vögel und andere Tiere geben oftmals warnende Zeichen, wenn ein Todesfall in der Familie bevorsteht. Man könnte vermuten, daß sie selbst von irgendwoher einen Hinweis erhielten oder daß sie einen Verstand haben, der darüber nachdenken könnte. Es ist jedoch der Zustand der Person, die sterben wird, der auf ihren Geist reflektiert wird, es sind die Gedanken der Menschen, die sich in der Nähe des Sterbenden aufhalten, und es sind die kosmischen Bedingungen, die gesamte Umgebung, die auf den Geist der Tiere reflektiert wird. Dann wissen sie; sie beginnen, ihre Empfindungen auszudrücken, und sie werden zu warnenden Zeichen für den kommenden Tod.

Können Tiere ihre Gefühle, ihre Gedanken auf den menschlichen Geist projizieren? Oder kann der menschliche Geist die Gefühle eines Tieres widerspiegeln? Das ist manchmal möglich, wenn ein Mensch eine sehr starke emotionale Bindung zu einem Tier hat. Dann empfindet er dessen Schmerz, ohne daß es einen sonstigen Grund dafür gäbe. Das Tier kann den Schmerz nicht erklären, aber der Mensch fühlt, wie sehr das Tier leidet. Es ist sehr merkwürdig, wie sehr beispielsweise Hirten in ihrem Geist mit ihren Tieren verbunden sind; sie geben Laute wie die der Tiere von sich, singen, tanzen und bewegen sich manchmal wie sie, oder zeigen auch sonst in ihrem Verhalten Ähnlichkeiten zu den Tieren.

Es ist schon sehr interessant zu beobachten, wie sich das Phänomen der Reflexion zwischen Mensch und Tier dem aufmerksamen Betrachter darstellt. Wir erkennen, daß Worte nur ein äußeres Mittel der Kommunikation sind, die natürliche Sprache hingegen ist die Projektion und die Widerspiegelung eines Gedanken, einer Empfindung von einem Geist auf einen anderen. Das ist die universelle Sprache. Hat man erst einmal diese Sprache verstanden, dann kann man nicht nur mit anderen Menschen in tiefe Kommunikation treten, sondern auch mit Tieren. Es ist kein Märchen, wenn man von Weisen und Heiligen erzählt, daß sie mit Tieren gesprochen haben; das ist wahr. Nur benutzten sie nicht die herkömmliche Sprache des Alltags, sondern sie sprachen die natürliche Sprache, in der alle Seelen miteinander kommunizieren.

Ein anderes Beispiel sind die Stierkämpfe in Spanien und die Elefantenkämpfe, wie wir sie in Indien kennen. Freilebende Elefanten im Wald kämpfen nur selten miteinander. Es sind die Gedanken der Zuschauer, die begierig sind, die Tiere kämpfen zu sehen, und so stimulieren sie die Kampfbereitschaft der Tiere. Der Wunsch der Zuschauer spiegelt sich im Geist der Tiere wider, und so beginnen die Tiere zu kämpfen, sobald man sie freiläßt. Tausende von Zuschauern bei diesen Kämpfen reflektieren ihre Erwartungen auf die Tiere, und diese Erwartung prägt sich im Geist dieser armen Tiere ein und gibt ihnen all die Kraft und das Verlangen zu kämpfen.

Auch von Schlangenbeschwörern vermutet man, daß sie Schlangen durch Beeinflussung aus ihren Schlupflöchern locken kön-

nen. Tatsächlich ist es die Musik der Flöte. Manchmal jedoch sind es nicht die Flötentöne, die die Schlangen anlocken, sondern der Gedanke des Schlangenbeschwörers, der sich im Geist der Schlange widerspiegelt. Die Musik wird dann nur zu einem Medium.
Es wird von Menschen erzählt, die wie durch Magie Insekten in kürzester Zeit aus einem Haus oder einem Garten vertreiben können, und es ist ein Mann bekannt, der in der Lage war, alle Fliegen innerhalb eines Tages aus einem Haus zu vertreiben. Sogar solch unbedeutend kleine Kreaturen kann der menschliche Gedanke beeinflussen. Eine solche Beeinflussung ist ein Beweis von Macht, nicht von einer besonderen Eigentümlichkeit. Ohne Zweifel hat der menschliche Geist ein viel größeres Potential an Macht und Konzentration als Tiere und Insekten, und so reflektiert er natürlich seine Gedanken, seinen Willen auf andere Wesen. Nur derjenige, der weiß, wie er seinen Geist fokussiert, kann dies tun. Wenn ein Mensch Fliegen verjagen kann, so heißt das nicht, daß er ein Element der Fliege in sich trägt, sondern daß er seinen Geist auf den der Fliegen fokussieren und ihn so beeinflussen kann, wozu nicht jeder in der Lage ist. Denn viele glauben nicht daran, daß so etwas möglich ist. Wenn man es nicht glaubt, kann man sich nicht darauf konzentrieren, und selbst, wenn man es versucht, nur um damit zu experimentieren, so wird es nicht gelingen.
Die Willenskraft kann gestärkt werden, indem man seine Gedanken auf eine bestimmte Sache konzentriert. Dadurch kann eine ausgewählte Fähigkeit viel intensiver entwickelt werden. Wenn man zum Beispiel ein Blechinstrument in einem Orchester spielt, wird man gleichzeitig auch die Fertigkeit entwickeln, andere Blasinstrumente zu spielen, ebenso Holzinstrumente wie Klarinette oder Flöte; andererseits, wenn man sich auf das Erlernen des Horns konzentriert hat, wird man es besser spielen können als die Flöte. Beides sind Blasinstrumente, dennoch hat man sich auf eines spezialisiert.
Genauso verhält es sich mit der Konzentration. Würde beispielsweise ein Schlangenbeschwörer mit all seiner Macht, Schlangen

anzulocken, versuchen, sich vor eine Bank zu stellen, um einen Sack mit Geld daraus hervorzubeschwören, so würde das wohl mißlingen. Er kann Schlangen manipulieren, aber nicht Geldbeutel. Dennoch, Willensstärke, zu welchem Zweck auch immer entwickelt, wird sich in allem als nützlich erweisen.

Es gab Fälle von Pferden, die in der Lage waren, komplizierte mathematische Probleme zu lösen. Selbst diejenigen, die ihnen diese Aufgabe stellten, wußten die Lösung nicht. Allerdings war es der Fragende, der seine Gedanken auf den Geist des Pferdes projizierte, denn natürlich ist ein Pferd nicht imstande, mathematisch zu denken. Es ist eine Art medialer Prozeß, in dem das mathematische Problem auf den Geist des Pferdes projiziert wird. Es ist möglich, daß selbst die Person, die eine solche Frage projiziert, sich dessen nicht bewußt ist. Dennoch ist es ihre Konzentration auf das Problem, ihre Anstrengung, die das Pferd die Lösung offenbar machen läßt. Diese Macht der Projektion kann gesteigert werden, indem man seinen Willen, seinen Verstand, seine Empfindungsfähigkeit stärkt. So vieles läßt sich aus kleinen Dingen lernen, die uns auf ihre Weise das Geheimnis des Lebens offenbaren können, wenn wir nur unsere Augen dafür öffnen und diesen Phänomenen mit Achtsamkeit begegnen.

KAPITEL II

Das Phänomen der Reflexion offenbart auf unterschiedliche Weise seine Natur und seinen Charakter in den vielfältigen Variationen menschlicher Individuen. Zum ersten ist es so, daß ein Mensch seinen Gedanken ein so eindeutiges Bild, eine solch klare Form gibt, daß sie sich ebenso klar im Herzen des anderen, auf den sie gerichtet sind, widerspiegeln. In diesem Fall kann sich die Reflexion deutlich im Herzen eines anderen spiegeln. Ein Verstand, der seine Gedanken nicht konzentrieren kann, der verschwommen und schwach ist, kann auch seine Gedanken nicht klar auf einen anderen projizieren. Ist der Verstand in keinem guten Zustand, sind auch die Bilder, die er zu vermitteln versucht, unklar. Ein unklarer Verstand zeigt sich, wenn der Geist eines Menschen zu verwirrt und zu aktiv ist; er ist dann nicht fähig, eine Reflexion vollständig zu übermitteln.

Der Geist kann mit einem See verglichen werden. Ein Sturm wühlt das Wasser auf, und eine klare Spiegelung ist nicht mehr möglich. Andersherum ist die Reflexion klar, wenn der See still ist. So ist es auch mit dem Geist; ist er still, dann ist er in der Lage, das, was auf ihn einwirkt, klar widerzuspiegeln. Ein Geist, der Kraft hat, der imstande ist, Gedanken und Bilder deutlich und konzentriert zu entwickeln, kann diese über alle Grenzen und Hindernisse hinweg, projizieren.

Spiegelt das Herz die Gedanken wider oder der Verstand die Empfindungen des Herzens? Dazu sollte man wissen, daß der Geist die Oberfläche des Herzens bildet, das Herz hingegen ist die Tiefe des Geistes. Herz und Geist sind somit ein und dasselbe. Bezeichnet man beide zusammen als Spiegel, dann wäre der Geist die Oberfläche des Spiegels, das Herz seine Tiefe. Im selben Spiegel jedoch wird alles reflektiert. Der »Spiegel« ist ein sehr treffender Vergleich, denn er beschreibt sowohl die Natur des Geistes als auch die des Herzens. Wenn die Reflexion aus der Oberfläche des Herzens kommt, dann berührt sie nur die Oberfläche, kommt sie aus der Tiefe des Herzens, dann erreicht sie auch den anderen Menschen in seiner Tiefe. Es ist wie mit der Stimme eines unaufrichtigen Menschen; sie kommt von der

Oberfläche und erreicht deshalb lediglich unser Ohr. Die Stimme eines aufrichtigen Menschen kommt aus der Tiefe, und deshalb dringt sie auch tief in uns ein. Was aus der Tiefe kommt, dringt in die Tiefe, was lediglich von der Oberfläche kommt, bleibt auch an der Oberfläche.

Nichts kann zwei Menschen innerlich trennen, deren Geist aufeinander abgestimmt ist. Niemand, der ein fühlendes Herz, ein sensibles Empfinden hat, wird leugnen, daß zwei einander zugeneigte Seelen miteinander in Kommunikation treten können. Räumliche Entfernung kann dabei niemals ein Hindernis sein. Haben wir nicht schon von Frauen gehört, Müttern, Ehefrauen, Kindern, die während des letzten Krieges geistig mit ihren Angehörigen an der Front verbunden waren und die über den Zustand ihrer Männer, Söhne, Väter wußten, ob diese verwundet oder getötet worden waren? Viele werden sagen, daß es die Gedanken der Soldaten sind, die diese Frauen erreichten. Aber selbst die Schwingungen von tiefen Gedanken nehmen eine klare Form an. Wenn solche Gedanken, bestimmte Muster oder Bilder so klar formuliert werden, erreichen sie den Empfänger unmittelbar.

Reflexion ist kein Gespräch. In einem Gespräch wird eine Idee mit jedem Wort mehr und mehr entfaltet, und so entsteht langsam ein Bild. Bei einer Reflexion hingegen wird in einem Moment die ganze Idee in eine bildhafte Form gebracht und widergespiegelt in dem Geist, der sie empfangen hat.

Diese Theorie offenbart uns auch das Geheimnis der Beziehung zwischen Lebendigen und Toten. So läßt sich auch Besessenheit dadurch erklären, daß Gedanken von jemandem auf der anderen Seite auf ein lebendiges Wesen hier auf Erden projiziert werden. Hält dieses Wesen daran fest, so werden sie zu einer Besessenheit. Oftmals kann man feststellen, daß ein junger Anarchist, der seinen Gegner getötet hat, eigentlich keine Feindschaft für die Person, die er tötete, empfand, sondern daß ein Feind aus dem Reich der Toten seine Gedanken auf den passiven Geist des jungen Menschen reflektierte, und dessen Enthusiasmus und Kraft brachten ihn dann dazu, den vermeintlichen Feind zu töten, ohne einen wirklichen Grund dafür zu wissen. Besonders unter Anar-

Die Welt des Geistes

chisten findet man solche Fälle. Ihr extremes Temperament macht sie empfänglich für positive oder zerstörerische Reflexionen, und so handeln sie dementsprechend.
Ist es andersherum möglich, daß eine hier auf Erden lebende Person ihre Gedanken auf Wesen auf der anderen Seite projiziert? Jede Religion hat davon gesprochen, aber der Mensch auf dem derzeitigen Stand seiner intellektuellen Entwicklung hat dies nicht wirklich verstanden. Bei den Hindus beispielsweise gibt es bis heute einen Brauch, den Toten alles, was diese zu ihren Lebzeiten liebten, darzubieten - Blumen, Farben, eine schöne Umgebung, einen Fluß, Strom, Berg oder Baum. Alles, was ihr Angehöriger liebte, bringen sie ihm zum Opfer.
Bei einigen ist es Brauch, köstliches Essen zuzubereiten, duftendes Räucherwerk zu verbrennen, und Blumen und Düfte zu bereiten und dies dann den Verstorbenen darzubieten und danach selbst Gebrauch davon zu machen. Das mag uns merkwürdig erscheinen, aber indem sie an diesen Opfern teilhaben, wird ihre Erfahrung auf die verstorbenen Seelen reflektiert. Deshalb ist es nur recht, daß auch sie etwas von diesen Opfergaben zu sich nehmen, denn obwohl es für die Toten bestimmt ist, können diese nur durch die Erfahrungen der Lebenden in den Genuß der Gaben kommen. Die Lebenden sind das Medium. Nur auf diese Weise kann das Opfer die Toten erreichen.
Man sagt außerdem, daß diejenigen, die lange Zeit um ihre Lieben trauern, damit den Verstorbenen Schmerzen bereiten, denn es ist diese Erfahrung von Trauer, die auf den Toten reflektiert wird. Der Lebende sammelt diesen ganzen Schmerz an und reflektiert ihn auf den Verstorbenen. Das Beste, was man für die Toten tun kann, ist, Gedanken der Freude und des Glücks, der Liebe und der Schönheit, der Ruhe und des Friedens auf ihren Geist zu reflektieren. Auf diese Weise können wir ihnen helfen.
Man kann sich fragen, inwieweit man eine verstorbene Seele manipulieren kann, und zwar in der Form, daß sie andere Lebende zu bestimmten Handlungen verleitet. Das ist theoretisch möglich, aber warum wollen Sie den Geist belästigen? Wenn Sie imstande sind, den Geist des Verstorbenen zu beeinflussen, warum

wenden Sie dann nicht Ihren Einfluß direkt auf die Person an, die auf der Erde lebt?

In der heutigen Zeit, in der der Materialismus zunehmend an Bedeutung gewinnt, erfassen nur noch wenige den Charakter der »Besessenheit«. Meist werden diejenigen, die man für besessen hält, in Anstalten gesteckt, wo man sie mit Pillen und verschiedenen Methoden zu heilen versucht. Die Ärzte denken, daß etwas mit dem Gehirn dieser Menschen nicht in Ordnung ist, mit ihrem Geist oder mit ihren Nerven. Aber in vielen Fällen handelt es sich um etwas ganz anderes, das sind allenfalls Symptome. Wenn ein Mensch besessen ist, dann hat er normalerweise seinen Rhythmus, seinen Ton verloren, er kann sich nicht mehr selbst fühlen, er fühlt sich eigenartig. Ein beständiges Gefühl der Disharmonie verursacht eine Störung im Nervensystem und bringt verschiedene Krankheiten hervor. Aber die Wurzel davon ist eine Besessenheit.

Solch eine Besessenheit muß nicht unbedingt durch einen Toten hervorgerufen werden, sondern kann auch durch lebende Personen erfolgen; das eine nennen wir Besessenheit, das andere eine Einprägung. Normalerweise sind die Seelen, die eine Anhaftung an die Erde haben, entweder erdgebunden, oder ihr Einfluß auf die Erde ist ein inspirierender und schützender. Ihre Liebe ist wie ein Strom. Zweifellos kann dieser Geist auch einzelne Lebende erreichen, aber meist richtet sich ihre Liebe auf alle Menschen. Dies kann man also nicht mit Besessenheit gleichsetzen, es ist eher ein Segen. Es gibt aber auch die erdgebundenen Seelen, die ihre Wünsche, ihr Verlangen auf die Lebenden reflektieren. Wie immer ein solches Verlangen, ein solches Anliegen auch aussehen mag, es ist immer unvollkommen, weil es begrenzt ist. Außerdem ist es für jeden Teil der Schöpfung wichtig, daß es sich in Freiheit entfalten kann. Wenn eine Person durch eine Besessenheit in dieser Freiheit beschnitten wird, verbleibt sie in diesem begrenzten Zustand, so sehr man auch versucht, ihr zu helfen. Besessenheit kann allerdings für den Betroffenen auch sehr interessant werden. Wenn die Besessenheit vorüber ist, weiß die entsprechende Person oft nichts mehr davon, sie fühlt sich leer. Sie

hat das Gefühl, daß etwas, das sie für lange Zeit beseelt hat, von ihr weggenommen wurde.
Die Veranlagung zum unbewußten Schreiben hat ihren Grund in einer medialen Ausrichtung. Eine Person mit medialen Tendenzen hat normalerweise den Drang, sich durch unbewußtes Schreiben auszudrücken, weil sie sich, indem sie schreibt, in Verbindung mit etwas fühlt; die Person stellt auf diese Weise eine Verbindung her zu Seelen, die sich um sie herum in der Atmosphäre bewegen. Es ist nicht wichtig, was für eine Seele es ist, zu der sie Kontakt aufnimmt; diese Seele reflektiert ihre Gedanken auf den Geist dieser lebenden Person, und die wiederum versucht, diese Reflexionen im Schreiben umzusetzen. Einige dieser medial Begabten konzentrieren sich dabei auf eine bestimmte Seele, versuchen, sie festzuhalten. Dann wird eine Verbindung hergestellt, und es findet eine kontinuierliche Kommunikation, zu allen Tages- und Nachtzeiten und bei allen möglichen Gelegenheiten statt. Aber dieses Spiel birgt eine Gefahr. Am Anfang erscheint es interessant, aber später ist es schwierig, sich wieder daraus zu lösen.
Es gibt eine bekannte Geschichte von einem Menschen, der sich in eine tiefe Kommunikation mit Geistern aus dem Jenseits einließ und Schwierigkeiten hatte, diese Beziehung wieder zu lösen; diese Geister wichen keinen Moment von ihm. Es war, als ob ein Telefon fortwährend klingeln würde. Und das Merkwürdigste daran war, daß er sich daran gewöhnte, mit diesen Geistern zu leben. Er sagte immer wieder: »Ich will dich nicht. Geh fort, geh fort!« Aber sie kamen immer wieder. Tag und Nacht war dieser Mensch diesem »Telefon« ausgeliefert. Er konnte sich nicht davor schützen, nachdem er sich einmal geöffnet hatte. Er hatte seinen Fokus auf die andere Seite gelenkt und konnte dann die Tür nicht wieder schließen.
Außerdem beansprucht es die Nerven in großem Maße, denn diese müssen sehr fein sein, um die Kommunikation aufnehmen zu können. Die intuitiven Zentren des Körpers sind von feinen Nerven durchzogen; von feineren, als man es sich vorzustellen vermag. Sie bestehen nicht aus Materie, noch sind sie Teil des

reinen Geistes, sie sind ein Zwischending. Wenn diese feinen Nerven erst einmal sensitiv werden, dann öffnet sich die Tür zur anderen Seite. Die Schwierigkeit aber ist, daß die groben Schwingungen unserer Welt auf diese zarten Nerven einwirken; sie sind dann zu sensibel um den Anforderungen dieser groben, der materiellen Welt zu genügen, sie werden zu fein. Das führt dann zu einer nervösen Störung.

Um einige dieser medial veranlagten Menschen vor der spirituellen Ausbeutung zu schützen, habe ich deutlich meine Mißbilligung darüber ausgedrückt. Es ist nicht so, daß ich ein Ungläubiger bin, auch nicht jemand, der diese Dinge verlacht, sondern es ging mir um das Wohl dieser einfachen Menschen, deren Leben skrupellos ruiniert wird, um einigen wenigen Geheimnisse zu offenbaren. Denn welches Geheimnis finden sie schließlich? Nichts finden sie. Nicht dem Zuschauer offenbart sich der Gehalt eines Theaterstückes wirklich, sondern dem Schauspieler selbst. Darin liegt die Freude. Wenn wir Erfahrungen suchen, müssen wir sie selbst erleben und auch die Konsequenzen tragen. Aber diese Art, sich einen jungen, medialen, unerfahrenen Menschen zunutze zu machen, ihn dabei zugrunde zu richten, bringt niemandem Segen, noch eröffnet sie einem das Wissen, nach dem man sucht. Um es kurz zu sagen, eine Beziehung zwischen Lebenden ebenso wie die zwischen einem Lebenden und der Seele eines Verstorbenen entsteht nur durch die Reflexionen des einen Geistes auf den anderen, und eine solche Reflexion ist abhängig von der Kraft und der Klarheit des Geistes.

KAPITEL III

Ein Gedanke könnte verglichen werden mit einem bewegten Bild, das auf eine Leinwand projiziert wird. Es ist nicht ein Bild, sondern ein Film, der aus verschiedenen Teilen besteht, die ihr Verhältnis zueinander in jedem Moment ändern. Genauso verhält es sich mit dem Denken. Nicht in jedem Moment läuft ein Film in unserem Denken ab. Normalerweise entsteht ein solcher Film in einem graduellen Prozeß, der zur Vervollständigung führt. Mit anderen Worten, der Gedankenfilm wird in Teilen produziert, und wenn die einzelnen Teile fertig sind, werden sie zu einem Ganzen zusammengefügt.

In Entsprechung zu dieser Theorie haben die Mystiker das *Mantra Shastra* erstellt, die Wissenschaft der psychologischen Phänomene der Wörter, die von den Sufis *Wazifa* genannt wird, denn für die Konzentration des Denkens auf ein Wort ist es nicht allein ausreichend, das Wort in seinem Geist festzuhalten. Zum ersten ist dies nicht jedem möglich; nur einige sind imstande, einen Gedanken in Form eines Bildes zu festzuhalten. Um einen Gedanken vollkommen klar zu machen, ist Wiederholung notwendig. Orientalische Kunst offenbart dasselbe Prinzip. Eine Zierleiste von gemalten Rosen an einer Wand zeigt eine Rosenblüte 20.000fach, so daß das Bild einer vollständigen Blüte entsteht, wenn der Blick darüber fällt. Wenn vor vielen Dingen steht, können die Gedanken das einzelne nicht fixieren. Deshalb sahen die Mystiker es als die wirksamste Methode der Kontemplation an, einen Gedanken in Form eines Wortes viele Male zu wiederholen, ein Wort, das durch fortlaufende Wiederholung ein Bild einer bestimmten Vorstellung hervorruft.

Dennoch wird Wiederholung allein unserem Anliegen nicht gerecht. Um ein bestimmtes Bild in einen Stein einzumeißeln, reicht es nicht, die gewünschten Linien nur mit einem Stift vorzuzeichnen. Die Form muß eingeritzt werden. Um eine wirkliche Vorstellung einer Idee zu gewinnen, muß sie sich tief in das Unterbewußte einprägen, ist es notwendig, sie einzumeißeln, und das geschieht durch die Wiederholung eines Wortes, das diese Idee repräsentiert. Keine Wiederholung ist jemals vergeblich, denn jede Wiederholung macht das Bild nicht nur vollständiger, sondern vertieft auch die Idee und prägt sich so deutlich ins Unterbewußtsein ein.

Neben dem mystischen Prozeß gibt es auch Menschen, die in ihrem täglichen Leben vielleicht durch Wiederholung bestimmter Gedanken die Vorstellung von Schmerz, Haß, Sehnsucht, Enttäuschung, Bewunderung oder Liebe genährt haben, unbewußt über das, was sie eigentlich getan haben; und doch sind diese Vorstellungen bis in die Tiefe ihrer Herzen gedrungen und werden dann auf alle Menschen, die ihnen begegnen, reflektiert. Man fühlt sich unwillkürlich zu einer Person, die Liebe ausstrahlt, hingezogen, und man kann seine Augen nicht dem Haß verschließen, der von einer anderen Person ausgeht. Ebenso erlebt man unmittelbar den Schmerz, den ein Mensch empfindet, wenn der Schmerz sich tief in seinem Herzen eingegraben hat.

Dies ist wiederum das Phänomen der Reflexion, die Reflexion von einem Geist auf einen anderen. Es gibt Menschen, die zusammensitzen, zusammen arbeiten, zusammen leben, ihr ganzes Leben lang, aber sie sind einander verschlossen. Auch das ist Reflexion. Wenn das Herz eines Menschen verschlossen ist, beeinflußt er auch den anderen, daß sich dessen Herz verschließt. Wo immer er auch hingeht, alle Herzen werden sich in seiner Gegenwart verschließen. Selbst ein liebender Mensch ist dem hilflos ausgeliefert; auch sein Herz wird die Pforten schließen, zu seinem großen Bedauern, denn er weiß nicht einmal, warum. Dieses ist ein unbewußtes Phänomen

Deshalb treten Empfindungen wie Freude oder Mißfallen, Zuneigung oder Ablehnung, Harmonie oder Beunruhigung auf, ohne daß auch nur ein Wort zwischen zwei Menschen gesprochen wurde. Unsere Worte verschleiern nur die Realität. Wären die Worte nicht, dann befänden wir uns in einem Spiegelland, daß das gesamte Universum uns wie ein einziger Palast der Spiegel erschiene, wo das eine das andere reflektiert. Wenn wir das nicht klar sehen, heißt das nicht, daß wir nicht fähig wären, dies zu erkennen. Es zeigt nur, daß unsere Augen nicht immer geöffnet sind, und so bleiben wir unwissend.

Wenn dies wahr ist, dann gibt es nichts auf der Welt, was ein Mensch verbergen könnte. Wie der Koran sagt, an dem Tag des Jüngsten Gerichtes werden deine Hände und Füße Zeugnis ablegen von allem, was du getan hast. Aber dieser Tag des Jüngsten Gerichts ist jeder Moment. Wir brauchen nicht auf diesen besonderen Zeitpunkt zu warten, um dieses Phänomen zu erkennen. Wir sehen es, erkennen es, erfahren es immerzu, aber wir beachten es nur unzureichend. Wann auch immer wir eine Empfindung einem anderen Menschen gegenüber haben, sei es Freundschaft, Abneigung, Erregung oder Feindschaft, wir können diese nicht vor dem anderen verbergen. Das ist genug, um uns zu zeigen, daß die tiefste Wahrheit, die absolute Wahrheit des gesamten Universums die ist, daß alles EINE Quelle hat, EIN Ziel hat, das Leben EINS ist, und das die Vielheit dieses EINE nur bedeckt.

KAPITEL IV

Der Eindruck auf den Geist ist seinem Wesen nach völlig unterschieden von dem Eindruck auf eine Sache. Der Mensch ist lebendig, daher kreativ. Was immer auf den Geist einwirkt, prägt sich dort nicht ein wie in einen Stein, sondern reproduziert die Vorstellung in immer neuen Facetten, und macht die Einprägung lebendig. Und diese lebendige Vorstellung, die sich dem Geist eingeprägt hat, wird hörbar mit dem Ohr des Herzens. Auf diese Weise nehmen wir alle mehr oder weniger die Gedanken und Empfindungen einer anderen Person wahr, ihre Zuneigung oder ihre Ablehnung, ihre Freude oder Enttäuschung, denn diese werden ständig in ihrem Geist wiederholt.

Diese Eindrücke im Geist stehen nicht still wie ein Bild. Das Phänomen der Erinnerung besteht darin, daß es jeden Moment alle eingeprägten Erinnerungen hervorbringt, und nicht nur die dadurch hervorgerufenen Schwingungen, sondern auch die Schwingungen und Formen, die als Reaktion auf die eingeprägten Erinnerungen entstehen. Zum Beispiel hat sich eine tiefe Angst im Geist eines Menschen eingeprägt. Als Folge produziert das Gehirn Objekte, auf die diese Furcht sich konkret richten kann.

Diese Furcht wird im Traum, in der Vorstellung, im Wachzustand immer wieder kreiert. In einem Traum wird das offensichtlich, aber wie geschieht dieser Prozeß im Wachzustand? Alles, was diesen Menschen umgibt, seine Freunde, seine Feinde, seine Bedingungen, sein Umfeld, all das nimmt eine Form an, die diese Angst immer wieder heraufbeschwört. Diese Funktion des Gehirns hat auch etwas Wunderbares; der Geist ist die Frage und seine eigene Antwort. So wird Elend meist von denen angezogen, die es am stärksten fürchten; Enttäuschungen treffen diejenigen, die sie am meisten erwarten, und Niederlagen werden verursacht durch die Erwartung des eigenen Versagens. Viele Menschen behaupten: »Es wird mir nie gelingen, niemals. Alles, was ich anfange, geht daneben, etwas ist falsch.« Gut, daß es die Sterne gibt, so daß sie all ihr Elend den Sternen zuschreiben können! Aber die Ursache ihres Versagens, ihres Unglücks, liegt in ihnen, tatsächlich sind sie es, die diese Prägung in ihrem Geist festhalten.

Wenn ein Mensch sich fortwährend einredet: »Nichts gelingt recht; es kann dabei nie etwas Gutes herauskommen«, dann ist der Mißerfolg vorprogrammiert; und selbst wenn alle Sterne günstig stünden, könnte die Niederlage nicht aufgehalten werden. So gesehen schafft der Mensch selbst seine eigenen Bedingungen, sein Schicksal. Es gibt viele, die keine Perspektive für ihr Leben sehen. Bedeutet das also, daß die Welt, das Universum, so arm ist, daß es nicht für ihre Bedürfnisse sorgen kann? Da ist so eine Fülle, so ein Überfluß, aber indem ein Mensch fortwährend denkt, daß es für ihn keinen Ausweg gibt, wird dieser Gedanke zu einer fixen Idee und erfüllt ihn mit Verzweiflung.

Das, was ein Mensch jeweils denkt oder fühlt, wird auch in seiner Ausstrahlung offenbar. Um sich herum schafft dieser Mensch eine Atmosphäre, die Ausdruck seiner inneren Bedingungen ist. Diese ist nicht nur für andere Menschen in seiner Umgebung wahrnehmbar, sondern bringt auch Reaktionen aus seinem eigenen Inneren hervor. Wenn beispielsweise ein Mensch, bevor er sein Haus verläßt, denkt: »Ich werde einen Autounfall haben,« so mag sein Gedanke auf einen bestimmten Autofahrer reflektiert werden. Und dann geschieht genau das, wovor er sich gefürchtet hat. Ebenso ist es auch mit Erfolg. Wenn ein Mensch der Welt mit dem Gedanken gegenübertritt: »Ich werde in meiner Sache Erfolg haben,« dann zieht er alles an, was für das Gelingen seiner Sache förderlich ist.

Es gab einmal ein Mädchen, das hatte ein neues Lied gelernt, dessen Text lautete: »Wie plötzlich sich doch mein Schicksal verändert hat!« Sie liebte dieses Lied so sehr, daß sie es überall, wo sie sich aufhielt, sang oder vor sich hin summte. Und was passierte? Sie blickte von ihrem Balkon hinunter, stürzte, fiel hinunter und war tot. Diejenigen, die sie gut kannten, sagten, daß sie ausgesprochen glücklich wirkte noch drei Tage, bevor sie begann, dieses Lied zu singen.

Der einstige Herrscher von Delhi, Zafar, aus einer Moghul Dynastie, war ein großer Dichter mit wunderbaren Gaben, so fein in seinem Ausdruck, ein solcher Meister des Wortes, mit Bildern so wunderschön und zart. Seine Dichtkunst war ein phantastisches Gemälde, ein Kunstwerk, und so auch er selbst. Aber in der Regel ist ein Künstler, ein Poet, meist mehr an der Tragödie als an der Komödie interessiert, und so begann er damit, eine Tragödie zu schreiben. Was war die Folge? Nachdem er die Tragödie beendet hatte, übertrug sie sich auf sein wirkliches Leben. Er begann zu verfallen, und sein ganzes Leben wiederholte die imaginierte Tragödie; das Leben wiederholte die Dichtung, die er geschrieben hatte.

Auf diese Weise können manche Menschen warnende Hinweise vor Unfällen empfangen. Aber manchmal kommen diese Hinweise auf Krankheit oder Unfall oder andere Ereignisse auch von Wahrsagern. In einigen Fällen bewahrheiten sich diese Prophezeiungen, in anderen nicht. Man kann immer beobachten, daß sie in den Fällen Wirklichkeit werden, wo der Mensch besonders beeindruckbar ist, bei einem Menschen, der diese Hinweise sogleich verinnerlicht hat. Aus diesem Grunde wurde auch die Wissenschaft der Astrologie in Indien so tiefgehend erforscht und beeinflußt seit Tausenden von Jahren die Menschen. Man sagt dort: »Vertraue nie einem törichten Astrologen. Er mag ein guter

Astrologe sein, aber wenn er töricht ist, gehe niemals zu ihm. Er wird Dinge sagen, die dich beeindrucken.« Und wenn diese Warnung nicht erfolgt, was geschieht dann? Ein Mensch sagt vielleicht im Scherz zu einem anderen: »Geh nicht dorthin. Es wird dich umbringen.« Er denkt es gar nicht wirklich, sagt es nur so dahin, aber er weiß nicht, daß es sich möglicherweise tief in dem anderen einprägt und damit seinen Tod herbeiruft.

Wenn die Warnung vor einem Unfall tatsächlich aus den Gedanken eines anderen Menschen resultiert, können wir dann auch Gefahr vermeiden, indem wir die Macht unserer Gedanken gebrauchen, um dem entgegenzuwirken? Wir können es, wenn wir wissen, wie. Die Lösung liegt darin, daß wir solche Gedanken nicht an uns heran lassen. Sehen wir einmal von der Selbstverleugnung im positiven Sinne ab, dann können wir auf eine Sufi-Methode zurückkommen: die Gedanken und Eindrücke zu verweigern, die wir nicht wünschen. Wir erlauben unserem Denken nicht, von diesen Einflüssen, die wir nicht wollen, beherrscht zu werden. Wir müssen uns über jeden Einfluß, der gegen uns gerichtet ist, erheben. Nur müssen wir lernen, weise gegenüber anderen damit umzugehen. Nehmen wir an, wir können uns davon distanzieren, lassen uns nicht davon berühren, oder glauben nicht daran, so können wir doch anderen Schaden zufügen. Wenn wir jedoch sorgsam und gewissenhaft mit den Einflüssen umgehen, die wir auch auf andere ausüben, so wird sich das auf das Leben unserer Freunde positiv auswirken.

Man mag sich fragen, welchen Sinn denn ein Gebet habe, wenn doch Erfolg und Mißerfolg in unserer eigenen Macht liegen. Es liegt in unserer Hand, ob wir ein Gebet sprechen oder nicht. Es ist unsere Arbeit. Ein Gebet ist eine bestimmte Art von Arbeit. Wir tun diese Arbeit; wenn wir sie nicht tun, wird es sie nicht geben. Ein oberflächliches Gebet ist etwas völlig anderes, als eines, das aus der Tiefe kommt. Man kann mechanisch etwas murmeln, was Jesus »nutzlose Wiederholungen« genannt hat, ohne daß der Geist mit den Inhalten der Worte verbunden ist. Wenn unser Herz in der Tiefe das Gebet gehört hat, dann hört auch Gott dieses Gebet, denn Gott hört durch das Ohr des Men-

schen. Ein Mensch, der nicht fähig ist, mit einer solchen Innigkeit zu beten, kann dies üben, wie man auch lernen kann, eine gerade Linie zu ziehen, indem man es hunderte von Malen übt.
Es ist möglich, die mechanischen, immer wiederkehrenden Reflexionen im Geist eines Menschen zu wandeln, indem man ihm eine völlig andere Richtung weist, eine Richtung, die sein Interesse neu entflammt.
Zunächst müssen wir unser Herz und unser Denken von alten Mustern befreien, die unseren Weg behindern. Eines Tages kam ein Geschäftsmann zu mir und sagte: »Ich kann das nicht verstehen. Ich scheine vom Pech verfolgt zu sein. Alles mißlingt mir, ich weiß nicht wieso. Ich habe mich an Spiritisten gewandt, an Wahrsager, an Astrologen. Die einen sagten dies, die anderen das. Ich weiß nicht mehr, was richtig ist.« Ich antwortete ihm: »Das Richtige und das Falsche, beides liegt in Ihnen. Hören sie auf ihr Inneres. Finden Sie heraus, was in ihrem Kopf vor sich geht. Ist es nicht die Erinnerung an vergangenes Versagen, was Sie begleitet? Da ist eine beharrliche Stimme in Ihrem Inneren. Die Astrologen werden Ihr Unglück den äußeren Bedingungen zuschreiben, die Spiritisten einem Geistwesen, daß Ihnen anhaftet. Da mögen nun also Geistwesen sein oder nicht, aber was tatsächlich geschieht, ist, daß in Ihrem Herzen eine Stimme immer wieder sagt: 'Du hast versagt, du kannst es nicht, du hast immer versagt.' Können Sie diese Stimme zum Schweigen bringen? Sobald Sie sich von diesem Muster abgelöst haben, wird nichts mehr Sie behindern.« Er fragte: »Was kann ich tun?« »Seien Sie entschlossen. Versprechen Sie mir, daß Sie diesem Gedanken an Ihre Vergangenheit niemals mehr Aufmerksamkeit schenken. Die Vergangenheit ist vorüber, jetzt haben wir die Gegenwart. Schreiten Sie voran mit Zuversicht und Mut; alles wird gut werden.
Immer wieder werden Sie feststellen, daß diejenigen, die behaupten: »Mit mir ist alles falsch,« die Stimme ihres eigenen Versagens hören. Sobald sie in der Lage sind, diese Stimme zum Schweigen zu bringen, ist ihr Versagen beendet; sie schlagen eine neue Seite im Buch ihres Lebens auf, und das Leben eröffnet

ihnen eine völlig andere Perspektive, sie begegnen ihm mit mehr Mut und Zuversicht. Ein Mensch, der nach Tausenden von Fehlschlägen aufstehen und sagen kann: »Von nun an werde ich nicht mehr versagen. All die Niederlagen waren nur eine Vorbereitung auf meinen Erfolg.« ist wahrhaft tapfer. Das ist die rechte geistige Haltung.
Wie aber können wir die zahllosen Bildern, die uns behindern, löschen? Der ganze Prozeß der Sufi-Methode besteht darin: die fotografische Platte des individuellen Geistes wieder zu reinigen. Wiederum ist das Üben der Konzentration von großer Bedeutung. Die wilden Pferde im Wald werden nicht auf Zuruf zu Ihnen kommen, sie gehorchen Ihnen nicht, wenn Sie ihnen befehlen, sich Ihren Wünschen entsprechend zu bewegen, denn Sie sind ungezähmt. Ebenso verhält es sich mit unseren Gedanken und unseren Vorstellungen: Sie springen ungezügelt in unserem Kopf hin und her. Wenn wir uns ihnen widmen, dann sind wir wie der Dompteur im Zirkus, der dem Pferd befiehlt zu kommen und zu gehen, zu rennen und wieder stehen zu bleiben, und das Pferd gehorcht.
Die Arbeit mit den Gedanken ähnelt tatsächlich sehr der eines Dompteurs. Das ist die erste und wichtigste Lektion der Sufis; es ist die Basis des ganzen Mystizismus und der angewandten Philosophie, daß Sie fähig sind, Ihre Gedanken so zu lenken, wie Sie es wünschen. Wenn Sie an eine Rose denken wollen, so darf keine Lilie in Ihren Gedanken erscheinen und kein Elefant, wenn Sie Ihre Gedanken auf ein Pferd konzentrieren wollen; Sie dürfen nicht ablenkbar sein. Das lehrt Sie, einen Gedanken zu fixieren und jeden anderen ungewollten Gedanken fernzuhalten. Auf diese Weise werden Sie Herr über Ihre Gedanken; Sie trainieren sie, kontrollieren sie und benutzen sie dann zu Ihrem Wohl.
Beweist uns dies nicht, daß wir in einer Welt der Spiegel leben? Eine Spiegelwelt mit einem lebendigen Phänomen, lebendig, weil auch der Spiegel selbst lebt. Es findet nicht nur eine ständige Reflexion und Projektion auf den Spiegel statt, sondern ein Wunder der Schöpfung: alles, was projiziert und reflektiert wird,

wird gleichzeitig erschaffen, so daß es sich früher oder später materialisieren wird.

In dieser Schau der Dinge findet der Sufi das Geheimnis der Meisterschaft, erkennt, daß nämlich neben der Vorstellung von Schicksal, von weltlichen und himmlischen Einflüssen, es noch die kreative Fähigkeit des Menschen ist, die etwas bewirkt. Diese kreative Kraft mag in einem Menschen ausgeprägter sein als in einem anderen, in einem mag neunundneunzig Prozent dieser Kraft wirken und der mechanische Teil macht nur einen Prozent aus, bei anderen mag das umgekehrt sein.

Es ist der mechanische Teil des eigenen Wesens, der den Bedingungen, dem Umständen, unterworfen ist und der ihnen hilflos ausgeliefert ist. Der kreative Teil hingegen ist es, der Neues schafft, und in diesem Aspekt finden wir die göttliche Essenz.

KAPITEL V

In dem Phänomen der Reflexion liegt es, daß jeder Gedanke, jede Handlung sich in uns widerspiegelt, und dort findet dann die Umsetzung statt. Etwas wird geschaffen, daß es unserem Leben eine Richtung gibt. Es wird zu einer Art Batterie, die all unsere Handlungen mit Ihrer Energie versorgt, eine Batterie aus Kraft und Gedanken. Es gibt eine Redewendung, die besagt, daß der wirkliche Charakter eines Menschen deutlicher zum Ausdruck kommt als das, was er sagt. Dies zeigt, daß der Mensch sich in allem, was ihn umgibt widerspiegelt und daß nichts in der Welt verborgen bleiben kann. Was man nicht ausspricht, reflektiert man, so daß es kein Geheimnis gibt.

Salomon gebrauchte die Worte »unter der Sonne« für beides - für den Tag und die Nacht. Die wirkliche Sonne ist die Intelligenz, und im Licht der Sonne reflektieren alle Spiegel, welche die Herzen der Menschen sind, all das, was sie beleuchten, ohne daß der Mensch irgend etwas dazu tun müßte. Deshalb erfüllt sich auch ein wirklich tiefer Wunsch früher oder später; er wird reflektiert und durch diese Reflexion wird er lebendig. Die Reflexion erfüllt ihn mit Leben, denn der Spiegel ist nicht tot, sondern lebendig, und dieser lebendige Spiegel ist das Herz. Es ist überhaupt nicht verwunderlich, daß der Koch Fisch vorbereitet, wenn der Meister diesen Wunsch in sich getragen hat. Das ist ganz natürlich. Ebenso ist es kein Wunder, wenn der Freund, an den Sie gerade dachten, plötzlich bei Ihnen vorbeikommt, obwohl Sie inzwischen mit etwas ganz anderem beschäftigt sind. Oberflächlich gesehen schien der Besuch ganz unerwartet; im Inneren dagegen wird etwas vorbereitet und arrangiert, denn Ihr Gedanke wird auf den Geist Ihres Freundes reflektiert und führt so das Treffen herbei.

Einmal wurde ich gefragt: »Werden wir im Jenseits Menschen, die uns nahe sind, wiedertreffen?« Ich habe geantwortet: »Ja, wir werden im Jenseits diejenigen wiedertreffen, die wir lieben und ebenso die, die wir hassen.« Ersteres war ihm ganz angenehm, aber mit dem zweiten Teil meiner Antwort war er nicht einverstanden. Ich versuchte ihm zu erklären: »Denken Sie an zwei Menschen, an denjenigen, den Sie am meisten lieben und an denjenigen, den Sie am wenigsten leiden können. Sie können nicht umhin, an beide zu denken. Sie mögen für den Freund beten und den Feind verfluchen, dennoch denken Sie gleich häufig an beide. Das Wunderbare daran ist, daß Sie beide auch oft unerwartet treffen; ohne daß Sie es gewollt hätten, ziehen Sie beide an.« Er fragte jedoch weiter: »Was sollen wir tun?« und ich antwortete: »Das Beste wäre es, niemanden zu hassen, sondern alle zu lieben. Das ist die einzige Lösung. Sobald Sie denen, die Sie hassen, vergeben haben, sind Sie aus Ihrem Leben verschwunden. Dann entfällt auch der Grund, sie zu hassen, Sie vergessen sie einfach.«

Es ist diese Art der Reflexion, die wir im beruflichen Erfolg oder Mißerfolg erkennen. Wenn jemand sich geschäftlich mit einer anderen Person trifft, reflektiert er sein Anliegen auf den Geschäftspartner. Reflektiert er den Gedanken an Mißerfolg, so spiegelt es sich in dem Geschäftspartner wider. Die ganzen Umstände um ihn herum scheinen diesen Mißerfolg dann noch zu bestätigen.

Begegnet er aber dem Geschäftspartner mit Zuversicht, dann reflektiert er Erfolg auf die Herzen aller Menschen, denen er begegnet, und alles wird von Erfolg begleitet sein. Deshalb werden diejenigen, die besessen sind von dem Gefühl zu versagen, auch immer wieder Niederlagen erleiden, während diejenigen, die von dem Gelingen Ihrer Unternehmungen überzeugt sind, immer erfolgreich sein werden. Aus der Geschichte wissen wir, daß es viele Helden, Generäle und Könige gab, die einen Sieg nach dem anderen davontrugen; ebenso kennen wir viele Menschen in unserer Umgebung, die Niederlage auf Niederlage erleiden. Es scheint kein Ende zu nehmen. Alles, was sie anfassen, ruinieren sie. Warum? Weil sie diese Zerstörung in sich tragen, sie wird lediglich auf alles, womit sie in Berührung kommen, reflektiert.

Der große Hindustani-Poet Amir sagte: »Meine Augen, ihr tragt das Licht des Allmächtigen in euch, und doch könnt ihr nicht sehen. Es fehlt euch nicht an Fähigkeit, es ist nur, weil ihr euch bedeckt.« Der Mensch sucht immer nach der klaren Vision, sehnt sich danach, das Licht zu sehen, und dennoch verschließt er seine Augen, die das göttliche Licht in sich tragen, indem er sein Herz verschließt.

Niemand kann jemand anderen dies lehren, man kann die Fähigkeit, klar zu sehen, nicht erwerben. Der Mensch ist seiner Natur nach ein Seher. Wenn er diese Fähigkeit nicht nutzt, so ist das eher erstaunlich. Der Seher erkennt eine Person nicht erst, wenn sie vor ihm steht. Er kann das Individuum unter Tausenden von Menschen, die vor ihm sitzen, erkennen; er sieht die Masse ebenso wie den Einzelnen. Der Grund dafür ist, daß je größer der Spiegel ist, desto mehr kann er reflektieren. Und deshalb können in einem Menschen gleichzeitig die Herzen, die Seelen und der Geist von Tausenden reflektiert werden. Es beginnt zweifellos damit, daß er zunächst Reflexionen von einem einzelnen wahrnimmt, aber je mehr sein Herz sich weitet, desto mehr wird es in der Lage sein, Tausende von Reflexionen aufzunehmen.

Hierin liegt das Geheimnis der spirituellen Hierarchie, sie liegt in der Ausdehnung des Herzens. Erleben wir dies nicht in unserem täglichen Leben? Jemand sagt: »Ja, ich kann einen Menschen lieben, aber alle anderen kann ich nicht ertragen.« Das zeigt eine Begrenztheit des Herzens. Ein anderer sagt: »Ja, ich liebe meine Freunde, mit denen ich mich vertraut fühle, aber ich mag keine Fremden; ich kann sie nicht lieben, ihnen gegenüber bin ich verschlossen.« Und tatsächlich verschließt er sich Fremden gegenüber. Er mag ein herzlicher Mensch sein, aber in der Gegenwart Fremder ist seine Liebe verschlossen.

In dem Maße, wie das Herz sich von diesen Grenzen befreit, wird es auch umfassender; denn, wie Asaf in einem seiner Verse sagt, ist das Fassungsvermögen des Herzens unvorstellbar groß. Asaf sagt weiterhin, daß, wenn das menschliche Herz sich ausdehnen würde, es das gesamte Universum in sich aufnehmen könnte, als wäre es nur ein Tropfen im Ozean. Das Herz kann so weit sein, daß es das Universum, alles, beherbergen könnte. Und das Herz, daß alles beinhalten kann, kann auch alle Reflexionen wahrnehmen; so dehnt sich auch der gesamte Prozeß der Evolution aus. Sich ausbreiten bedeutet, sich von Begrenzungen befreien, und das Ergebnis ist, daß die Einsicht sehr viel klarer wird.

Wie können die Gedanken von Tausenden in einem Herzen widergespiegelt werden? Auf dieselbe Weise, wie man ein Gruppenfoto aufnimmt. Die fotografische Platte ist in der Lage, selbst eine ganze Menschenmenge aufzunehmen. Wenn sie das nicht kann, ist sie nicht groß genug. Das Herz, ebenso wie eine fotografische Platte, ist imstande zu reflektieren. Kann es das nicht, so bedeutet dies, daß es begrenzt, zu klein ist. Die Gesamtheit des Lebens ist eine absolute Intelligenz, ist ein Land der Spiegel, in dem und von dem alles reflektiert wird. Wenn wir uns dies alles genau anschauen und tief darüber nachdenken, dann müssen wir erkennen, daß wir am hellichten Tag unsere Augen verschließen und schlafen.

KAPITEL VI

Das Herz, das von den Sufis mit einem Spiegel verglichen wird, hat zwei verschiedene Funktionen. Was immer von diesem Herzen reflektiert wird, bleibt nicht nur eine Reflexion, sondern wandelt sich in eine kreative Kraft, die wiederum ähnliches hervorbringt. Zum Beispiel, ein Herz, das in sich das Bild einer Rose trägt und diese auch reflektiert, wird überall Rosen finden. Rosen werden von diesem Herzen angezogen, es produziert Rosen. Gewinnt diese Reflexion an Macht, wird sie kreativ in Bezug auf dieses Phänomen der Rosen. Ein Herz, das an einer Verletzung festhält, sie reflektiert, wird überall auf Verletzungen stoßen, es wird Verletzungen anziehen und auch selbst verletzen; denn das ist die Natur dieses Phänomens der Reflexion.
Unter vielen Menschen herrscht der Aberglaube, daß bestimmte Besucher dem Haus Glück, andere Unglück über ein Haus bringen. Kommt ein glücklicher Mensch, dann ist es ein günstiges Omen, erscheint ein unglücklicher Mensch, dann bringt er Unglück. Was bedeutet das? Doch nur, daß jemand, der Unglück reflektiert, wiederum Unglück verursacht. Wo immer er hingeht, bringt er Unheil über seine Umgebung. Einmal wandte sich eine Frau an einen Weisen und klagte: »Seitdem wir dieses Dienstmädchen in unserem Haus haben, zerbrechen jeden Tag Gläser und Teller; alles wird verdorben und zerstört.« Der Weise sah den Grund dafür. Er antwortete: »Solange dieses Mädchen in Ihrem Haus lebt, wird das nicht aufhören.«
Manchmal findet man Menschen in beruflichen Positionen, die eigentlich keine besonderen Fähigkeiten haben, aber sie haben sich selbst. Und von dem Moment an, wo sie in diese Firma eintreten, wird das Unternehmen mit jedem Tag erfolgreicher.
Je mehr wir über dieses Phänomen nachdenken, desto klarer erkennen wir, daß was immer wir in unserem Geist reflektieren, sich auch im äußeren Leben ausdrückt, und jeder Bereich, mit dem unsere Herzen in Berührung kommen, wird durch diese Widerspiegelung aufgeladen. Die beste Erklärung für den Begriff Reflexion finden wir in der Projektion eines Bildes durch eine magische Lampe auf eine Leinwand. Die Leinwand reflektiert das

Bild, das die magische Lampe darauf geworfen hat. Und so ist das ganze Leben voller Reflexionen. Vom Morgen bis zum Abend sind wir Reflexionen unterworfen. Die Gesellschaft ruheloser Menschen macht uns selbst unruhig. Diese Ruhelosigkeit überträgt sich auf uns, selbst wenn wir kein Wort mit der entsprechenden Person wechseln; ebenso reflektiert unser Herz den Kontakt mit einer freudigen Person; sie läßt auch in uns ein Gefühl der Freude entstehen. Auf diese Weise geschieht es den ganzen Tag hindurch, ohne daß es uns bewußt wird.
Manchmal erfolgt diese Reflexion jedoch auch über weite Distanzen. Dann passiert es, daß wir jemandem schaden wollen, daß wir lachen oder weinen ohne Grund. Ein Mensch, der Freude reflektiert, wird diese Freude, wo immer er hingeht, verbreiten. Alle diejenigen, die traurig, sorgenvoll, enttäuscht oder gebrochenen Herzens sind, werden in seiner Gegenwart zu neuem Leben erwachen, seine Freude ist Nahrung für ihre Seele. Hingegen wird jemand, der Schmerz reflektiert, Niedergeschlagenheit und Mutlosigkeit in seiner Umgebung verbreiten, er wird auch anderen Schmerz und Kummer bereiten. Im Leben scheinen Schmerz, Leid und Sorgen kein Ende zu nehmen. Was wir brauchen, sind Seelen, die Freude verbreiten, damit diejenigen, die im Elend leben, befreit werden.
Ein weiterer Aspekt der Reflexion hängt mit dem zusammen, was man werden will. Man identifiziert sich mit diesem Wunsch; und so wird das im Verstand entstandene Bild zu unserem Eigentum, zu unserer eigenen Qualität.
Ein Mensch, der sich mit diesem Phänomen der Reflexion eingehender beschäftigt hat, machte eine amüsante Erfahrung, als er einmal den Diener eines Königs besuchte. Als er die Unterkunft des Dieners betrat, war er sehr erstaunt zu sehen, daß sie eine vollkommene Nachbildung des Palastes war. Die Art, wie dieser Diener ihn begrüßte, ihn ins Haus geleitete, ihn Platz nehmen ließ, sein Gebaren, jedes Wort, das er sprach, alles war königlich. Wie kam das? Da er sich während des ganzen Tages in der Nähe des Königs aufhielt, spiegelte er den König wider. Ein Kind, das seit seiner frühen Jugend mit der Präsenz von Soldaten

vertraut ist, nimmt deren Verhalten an und wird als Erwachsener selbst Soldat. Die Eigenschaften eines Soldaten entwickeln sich in ihm. In einem Kind hingegen, das sehr beeindruckt von einem bestimmten Künstler ist, von seiner Kunst, seiner Persönlichkeit, entwickelt sich diese Reflexion. Wenn es heranwächst, wird es sich zu einem Künstler entwickeln. Auch wenn Sie die Lebensgeschichten großer Dichter, Philosophen und Musiker lesen – glauben Sie, daß alle ihre Fähigkeiten nur auf eigene Anstrengung, Studien, Übung oder besondere Gaben beruhen? Oft basiert ihr Können auf einen Eindruck, den ein anderer Mensch auf sie gemacht hat, durch eine Reflexion, die sich allmählich in ihren Herzen entwickelt hat, die in ihren Seelen die Qualitäten erzeugt hat, die von dem Menschen stammen, der sie beeindruckt hat.
Es gibt eine Vielzahl von Beispielen in der Menschheitsgeschichte für derartige Fälle, besonders jedoch in der spirituellen Arbeit. Hier gibt es Erfahrungen, die nicht durch lebenslanges Studium noch durch Meditation in hundert Jahren Einsamkeit erworben werden können. Versucht man, spirituelles Wissen durch Meditation oder Bücher zu erlangen, so ist das, als ob man behaupte, man könne eine neue Sprache während eines Lebens erschaffen. Sprache entwickelt sich durch Tradition, es braucht Jahrhunderte, bis eine Sprache vollkommen ist. Sie kann auch nicht von einer Person allein kreiert werden; sie wird von Generation zu Generation weiter vererbt und entwickelt, wieder neu erworben. Und so entfaltet sich die Eigenschaft einer Sache erst, nachdem man ihr Bild über lange Zeit im Geist getragen hat.
Es gibt auch Beispiele von Menschen, die, indem sie einen Gedanken gehalten haben, diesem Gedanken solche Kraft gegeben haben, daß er sich auf der physischen Ebene manifestierte, zu einer Erscheinung wurde. Der Grund dafür ist, daß der Gedanke nicht nur ein Bild ist, das auf einen Spiegel projiziert wird, sondern das eine solche Reflexion auf das Herz ungeheuer machtvoll ist. Es ist das Leben selbst und deshalb schöpferisch. Hat man also einmal das Geheimnis der Reflexion verstanden, so erschließt sich einem auch das Geheimnis des Lebens selbst.

Ist eine Reflexion eine bewußte Handlung von Seiten des Reflektierenden oder wirkt sie unbewußt? Beides ist möglich. Manchmal wird sie bewußt von dem Reflektierenden eingesetzt, aber die Wirkung geschieht immer unbewußt. Nehmen wir zum Beispiel einen sehr frommen Menschen, gütig, friedvoll. Seine individuelle Wesenheit ist es, die sich in anderen Menschen widerspiegeln soll. Seine Qualitäten reflektiert er auf die ihn umgebenden Menschen, und diese nehmen sie dann mit sich. Einige absorbieren sie und halten sie, andere wiederum verlieren sie wieder. Aber oft weiß man nicht, welche Reflexion man festhalten, welche negieren soll. Möglicherweise prägt sich eine Reflexion von Trauer und Kummer oder anderen unerwünschten Zuständen bei uns ein, und wir tragen sie mit uns herum. Deshalb ist es wichtig zu wissen, daß das ganze Leben aus Reflexionen besteht, von morgens bis abends empfangen wir sie. Sie kommen von uns nahestehenden Personen, von Menschen, die uns feindlich gesonnen sind, die uns hassen und auch aus dem Jenseits. Wir sind immerzu diesen Reflexionen ausgesetzt.

Man mag sich nun fragen, ob das förderlich ist. Aber wir können gar nichts dagegen tun. Sie mögen es als gut oder schlecht empfinden, aber es ist nun einmal eine Gegebenheit. Ist unser Herz klar, dann nehmen wir diese Einflüsse bewußt wahr und können sie mit einem gewissen Abstand betrachten. Ist jedoch unser Herz nicht klar, dann wirken sie unbewußt auf uns ein, sie ist nicht klar, aber wir empfangen sie dennoch. Nehmen Sie zum Beispiel einen Gong und ein Stück Holz. Bei beiden entsteht eine Vibration, jedoch wird bei dem Gong der Klang klar und voll sein, bei dem Holz dagegen eher dumpf, dennoch erfahren beide dieselbe Vibration. Wenn ein Herz klar genug ist, spiegelt es die Einflüsse voll und klar wider, man hat die Möglichkeit zu wählen, ob man einen Einfluß annehmen oder ablehnen will.

KAPITEL VII

Eine klare Schau ist abhängig von einem klaren Herzen, das für Reflexionen geöffnet ist. Jelaludin Rumi beginnt sein Masnavi, indem er die Spiegelqualität des Herzens erläutert. Ebenso weist er darauf hin, daß diese Spiegelqualität manchmal verloren gehen kann, wenn das Herz bedeckt ist von einer Art Rost. Er fährt fort, indem er erklärt, daß durch die Reinigung des Herzens von diesem Rost der Spiegel wieder klar wird, um Reflexionen zu empfangen.

Einmal, als wir über Telepathie sprachen, sagte mein Murshid: »Das ist Reflexion. Wenn dein Herz klar ist, dann mußt du nur lernen, es zu fokussieren, nichts sonst brauchst du zu tun. Das Herz ist ein Spiegel, und alles, was dir begegnet, wird von ihm reflektiert.«

Deshalb ist es nicht erstaunlich, wenn die Seher in jedem Menschen wie in einem offenen Buch lesen können; denn das ist die Natur der klaren Schau. Wird die Sicht nicht blockiert, dann nimmt sie alles wahr, was um sie herum geschieht; sie kann gar nicht anders. Es ist nicht einmal so, daß man wünscht, zu sehen, sondern die Augen sind offen und schauen, und alles, was sie erblicken, wird reflektiert. So kann der Seher nicht umhin, in jeder Seele zu lesen und die Gedanken und Gefühle des anderen wahrzunehmen. Würde jedoch jemand versuchen, in das Innere eines anderen Menschen einzudringen, so wäre das nicht recht. Das Herz ist ein ganz privater Raum, in den niemand mit Gewalt eindringen sollte. Niemand hat das Recht, in die Gedanken und Gefühle eines anderen Menschen einzudringen. Aber so wie die Augen nicht anders können, als das, was vor ihnen erscheint, zu sehen, so kann auch das Herz, einmal vom Rost befreit und rein, nicht anders als das, was vor ihm erscheint, zu schauen.

Die Augen können nur bis zu einer bestimmten Entfernung sehen; die Dimension, welche die Augen erfassen kann, ist von der des Herzens unterschieden. Während die Augen nur die Oberfläche sehen, blickt das Herz in die Tiefe des menschlichen Seins. Glauben Sie deshalb niemals, daß ein Mystiker nicht tief in die menschliche Seele schauen könnte, daß er nicht in der Lage sei,

bestimmte Seiten der Persönlichkeit in einem Menschen zu erkennen. Nein, er sieht alles, wenn sein Herz nur rein genug ist.
Wir wollen jetzt die Frage untersuchen: Was ist der Rost? Woraus besteht er? Der Rost besteht aus all dem, was unser Geist angesammelt hat, was ihn dumpf und schwerfällig macht. Diese dichte Masse begrenzt ihn, sie beschränkt die Spiegelqualität. Das Herz wird belastet mit Verwirrung, Ängsten, Depressionen, durch alle Arten äußerer Reize, die den natürlichen Rhythmus des Herzens stören. So wie die Gesundheit des Körpers abhängig ist von dem harmonischen Zusammenspiel aller seiner Teile, so liegt die Gesundheit des Herzens in der Harmonie seines Tons und Rhythmus'. Ein Mensch mag in seinem Verhalten tugendhaft sein, rein in seinen Gedanken, gütig, und doch zur selben Zeit unterliegt sein Gemüt einem ständigen Auf und Ab, weil seine Schwingungen nicht im Einklang sind. Dann ist es ihm nicht möglich, Dinge klar zu reflektieren; selbst wenn der Spiegel klar ist, das Denken aber rastlos, ist die Reflexion verschwommen.
Wenn wir einmal darüber nachdenken, dann fangen wir an zu erkennen, was für ein wunderbares Instrument zur Wahrnehmung und Erfahrung des Lebens in seiner ganzen Fülle diese menschliche Existenz ist. Würde man einen solchen Spiegel, der in der Lage ist, die Gedanken und Gefühle aller Menschen zu reflektieren, für eine Million Dollar zum Verkauf anbieten, so würde dies eine enorme Nachfrage hervorrufen. Der Mensch, der diesen Spiegel erfunden und produziert hätte, würde ohne Zweifel viele Aufträge erhalten, selbst wenn ein solcher Spiegel eine Million Dollar kosten würden. Der Mensch nun trägt einen solchen Spiegel in sich und ist sich dessen nicht einmal bewußt, verleugnet diese einzigartige Fähigkeit. Und da er nicht daran glaubt, gibt er lieber sein Geld aus, um einen Spiegel zu kaufen, anstatt zu versuchen, seinen eigenen Spiegel zu kultivieren, an deren Existenz er nicht glaubt.
Er glaubt nicht an sich selbst; und da er nicht an sich selbst glaubt, glaubt er auch nicht an Gott. Sein Glaube an Gott ist sehr oberflächlich. Unzählige Menschen behaupten, an Gott zu glauben und doch wissen sie nicht, ob Er wirklich existiert. Er glaubt

nur, weil andere glauben. Sie haben keinen Beweis, und ihr ganzes Leben verbringen sie damit, ohne sich über die Existenz Gottes sicher zu sein. Es gibt keinen anderen Weg, diesen Beweis für die Wirklichkeit Gottes zu erbringen, als sich selbst kennenzulernen, diese Phänomene, die in uns sind, in der Tiefe zu erfahren und das größte Geheimnis unseres Seins, unser Herz, zu erforschen. Kann also irgend etwas für unser Leben interessanter, wertvoller sein, als daß Sie sich als ein Instrument begreifen, fähig, dieses Leben in Form Ihrer eigenen Person zu erforschen, Ihre Natur, Ihren Charakter, Ihre Bedingungen, Ihre Vergangenheit, Gegenwart und Zukunft, Ihre Schwächen und ihre Stärken. Nichts auf der Welt kann interessanter und kostbarer sein, als diesen Zustand zu erlangen, als diese Erfahrung zu machen. Es ist wertvoller als jeglicher Reichtum, jegliche Macht, Position oder irgend etwas sonst auf dieser Welt. Es kostet nichts und erfordert nicht einmal die große Anstrengung, die der Mensch zur Bewältigung seiner täglichen Aufgaben benötigt. Wenn wir uns dies vor Augen halten, dann erkennen wir, daß wir wie ein Mann sind, der durstig neben einem üppig fließenden Strom steht. Wonach den Menschen dürstet, das trägt er in sich, und was ihn davon abhält zu trinken, ist der fehlende Glaube an sich selbst, an die Wahrheit, an Gott.

Die meisten Menschen versuchen, das äußere Leben zu erforschen. Aber auch hier ist eine klare Sicht notwendig, durch die man die Oberfläche der Dinge wahrnimmt. Das innere Forschen gilt der Suche nach der Seele. Wissenschaft, wie wir sie verstehen, basiert auf den Studien, die man mit der sichtbaren Materie macht, sie erfaßt nur die Oberfläche und ist deshalb unvollständig.

Um Dinge in ihrer Gesamtheit zu erfassen, muß man auch das Innere betrachten, denn selbst die Wissenschaft hat ihre Wurzeln in der Intuition. Die Mediziner in früheren Zeiten folgten den Spuren der wilden Tiere, dem Bären oder anderen, um an verschiedene Kräuter, die sie zur Heilung benötigten, zu gelangen. Sie vertrauten auf ihre Intuition. Sie lebten oft ein Leben in Zurückgezogenheit, in Meditation, ein reines Leben; daraus zogen sie ihre Kraft und Inspiration, und diese Inspiration ließ sie erkennen, welche Mittel sie zur Heilung der verschiedenen Krankheiten anzuwenden hatten.

Die Wissenschaft, wie wir sie heute kennen, stammt von etwas ab, das schon in früherer Zeit bekannt war, aber damals nicht so genannt wurde. Es ist das Erbe von Menschen aus vergangener Zeit, was wir heute Wissenschaft nennen, deren Ursprung in der Intuition liegt. Und wann immer heute ein Wissenschaftler etwas Neues entdeckte, etwas Wunderbares, so verdankt er es seiner Intuition, nicht seinen Forschungen. Wenn das wahr ist, dann muß er die Fähigkeit der Intuition entwickeln, sein Herz klären, so daß seine Forschungen und sein alltägliches Leben, auch wenn er kein spirituell orientierter Mensch, sondern ein Wissenschaftler ist, davon begünstigt sind.

Kapitel VIII

Die Seele ähnelt ihrem Wesen nach einer Raupe. Wie die Raupe die ganze Schönheit der Farben ihrer Umgebung in sich aufnimmt und sich dann in einen bunten Schmetterling verwandelt, so verhält es sich auch mit der Seele. Befindet sie sich in der Engelwelt, dann spiegelt sie deren Schönheit wider und manifestiert sich in Form von einem Engel, in der Welt der Schutzgeister wird sie die Qualitäten eines Dschinn annehmen und sich in dieser Gestalt zeigen, in der Welt des Menschen zeichnet sie sich durch menschliche Qualitäten aus und materialisiert sich in einem menschlichen Körper. Die Raupe nimmt alle Farben von Blättern und Blumen in sich auf, spiegelt sie wider, sie werden ein Teil von ihr. Sie werden oftmals beobachten, daß die Raupe sich in ihren Farben ihrer Umgebung anpaßt, der Farbe der Blätter oder der Blumen: was immer sich in ihrer Nähe befindet, so wird sie. Sie würde nicht die Farbe von Bäumen oder Pflanzen reflektieren, die weit entfernt von ihr sind, mit denen sie keine Berührung hat. Derart ist auch die Beschaffenheit der Seele. Von allem, womit sie in Kontakt tritt, trägt sie etwas in sich, von den Farben

und Düften, sie spiegelt es wider und wird mit der Zeit zu dem, was sie reflektiert.
Das macht noch einmal deutlich, daß die Spiegeleigenschaft des Herzens sich nicht nur in der menschlichen Seele offenbart, sondern diese Qualität läßt sich vom Anbeginn der Entfaltung der Seele bis hin zu ihrer Manifestation im menschlichen Körper zurückverfolgen. Deshalb trägt die Seele potentiell beides in sich: die Gefangenschaft ebenso wie die Möglichkeit zur Befreiung. Kudsi, der große persische Dichter, sagte einmal: »Du selbst bist es, der die Gefangenschaft bewirkt und wiederum bist du es auch, der sich davon befreien kann.« Beides, das Gefängnis des Körpers, der aus Erde besteht, und die Befreiung aus dieser dichten Materie bringt die Seele selbst hervor, und beides unterliegt demselben Gesetz, dem Gesetz der Reflexion. Verschiedene Weise haben die unterschiedlichsten Theorien, Spekulationen und Dogmen entwickelt, wie und warum die Seele auf die Erde kam und wie sie sich wieder aus der Materie löst. Aber alle diese tiefen Denker, wie unterschiedlich auch ihre Vorstellungen vom göttlichen Naturgesetz sein mögen, können nicht umhin, dieses erste Gesetz als den machtvollsten Faktor für die Reise der Seele durch ihre Manifestation hindurch und wieder zurück zu ihrem Ursprung anzuerkennen.
Aus diesem Grunde denkt der Mystiker natürlich: »Was vergangen ist, ist vergangen, was getan wurde, ist getan: Ich sorge mich nicht mehr darum. Was mich interessiert, ist die Gegenwart so zu gestalten, wie ich sie mir wünsche und den Weg, der mich zu meiner Bestimmung führt, in Zukunft einfach zu machen.« Auf diesem Prinzip basiert der ganze Mystizismus.
Der Sufi kümmert sich wenig um das Gestern. Ja, wenn das Wissen von gestern eine Beziehung zu den Dingen von heute hat, wenn dieses Wissen ihm hilft, das Leben besser zu gestalten, in diesem Fall fragt er die Vergangenheit, aber nicht um der Vergangenheit selbst willen. So sagt auch Omar Khayyám:

»Morgen? Warum? Morgen könnte ich ich selbst sein, mit den siebentausend Jahren von gestern.«

Was besagt: »Wenn ich in der Vergangenheit siebentausend Jahre gelebt habe, was bedeutet es mir gerade jetzt?«
Das größte Problem, dem der Mensch gegenüber steht ist: »Heute, jetzt, in diesem Moment - wie kann ich das Beste aus meinem Leben für mich und andere machen?« Wenn jemand sich der Wissenschaft widmet, so darf er keine Zeit, keine Energie verschwenden. Es wird sein ganzes Leben in Anspruch nehmen, das Beste aus diesem *einen Moment* zu machen. Denn schließlich, es ist eben *dieser Moment*, der sich ständig wiederholt, und es ist das *Jetzt*, was die Zukunft formt.
Außerdem ist es das Wissen um diese Spiegelqualität, ihre Erforschung und ihre Umsetzung in die Praxis, die den Menschen dem eigentlichen Anliegen seiner Seele näherbringt. So sagt auch Zebun-Nissa, die persische Dichterin: »Wenn du an eine blühende Rose denkst, dann wirst du zu einer Rose; und wenn du an die singende Nachtigall denkst, dann wirst zu einer Nachtigall. Dies ist das Mysterium des Lebens. Und wenn du an den göttlichen Geist denkst, dann spiegelst du Ihn wieder, du wirst Er.«
Warum aber verwandelt sich dann nicht eine Mücke in einen Schmetterling, wo sie doch zeitweilig mitten unter wunderbaren Blumen und Pflanzen lebt? Weil die Mücke nicht daran interessiert ist zuzuhören; sie ist nur an ihrem eigenen Sprechen interessiert. Sie lernt nicht, sie will selber lehren. So bleibt sie, was sie ist. Die Raupe hingegen verhält sich ruhig. Sie meditiert in der Stille, bewegt sich sanft, verharrt still und meditiert. Deshalb kann sie sich am Ende in einen Schmetterling verwandeln.
Man mag sich nun fragen, warum eine Seele die Eigenschaften eines Mörders widerspiegelt und eine andere die eines Heiligen, wo doch beide Seelen gleichen göttlichen Ursprungs sind. Wie die Raupe, die zunächst reflektiert und dann zu dem wird, was sie reflektiert, so ist es auch mit dem Mörder oder dem Heiligen. Ein Mörder stimmt seine Energie nach und nach darauf ein, so daß er am Ende aufnahmebereit für diese bestimmte Reflexion ist. Indem er Dinge wie Sympathie, Freundlichkeit, Mitgefühl in seinem Herzen versucht auszulöschen, indem er diesen Aspekten

seines Selbstes gegenüber blind ist und indem er geneigt ist, anderen zu schaden, sie zu verletzen, entwickelt er sich langsam auf diese Weise. Sehr oft ist es bei jungen Mördern so, daß sie in ihrem Handeln die Gedanken einer fremden Person widerspiegeln. So werden zum Beispiel oftmals junge, unschuldige Menschen als Anarchisten verhaftet, die keine eigentliche Feindschaft gegenüber ihren getöteten Opfern empfanden. Sie haben nur aufgrund einer Reflexion von Feindschaft gehandelt, die von einer anderen Person auf ihren Geist projiziert wurde, und sie wurden zu deren Werkzeug. Dann stellt sich natürlich die Frage der Verantwortlichkeit, und die Antwort ist: ja, der Mensch ist verantwortlich, indem er in seinem individuellen Geist die Bedingungen für derartige Projektionen schafft.

KAPITEL IX

Es gibt viele Lehren, Grundsätze, Spekulationen und Vorstellungen, was das Jenseits betrifft; aber wenn es irgend etwas gibt, was die Natur und den Charakter des Jenseits deutlich machen kann, so liegt es in dem Begriff der Spiegelung. Von welchem Blickwinkel aus auch immer betrachtet, kommt man doch immer wieder auf diese Reflexion zurück, ob man nun an einen Himmel oder eine Hölle nach dem Tode glaubt, oder auch an Reinkarnation. Denn es gibt keinen Platz wie etwa eine Stadt, die nur für diejenigen errichtet wurde, die gute Taten vollbracht haben, so daß sich alle guten Menschen an es einem Platz wiedertreffen, den man Himmel oder Paradies nennen könnte, genauso wenig, wie einen Platz gibt, wohin die übrigen Menschen abgeurteilt werden.

Zunächst einmal hat jedes Individuum seine eigene Sicht auf das Leben, und entsprechend seiner Haltung dem Leben gegenüber, entsprechend seiner Grundeinstellung wird sich ihm auch das Jenseits zeigen. Deshalb kann der Himmel des einen Menschen nicht derselbe Himmel eines anderen sein, noch kann die Hölle eines Menschen dieselbe Hölle eines anderen sein. So wie viele Menschen unterschiedliche Ideale haben, so hat auch jeder

Mensch seine eigene Welt. Und was ist diese Welt? Diese Welt ist sein Geist. Und was beinhaltet diese Welt? Diese Welt beinhaltet alles, was unser Geist in sich trägt.

Die Seele ist wie eine fotografische Platte. Eine fotografische Platte kann das Bild einer einzelnen Person oder das einer Gruppe von Menschen reflektieren oder sogar das Tausender von Menschen. Sie ist in der Lage die ganze Welt, die sich vor ihr auftut, aufzunehmen, genau wie die Seele. Was, so fragt man sich dann, ist das Jenseits? Das Leben nach dem Tode ist für jeden entsprechend den Inhalten seiner Seele. Trägt seine Seele den Himmel in sich, wird sie sich auch nach dem Tode so offenbaren, trägt sie etwas anderes in sich, dann offenbart sich das andere.

Einige Menschen mögen fragen: »Ist es denn nicht die Seele, die reinkarniert wird?« Ja, natürlich ist es eine Seele, die sich offenbart. Aber was für eine Seele, welche Seele? Eine Seele, die etwas widerspiegelt, und es ist die Reflexion, die reinkarniert wird. Aber wenn dem so ist, dann stellt sich die Frage, ob alles nur Schein ist, gerade wie ein Schattenspiel. Ist es denn nicht so? Wenn es kein Schattenspiel ist, was ist es dann? Wenn der Mensch das Wirkliche im Unwirklichen findet, wenn ihm das Trost spendet, dann mag dieser Trost einige Tage anhalten. Aber das Unwirkliche ist unwirklich. Der Schein wird sich am Ende niemals als befriedigend erweisen, denn Frieden findet man nur im Wissen um die Wahrheit. Zeitweilig kann der Schein eine gewisse Befriedigung hervorbringen und man kann daran festhalten. Aber dennoch muß man sich eingestehen, daß am Ende nichts Wirkliches bleibt. Um diese Enttäuschung zu vermeiden, muß man früh im Leben beginnen, herauszufinden, ob man imstande ist, die letzte Wahrheit zu verstehen und in sich aufzunehmen.

Wie ist die Beschaffenheit einer Seele, die Himmel und Hölle im Jenseits erlebt? Sie ist umgeben von dem, was sie angesammelt hat. Wie auch Jesus sagte: »Wo eure Schätze sind, da wird auch euer Herz sein.« So besteht auch die Zukunft der Seele aus all den Schätzen, die sie während ihres irdischen Daseins angehäuft hat. Wie unterscheidet man diese beiden grundsätzlichen Vorstellungen; die erste, in der die Seele sich in einem ständigen Rad der Wiedergeburten bewegt, sie von einer Existenz zu nächsten geht und die zweite, daß die Seele nach dem Tod des Körpers in Himmel oder Hölle weiterlebt und so auf Gott zugeht? Der eigentliche Unterschied liegt in der Betrachtung dessen, was die Seele ist. Der eine identifiziert seine Persönlichkeit mit der Seele, und diese Persönlichkeit ist es, deren Fortbestand er sieht. Er glaubt, daß die Persönlichkeit, wie er sie kennt, nicht aufhört zu existieren, sondern daß sich ihre Reflexion wiederholt. Wenn man seine Persönlichkeit mit der Seele identifiziert, dann sieht man eine Kette von Reinkarnationen, eine nach der anderen. Der andere hingegen, der die Seele als etwas Unabhängiges versteht, der die Persönlichkeit als ein Kleid der Seele betrachtet, aber nicht als die Seele selbst, wird eine Ahnung bekommen von dem Strahl der göttlichen Intelligenz, die auf die Erde gekommen ist, als eine Seele. Er sieht, wie dieser Strahl nach außen projiziert und sich nach innen zurückzieht. Er erlebt die Projektion als ihre Manifestation und das Zurückziehen als eine Rückkehr zum Ursprung.

Dennoch kann man sich fragen, ob nicht irgend etwas von dieser Seele verbleibt, was sich fortsetzt. Die Seele, die ihr Ziel erreicht hat, läßt zweifellos etwas zurück. Wenn der Körper in der Erde begraben liegt, passiert etwas mit ihm. Entweder wird dieser Körper von einem Tier gefressen, und das Wesen dieses Tieres wird eins mit diesem Körper oder Insekten fressen an ihm und er manifestiert sich dadurch. Auf jeden Fall hat der Körper einen gewissen Fortbestand. Zugleich sehen wir aber in dem Körper nicht den gesamten Menschen als Person. Wir sagen, dies war der Körper des Menschen, die Person hat sich daraus entfernt. Und deshalb scheint der Körper nicht mehr wichtig. Aber wenn wir uns ansehen, was nach dem Tod mit dem Körper passiert, dann erkennen wir, daß er für viele Kreaturen zu Nahrung wird, zu Dünger für die Pflanzen, Blumen und Früchte, und so direkt oder indirekt die Tiere, die Vögel erreicht und auch in Form von Kleinstlebewesen, die aus ihm entstehen, von uns eingeatmet oder mit dem Trinkwasser aufgenommen wird.

Unter diesem Gesichtspunkt betrachtet geht nichts, was einmal existiert hat, völlig verloren. Es wandelt lediglich seine Form, und dieser Wandel ist die Basis für ein neues Leben. Deshalb ist der Tod des Körpers nichts weiter als eine Illusion für unsere Augen, und hinter dieser Illusion setzt sich Leben kontinuierlich fort.

Ist jede Seele ein individueller Strahl, oder hat jeder Strahl mehr als eine Seele, eine Art Gruppenseele? Eine gewisse Illusion liegt selbst in der Vorstellung der Individualität. Zum Beispiel denkt der Mensch, sein Körper sei unterschieden von jedem anderen Körper. Er behauptet, sein Körper selbst zeuge von der Individualität des Menschen; gleichzeitig hat aber auch jedes einzelne Atom seine ganz individuelle und ausschließliche Existenz, jede Zelle hat ihr eigenes Leben, ihre Krankheit, ihren Tod, ihre Geburt. Und es ist sehr interessant, bei einer Blutanalyse zu erkennen, daß jede Blutzelle ein eigenes Wesen ist, das sterben kann, krank werden kann und dadurch auch den Tod anderer Blutzellen verursachen kann. Der Körper verbirgt all dies vor unseren Augen, und so erscheint uns der Körper als Ganzes, als Individuum. Aber wieviel Individuen haben wir in uns?

Ebenso erscheint uns die Familie, unsere Nation, die Welt, der gesamte Planet als Individuum. Und doch, wie jede Zelle einen Teil des Körpers ausmacht, so sind wir Teile der Welt; und der Planet bildet einen Teil des Kosmos.

Was ist ein Individuum? Es gibt nur ein Individuum, und alles andere, was uns für einen Moment als individuell erscheint, können wir zwar ein Individuum nennen, so lange wir es sehen. Wenn wir es nicht mehr sehen, dann verschwindet auch die Vorstellung vom Individuum. Ein in sich geschlossenes Wesen, abgetrennt, unabhängig, nennen wir ein Individuum. Aber es sind nur unsere Augen, die darin eine abgetrennte Einheit sehen. In einem bestimmten Zustand erleben wir diese Trennung nicht mehr. Wir sehen dieses Wesen verbunden mit allem anderen, was existiert.

Die Welt des Geistes

Deshalb kommt der Sufi, nachdem er das Leben aufmerksam betrachtet hat, zu dem Schluß, daß es nur ein einziges Individuum gibt, und daß alles in diesem Individuum reflektiert wird. Es ist diese Vorstellung, die wir in uns entwickeln müssen.

Wir kommen jetzt zu dem, was wir die Welt des Geistes der Persönlichkeit nennen. Persönlichkeit ist ein Bild, das die Seele reflektiert, um sich entsprechend dieser Gestalt zu manifestieren. Es ist etwas, woran die Seele auch Teil hat. Beispielsweise begibt sich ein Mensch auf eine Reise und wird unterwegs vom Schnee überrascht, der ihn bedeckt. Er sucht an einem trockenen Platz Unterschlupf, aber den Schnee trägt er dort mit hinein. So ist es auch mit der Seele, die sich manifestiert. Sie bringt eine Persönlichkeit mit. Diese Persönlichkeit bestimmt das Schicksal eines Menschen in der physischen Welt, und gibt ihm damit seine Form. Wenn man dem, was die Seele schon mitbringt, einen Namen geben will, dann kann man es tun; aber die Seele beginnt nicht als Persönlichkeit, sondern hat ihren Anfang in einem göttlichen Funken.

Wie kann man dann von einer »alten Seele« sprechen, wenn die Seele doch immer neu ist? Tatsächlich sollte man besser von einer »alten Persönlichkeit« sprechen anstatt von einer »alten Seele«. Das käme der Wirklichkeit viel näher, denn die Seele, so weit wir wissen, ist gekleidet in die Persönlichkeit, die wir im allgemeinen mit der Seele gleichsetzen. Insofern können wir zwar von einer »alten Seele« sprechen, meinen aber eine »alte Persönlichkeit«.

Die Persönlichkeit ist also eines der Gewänder, in die sich die Seele kleidet. Auch sie lebt fort, ebenso wie der Körper. Auch von ihr bedienen sich zahlreichen Wesen, die aus dem unmanifestierten Zustand heraus eine Form suchen, eine Persönlichkeit, die so in neuer Gestalt auflebt. Die Raupe repräsentiert alle Blumen, Bäume, Pflanzen, die sie in sich aufgenommen hat. Sie ist somit die Reinkarnation all dessen, und dennoch ist die Raupe eine Wesenheit an sich, die uns bekannt ist, als die sie erscheint. Ein Mensch, der eine vollständige Persönlichkeit repräsentiert, hat diese zuvor in sich aufgenommen und reflektiert sie, mit anderen Worten also das, was der Mensch in seinem Inneren absorbiert hat, was auf ihn projiziert wurde, was er sich geliehen hat. Aufgrund dieser Persönlichkeit kann man von der Reinkarnation sprechen.

Mit der Persönlichkeit die fortlebt, geschieht nach dem Tod etwas anderes als mit dem Körper. Der Körper, als feste Substanz, wird gefressen und absorbiert. Aber die Persönlichkeit, die aus Vorstellungen und Bildern besteht, lebt in der Welt des Geistes fort. Aber genauso wenig, wie eine Photographie den Menschen seiner Existenz beraubt, so wird auch die Reflexion, die von einer anderen Seele auf die eigene Seele projiziert wird, die eigene Seele nicht ihrer Persönlichkeit berauben. Die Persönlichkeit setzt ihre Reise fort, durch alle notwendigen Prozesse hindurch ihrem Ziel entgegen. Durch die Reflexion entsteht eine weitere Persönlichkeit mit demselben Muster. Das ist Reinkarnation.

Die Frage ist nun, ob es eine Verbindung zwischen zwei ähnlichen Persönlichkeiten gibt. Natürlich fühlt sich Gleiches zu Gleichem hingezogen. Wenn auf der Ebene der Dschinns ein Band der Sympathie zwischen zwei Seelen hergestellt wird, dann bleibt sie bestehen. In diesem Sinne ist es nicht erstaunlich, daß der Geist von Shakespeare weiterhin die Shakespeare-Persönlichkeit auf Erden inspiriert. Kann aber eine Persönlichkeit auf mehrere Personen gleichzeitig projiziert werden? Ja, denn von einem Mensch kann es viele Abbilder geben, und so können sich viele Reflexionen von einer Persönlichkeit auf der Erde manifestieren.

Man mag sich nun fragen, ob Persönlichkeit dasselbe wie Gefühle und Gedanken sind, die nach dem Tod fortbestehen. Sicherlich ist es so; aber gleichzeitig kann man es auch von verschiedenen Seiten betrachten. Hier unterscheiden wir zwei verschiedene Sichtweisen: die eine besagt, daß ein Körper uns umgibt, solange wir auf Erden sind, und die andere besagt, daß, wenn wir unsere Nägel schneiden oder unsere Haare, wir diese Teile von unserem Körper trennen. Sie sind nicht verloren, nicht zerstört, aber wir fragen uns nicht, wohin sie gegangen sind und was mit ihnen passiert.

So ist es auch mit Gefühlen und Gedanken. Manche Gedanken werden zu Elementargeistern, sie beginnen zu leben, sie werden zu lebendigen Wesen. Sie arbeiten für oder gegen uns. So gesehen kann man sie also genauso betrachten wie die verschiedenen Teile unseres Körpers. Manchmal passiert es Menschen, die im Krieg Hände, Arme, Beine oder Finger verloren haben, daß sie nachher nicht mehr an diese Gliedmaßen denken. Irgendwo in der Natur sind diese Teile absorbiert worden, sie bestehen irgendwo fort.
Nichts auf dieser Welt geht verloren, es wandelt nur seine Gestalt. Ein Finger oder ein Bein wird amputiert und lebt dennoch in der Natur fort. So ist es auch mit allen Dingen, die unser Geist je hervorgebracht hat. Sie gehen in andere Sphären, aber bestehen fort. Und wie auch Kinder ihre Eltern überleben, so überleben Gedanken und Gefühle in der Welt des Geistes. Wie wir aber auch ohne ein Bein oder einen Finger weiterleben können, so leben auch Gedanken und Gefühle als lebendige Wesen fort. Der Mensch verliert nicht seine Individualität nach dem Tod. Die Persönlichkeit gestaltet vielmehr sein Leben im Jenseits.
Wenn wir die Seele betrachten, die vom Körper und von der Persönlichkeit umhüllt war, so ist sie ein göttlicher Strahl, sofern wir den Strahl als Seele verstehen können; denn es ist für jeden Geist schwierig, dies zu begreifen. Die Fähigkeit der Intuition und der Inspiration aber ermöglichen dem individuellen Geist dennoch eine Seele zu sehen, etwas, was über die Persönlichkeit, den Körper weit hinausgeht, eine Seele, eine unabhängige Wesenheit, wie etwa einen Engel oder einen Dschinn. Der Mensch kann all diese Bedingtheiten hinter sich lassen und zu seinem Ursprung zurückfinden; dies ist sein eigentlicher Zweck in seines Herzens. Jede neue Inkarnation wird durch den göttlichen Funken belebt. Denn die Seele offenbart sich nicht, um auf halbem Wege kehrt zu machen, genauso wenig wie unser Atem. Das Verhalten der Seele ähnelt dem des Atems. Wir atmen vollständig ein und vollständig aus. Jeder Atemzug muß den innersten Wesenskern berührt haben, damit wir existieren können, denn Leben ist unmöglich, wenn nicht in jedem Moment unser Sein durch den alles

belebenden Geist aufgeladen wird. Jeder Atemzug berührt die Tiefe unseres Seins, und niemand könnte leben, wenn nicht der Atem die Tiefe unseres Lebens berührte. Nicht die Nahrung, die wir zu uns nehmen, nichts, was von außen kommt, erhält uns am Leben, sondern es ist das Leben Gottes, das wir in jedem Moment mit unserem Atem in uns aufnehmen.

Die großen Seher sagen, daß die ganze Manifestation um uns herum ein Schattenspiel ist - es kann nur in der Nacht existieren, am Morgen ist es verschwunden. Sie mögen nun fragen: »Wenn das der Fall ist, was bleibt uns dann zu tun? Wenn wir es als unwirklich ansehen, scheinen wir nirgendwo hinzukommen; aber gleichzeitig, wenn wir die Unwirklichkeit nicht sehen, bleiben wir in der Unwirklichkeit stecken und wir öffnen nicht unsere Augen für die Wirklichen.« Wir müssen das Beste machen aus dieser Welt, die unwirklich ist und gleichzeitig mit beiden Händen das Wissen um das, was wirklich ist, festhalten, denn hierin allein liegt unsere Erlösung und Befreiung. Denn die Wahrheit inspiriert uns, und sie allein wird uns erretten.

KAPITEL X

In der jetzigen Phase der Evolution wird dem, was wir vererbte Qualitäten nennen, wenig Beachtung geschenkt. Zum Teil, weil es an individuellem Fortschritt mangelt, aber auch weil die materielle Sichtweise mehr und mehr an Gewicht gewinnt. Wenn man heute darüber nachdenkt, ob man sich einen Hund oder ein Pferd kaufen soll, dann betreibt man Ahnenforschung für die Tiere, weil ein guter Stammbaum den Wert des Tieres steigert, aber der Mensch zieht es vor, seine Herkunft zu vergessen. Die Zeit vergeht, und immer weniger beschäftigt den Menschen diese Frage.

Zweifellos hat das auch seine Vorteile, doch nichtsdestotrotz bleibt die Tatsache bestehen, daß die Qualitäten der Vorfahren von beiden Seiten sich in dem Kind manifestieren. Aufgrund von dem, was ein Kind von seinen Eltern und seinen Vorvätern erbt, baut es seine eigene Zukunft auf; das ist die Basis seines Lebens. Wenn auf einem schwachen Grundsockel ein gewaltiges Gebäude

errichtet wird, wird das Fundament sich irgendwann als zu schwach erweisen, das Gebäude zu halten; auf einer soliden Grundlage gebaut, kann man sich immer seiner Stabilität sicher sein.
Wie erwirbt ein Kind seine Qualitäten? Wenn ein Kind äußerliche Ähnlichkeiten mit einem Elternteil oder den Verwandten mütterlicherseits oder väterlicherseits zeigt, dann erkennt man die Zusammenhänge; die Frage nach dem Ursprung seiner geistigen Qualitäten wird dabei vernachlässigt. Man muß verstehen, daß der Körper eine Ausdrucksform der Seele ist und wenn der Körper Ähnlichkeiten mit den Eltern und den Vorfahren zeigt, dann repräsentiert auch der Geist diese Ähnlichkeiten; denn der Körper ist das äußere Zeichen der Essenz des Geistes. Die Ähnlichkeit, die ein Kind mit seinen Eltern oder seinen Vorfahren hat, ist nicht körperlich, sondern geistig. Wenn das geistige Bild sich äußerlich im Gesicht des Kindes manifestiert, dann reflektieren gewiß die Qualitäten der Eltern und der Vorfahren sich ebenso im Geist des Kindes.
Was aber, wenn ein Kind völlig andere Qualitäten entwickelt als seine Eltern und Vorfahren? Zum ersten weiß man sehr wenig über die eigene Genealogie, so weit man sie zurückverfolgen vermag. Wenige Menschen können mehr als fünf Generationen ihrer Familie überschauen. Ein Kind jedoch mag Qualitäten ererbt haben, die sechs oder sieben Generationen zurückliegen, von Vorfahren, die der Familie nicht mehr bekannt sind. Diese Qualitäten können sich dennoch sehr konkret ausdrücken.
Qualitäten, die sich nicht auf Eltern oder Vorfahren zurückführen lassen, können auf die Seele projiziert worden sein, bevor sie auf die physische Ebene gekommen ist. Solche Qualitäten können sogar deutlicher im Leben einer Seele auf Erden zum Ausdruck kommen als von den Eltern ererbte Merkmale. Aus diesem Grunde findet man manchmal Helden, Könige, Poeten, Generäle, große Politiker, die aus einer ganz normalen Familie abstammen, in denen es keinen Hinweis auf derart außergewöhnliche Fähigkeiten gibt. Ein derart befähigter Mensch kann den Geist Shakespeares oder Alexander des Großen von einer höheren Sphäre

widerspiegeln, aber dennoch werden auch Qualitäten in ihm sein, die ihm von seinen Eltern oder Vorfahren übertragen wurden, die wiederum auch von seiner Seele reflektiert werden.
Welche Eigenschaften dominieren, die von den Eltern oder Vorvätern ererbten oder diejenigen, die die Seele aus höheren Sphären mitgebracht hat? In der Tiefe der Seele befinden sich die Qualitäten, die die Seele mitgebracht hat, an der Oberfläche zeigen sich die von den Vorfahren übernommenen Qualitäten. Wenn diese mitgebrachte Qualität stärker ist, manifestiert sie sich auch auf der Oberfläche und verdeckt die Qualitäten, die von den Eltern und Vorfahren abstammt. Hat jedoch diese Qualität keine stabile Substanz, dann werden *die* an der Oberfläche manifestierten äußeren Qualitäten die dominierende Charakteristik dieses Menschen sein.
Oftmals ähnelt ein Kind in seinem äußeren Erscheinungsbild der Mutter, im Charakter aber eher dem Vater; das hat viele psychologische Gründe. Kurz gesagt, das Kind ist ein Resultat der Reflexionen beider Elternteile. Je konkreter die Reflexion, desto größer wird die Widerspiegelung empfangen, die das Gesicht des Kindes prägt.
Wählt sich eine Seele bewußt und absichtlich seine Eltern? Ja, entsprechend ihres derzeitigen Bewußtseins. Sie mag sich bewußt in ein brennendes Feuer begeben, ist sich aber dennoch nicht der Tragweite ihrer Entscheidung bewußt. Die Bewußtheit darüber erlangt sie erst später. Sind dann aber Kinder für die Sünden ihrer Eltern verantwortlich? Nein, keineswegs. Aber nehmen Sie einmal an, daß ein Kind berechtigt ist, den Wohlstand seines Vaters zu erben; dann aber ist es auch verpflichtet, die Schulden des Vaters zu tragen und sie zurückzuzahlen.
Sind Kinder, die fern von ihren Eltern leben und von spirituellen Lehrern aufgezogen werden, von den unguten Einflüssen der Eltern befreit? Der spirituelle Einfluß ist unbegrenzt. Er kann alle gewünschten Qualitäten hervorbringen, er kann einen Dorn in eine Blume verwandeln. Dagegen sind alle Einflüsse der Eltern, der Vorfahren oder innere Einflüsse, die eine Seele mitgebracht hat, Schattengespinste.

Das Wirkliche befindet sich in der Tiefe einer jeden Seele, wie hoch oder niedrig ihre Entwicklung sein mag; und wenn eine verwirklichte Seele mit Kindern in Kontakt kommt, so wird diese verwirklichte Seele früher oder später alle Reflexionen durchdringen, die das Wirkliche, das in jeder Seele ist, verdecken.
Das bedeutete uns auch Jesus, indem er ständig auf Gott als Vater hinwies: in Gott den Vater zu sehen, um auf diese Weise dessen große und außergewöhnliche, erhabene, edle und göttliche Qualitäten zu verinnerlichen, die kein Mensch dieser Welt so vollkommen für sich beanspruchen kann. Die Sufis nennen diese Qualitäten *Akhlak Allah*, was so viel bedeutet, wie das Wesen Gottes oder die göttliche Haltung. Ein Wahrheitssucher oder ein Gottesverehrer braucht nur diesen Glauben an einen Vater, und das ist Gott; es ist nicht einmal nur sein Glaube, sondern die Gewißheit, das Bewußtsein des Einen, um dadurch das eigene Leben zu vervollkommnen; und dieses Erbe ist es, das göttlich genannt wird.

KAPITEL XI

Eine Seele erbt Ihre Eigenschaften von beiden Eltern und den Vorfahren, bringt aber auch Qualitäten mit, die sie auf einer höheren Ebene erworben hat. Ebenso wirken Lehrer, besonders spirituelle Lehrer, auf die Seele ein, aber auch andere Lehrer gestalten die Persönlichkeit mit. Schon in der Grundschule vermittelt der Lehrer dem Kind etwas, was über das bloße Buchwissen hinausgeht, es lernt von dem Geist des Lehrers. Oft zeigt sich, daß der Einfluß eines bestimmten Lehrers auf ein Kind derart mächtig ist, daß es den Charakter und die Entwicklung des Kindes prägt.
Da spirituelle Führung nicht notwendigerweise über Studien stattfindet, erreicht das Wissen des Lehrers den Schüler auch in Form von Reflexion. Diese Art der Lehrens wird von den Sufis *Tawajoh* genannt. Natürlich lernt man auch aus Büchern, aber was man von einem Geist, einer Seele lernen kann, stammt aus einer lebendigen Quelle. Der Einfluß, den Buchwissen auf uns

hat, kann niemals die Tiefe erreichen wie das direkte Wort, um so mehr, wenn es von einem Lehrer kommt. Einem Lehrer zuzuhören, bedeutet direkte Reflexion. Es sind nicht nur seine Worte, sondern es ist sogar sein Schweigen, das eine noch tiefere Reflexion bewirkt. Manchmal kann auch das geschriebene Wort eines Lehrers diese Reflexion bewirken, wenn es aus seiner Tiefe kommt; aber wenn dasselbe Wort von demselben Lehrer ausgesprochen wird, ist die Reflexion viel größer. Wenn Tagore selbst seine Dichtkunst rezitierte, war sie um ein vielfaches wirkungsvoller.

Die Worte Rumis aus dem »Masnavi« haben bis heute ihre lebendige Ausdruckskraft, obwohl er schon so lange tot ist. Aber die Worte entstammten einer erhabenen Seele, und man verspürt noch heute die ungeheure Wirkung dieser Worte, die tief in die Seele dringen, wenn man sein Werk liest.

In diesem Zusammenhang finden wir auch die Tradition der Mystiker, ihren Schülern Namen zu geben. Es ist nicht einfach wie ein Bild, das man auf eine Leinwand projiziert, sondern eine Reflexion auf die Seele des Schülers, die schöpferisch wirkt, die lebendig ist. Der Einfluß des gesprochenen Wortes ist machtvoll, denn ein direkter Kontakt kann Erleuchtung bewirken, inspirieren; dasselbe Wort in einem Buch bleibt ohne diese Wirkung.

Ich erinnere mich, wie das erste Mal in meinem Leben ein einziger Satz einen solchen Eindruck auf mich machte, daß ich ihn wochenlang nicht vergessen konnte. Jedesmal, wenn ich über diesen Satz nachdachte, löste er eine neue Erkenntnis in mir aus. Und als ich den Satz hörte, war es, als spräche etwas aus meiner eigenen Seele, als kenne meine Seele es schon, als wäre es nichts Neues, sondern etwas ganz Vertrautes. Es war ein Vers, ein Reim, er lautete - es war die Huldigung eines Wassertropfens an das Meer: »Obwohl ich ein Tropfen bin und Du das Meer, so sind wir doch nicht voneinander unterschieden.« Es ist nur ein Satz, aber er berührte mein Herz in der Tiefe, wie ein Same, den man in fruchtbaren Boden setzt. Von der Zeit an entwickelte sich etwas, und jedesmal, wenn ich wieder an diesen Vers dachte, erfüllte er mich mit neuer Erkenntnis.

Oftmals habe ich die Erfahrung gemacht, daß ein Schüler die Bedeutung einer Idee, einer Lehre, die er vier- oder fünfmal gelesen hatte, erst dann völlig verstand, als ich sie aussprach. Das half ihm mehr, als wenn er sie noch fünfzigmal gelesen hätte. Die Buchstaben auf dem Papier erreichen oft nur unsere Augen, aber ein gesprochenes Wort geht von einer Seele zur anderen. Daher hat das, was durch das Phänomen der Reflexion vermittelt wird, einen viel größeren Wert als Lernen in irgendeiner anderen Form, besonders in spiritueller Hinsicht.
Einmal fand in Kalkutta eine interreligiöse Konferenz statt, zu der Repräsentanten aller mystischen Schulen eingeladen waren. Shankaracharya war der Repräsentant der dort anwesenden Brahmanen. Nach einer sehr eindrucksvollen Rede, wollte Shankaracharya in Stille verweilen, aber von Seiten des Publikums wurde das Bedürfnis geäußert, ihm Fragen zu stellen. Shankaracharya sah sich unter seinen Schülern um und bat einen von ihnen, auf die Fragen zu antworten. Welchen Schüler wählte er? Es war jemand, den die Schüler Shankaracharyas nicht kannten, denn er war meistens damit beschäftigt, für das Essen des Weisen zu sorgen und dessen Räume zu säubern und in Ordnung zu halten. Er wählte also nicht einen seiner hervorragenden Schüler, sondern diesen Mann. Seine Schüler hatten ihn nicht einmal bemerkt. Niemals in seinem Leben hatte er eine derartige Aufgabe erhalten. Nur, weil Shankaracharya ihn dazu aufforderte, stand er auf, ohne darüber nachzudenken, ob er dieser Aufgabe gewachsen sei oder nicht. Aber die Antworten, die er gab, waren, als kämen sie von Shankaracharya selbst. Die Schüler Shankaracharyas waren voller Bewunderung und gleichzeitig verwirrt darüber, daß ihnen dieser Mann niemals aufgefallen war. Diese Erkenntnis drückt sich in dem aus, was die Sufis *Tawajoh*, Reflexion, nennen. Es war nicht der Schüler, es war der Lehrer selbst, der dort sprach.
Eine Reflexion vom Lehrer auf den Schüler kann auch aus der Ferne erfolgen. Räumliche Distanz spielt keine Rolle. Der Schüler ist dem Lehrer nahe, auch wenn sich beide auf entgegengesetzten Seiten der Welt befinden. Er ist ihm näher, als irgendein

anderer Mensch, mit dem er seine ganze Zeit verbringen mag, obwohl für die spirituelle Entwicklung der direkte Kontakt auf der physischen Ebene notwendig und wertvoll ist; es ist als ob man ein Uhrwerk neu aufziehen würde.

Es ist möglich, daß jemand aus einer Reflexion heraus spricht, obwohl er nicht versteht, was er sagt. Es besteht ein Unterschied zwischen einer Reflexion auf einen individuellen Geist und einer Reflexion auf einer fotografischen Platte. Die Reflexion auf die fotografische Platte ist starr, sie lebt nicht. Die Reflexion auf einen Geist ist lebendig und daher schöpferisch. Obwohl sie zunächst kein Leben besitzt, hilft sie doch, die in uns vorhandene entsprechende Qualität zu beleben.

Wie verhält es sich nun mit einem Medium? Manche Menschen singen Lieder, die sie vorher nicht gelernt haben, die sie nicht einmal zu kennen schienen. In Bombay gab es ein junges Mädchen, das niemals die persische Sprache gelernt hatte, dennoch sprach sie manchmal persisch, und ihr Persisch war so gut, daß persische Gelehrte zu ihr kamen, um mit ihr zu diskutieren. Sie besprach mit ihnen metaphysische Themen und verteidigte geschickt ihre Argumente. Die Gelehrten waren tief beeindruckt. Zu anderen Zeiten aber war sie nicht in der Lage, persisch zu sprechen.

Besonders unter Poeten, und hier speziell unter den mystischen Dichtern, findet man ebenfalls dieses Phänomen. Manchmal schreiben sie Dinge, die nicht eigentlich von ihnen selbst zu kommen scheinen. Oftmals verstehen sie ihre eigenen Gedichte erst viele Jahre später. Ein Dichter, der mit einem Mystiker befreundet war, schrieb Worte, die eigentlich nur wenigen Initiierten bekannt waren. Der Mystiker war erstaunt und fragte seinen Freund: »Was meinst du damit?« Da erkannte der Poet, daß er gar nicht verstand, was er geschrieben hatte. Aber kein Dichter kann wirklich große Werke schaffen, wenn er nicht diese mediale Fähigkeit hätte, denn seine Dichtkunst wird gespeist aus einer vollkommenen inneren Quelle, aus den Reflexionen im Inneren, welche vollkommener sind als alles, was man auf dieser Welt lernen kann.

Die Welt des Geistes

Daneben gibt es noch die »Kette der Murshids«, was so viel bedeutet wie das Weitervermitteln des Wissens von einer Seele auf die andere und so fortlaufend, und auch dies geschieht durch Reflexion. Ein solcher Schatz kann nicht durch Meditation oder Studium, sondern nur durch Reflexion erworben werden. Zweifellos hilft uns das Studium von Büchern, Dinge zu verstehen, und Meditation bereitet das Herz auf die Reflexion vor. Aber das Wunder der direkten Vermittlung durch Reflexion bewirkt weitaus mehr, als jegliche Studien im spirituellen Bereich.
Es wird von wunderbaren Erfahrungen in den alten Schulen der Mystiker - Sufis, Yogis oder Buddhisten - erzählt. Das Wissen, was uns zum Teil vor mehr als viertausend Jahren gegeben wurde, ist inzwischen sicherlich klarer formuliert und erläutert worden, und dennoch ist darin die Schönheit und Eigenheit der ganzen Tradition enthalten. Darin liegt die Schönheit des mystischen Wissens, denn, aus welcher Schule auch immer es stammen mag und aus welchem Teil der Welt, das zentrale Thema der Wahrheit, das ihnen allen zugrunde liegt, ist immer dasselbe.
Menschen, die ihr Wissen über verschiedene Aspekte des Lebens erworben haben, mögen darüber disputieren, einen unterschiedlichen Ausdruck haben und über gewisse Punkte uneinig sein. Diejenigen aber, die mit der ultimativen Wahrheit in Berührung gekommen sind, stimmen in der Essenz überein. Äußere oder innere Evolution - nichts verringert die Wahrheit, noch ist ihr etwas hinzuzufügen. Sie ist, was sie ist, und sie wird am besten durch direkte Reflexion vermittelt.

KAPITEL XII

Alles, was man lernt und im täglichen Leben zum Ausdruck bringt, wurde durch Reflexion vermittelt. Diesen Vorgang kann man besonders gut bei Heranwachsenden beobachten, denn die Art, wie sie gehen, sitzen oder sprechen haben sie durch direkte Reflexion gelernt, durch einen Eindruck, der sich tief in ihre Herzen eingeprägt hat. Sie machen sich etwas zu eigen, es wird ihre Bewegung, ihre Art des Ausdrucks. Für aufmerksame Eltern ist es nicht schwierig, die plötzliche Veränderung in dem Verhalten ihres Kindes wahrzunehmen, zu erkennen, wie seine Bewegungen sich wandeln, wie es plötzlich eine Vorliebe für ein bestimmtes Wort entwickelt, das er irgendwo aufgeschnappt hat. Es gibt Jugendliche, deren Leben sich jeden Tag von neuem ändert, ihre Stimme verändert sich, die Worte, die sie gebrauchen, ihre Bewegungen. Nicht einmal sie selbst können sagen, was da mit ihnen geschieht, dennoch ist diese Veränderung von irgendwoher gekommen. Die Stimme, das Wort oder die Bewegung, das Gebaren oder die Haltung, die sich ihm eingeprägten, haben sein alltägliches Leben verändert. Zweifellos ist es so, daß je älter ein Mensch wird, desto geringer die Möglichkeit einer solchen Wandlung; in späteren Jahren werden die angesammelten Einprägungen zum Ausdruck gebracht. Aber ein Kind oder ein Jugendlicher ist beeindruckbar; alles, was er offenbart, ist auf den Einfluß von außen zurückzuführen.

In Asien gibt es einen Brauch, demnach es niemandem erlaubt ist, ein neugeborenes Kind anzusehen, mit Ausnahme der Eltern und ganz naher Angehöriger, von denen man weiß, daß ihr Einfluß auf das Kind förderlich und gut ist. Man hat oft festgestellt, daß ein Kind die Eigenschaften seiner Pflegemutter übernahm, nicht nur physisch, sondern auch geistig, und es läßt sich nachweisen, daß Kinder in viel größerem Maße in ihren Eigenschaften und ihrem Verhalten von der Pflegemutter beeinflußt werden als von der eigenen Mutter. Das heißt nicht, daß das Kind nicht auch Qualitäten der Mutter geerbt hat, aber die Eigenschaften der Pflegemutter werden offensichtlicher und kommen stärker zum Ausdruck.

Nur wenige Menschen sind sich im klaren über den enormen Einfluß, den eine Erzieherin auf ein Kind hat. Es sind die Eigenschaften der Erzieherin, die sich unbewußt in dem Kind entwickeln. Und heute, wo die alten Traditionen ihren Wert verlieren, vernachlässigen Eltern ihre Kinder, überantworten sie vollkommen in die Hände einer außenstehenden Person. Ihnen ist nicht klar, was sie dem Kind damit vorenthalten. Sie versagen dem Kind den Einfluß der eigenen Eltern, der in vielen Fällen für das

Die Welt des Geistes

Kind förderlich wäre, obwohl es ohne Zweifel Fälle gibt, in denen der Einfluß eines Erziehers hilfreicher ist, als der der Eltern. In jedem Fall sind diese frühen Eindrücke von nachhaltiger Wirkung, egal, ob sie von der Pflegemutter oder einer Erzieherin stammen, die sich vorwiegend mit dem Kind beschäftigt haben.
Sind wir nur aufnahmefähig für die Reflexionen von Menschen, die wir lieben und bewundern, oder auch von anderen? Reflexionen können von beiden Seiten auf uns einwirken, von denen, die wir lieben, ebenso wie von denen, die wir hassen. Im letzteren Fall empfinden wir einen Widerwillen, jedoch wird dieser Widerwillen erst ausgelöst, nachdem wir schon eine bestimmte Reflexion erhalten haben. Bevor wir Häßlichkeit wahrnehmen können, muß sich schon eine entsprechende Reflexion eingeprägt haben. Der Geist wirkt genau wie das Auge. Wir sagen: »Das ist häßlich.« Aber bevor wir das sagen, war Häßlichkeit schon in unseren Augen reflektiert.
Man kann sich schönen Reflexionen öffnen, indem man sein eigener Meister wird in allem, was man tut, indem man sein eigenes Leben meistert, und das geschieht durch Selbstdisziplin. Jemand mag noch so erfolgreich sein, aber wenn er keine Selbstkontrolle besitzt, fehlt ihm die Basis für eine Entwicklung. Wirkliche Entwicklung ist nur dem möglich, der dabei ein Ziel verfolgt. Ein solcher Mensch entwickelt sich, weil er es wünscht, er ist Herr seiner selbst, und sein Verdienst liegt in der Meisterschaft.
Ein Meister saß einst auf einem Schiff mit einem ganz gewöhnlichen Mann. Dieser Mann sprach: »Oh, wie fürchterlich ist dieser Lärm, er hört nicht auf! Er martert meine Nerven. Schrecklich, schrecklich! Tag und Nacht geht es in einem fort. Es macht mich fast verrückt!« Der Meister entgegnete: »Ich habe den Lärm gar nicht bemerkt, erst als Sie mich darauf hinwiesen, wurde er mir bewußt. Ich höre ihn, wenn ich es will. Ich bemerke ihn nicht, wenn ich es nicht will.« Das ist die Idee, die dahinter steht. Beide sind physisch in der Lage zu hören, aber während der eine fähig ist, seine Ohren unerwünschten Einflüssen gegenüber zu verschließen, ist der andere ihnen ausgeliefert.

Wir kommen nun zu den großen Persönlichkeiten dieser Welt. Die meisten der großen Seelen, Poeten, Musiker, Schriftsteller, Komponisten und Erfinder haben ihre Gaben durch Reflexionen anderer Persönlichkeiten erworben. Bewußt oder unbewußt bewahrten sie diese, bis sie sich entfalteten und dazu führten, daß sie zu großen Persönlichkeiten wurden. Eine Reflexion geht auf wie ein Same und bringt die Blumen und Früchte entsprechend seiner Natur hervor. Rosen erblühen in einem ihnen förderlichem Klima, und ebenso haben Disteln ihren Platz. Der Schatten großer Persönlichkeiten produziert weitere große Persönlichkeiten. Und warum? Weil alles auf Reflexionen beruht, das ist das ganze Geheimnis, und eine wertvolle Reflexion wird auch wertvolle Resultate hervorbringen.

Auch über sein Werk können die Reflexionen einer großen Persönlichkeit, eines Dichters oder eines Malers, andere Menschen erreichen. Ein Mensch, der eine solche Reflexion empfängt, kann plötzlich das größte Werk seines Lebens vollbringen. Er selbst ist darüber erstaunt, und kann kaum glauben, daß er es war, das dies getan hat.

Was ist mit den Geschichten, die man in Indien erzählt, von Krishna, Rama und Mahadeva, die als Avatare oder Inkarnationen des Göttlichen gelten? Was ist mit ihnen? Es ist das göttliche Wesen, das sich in ihnen reflektiert. All die zahlreichen Avatare, von den wir in den heiligen Schriften der Hindus lesen, waren Manifestationen dieser Reflexion. Auch in den Fällen von christusgleichen Persönlichkeiten, die man unter den Heiligen früherer Zeiten findet, verhält es sich so. Es war Christus, der sich in ihren Herzen manifestiert hat. Die Inspirationen der zwölf Apostel, der Heilige Geist, der auf sie herabkam, was war es anderes als die Reflexion von Christus selbst.

Wir brauchen gar nicht lange nach weiteren Beweisen für diese Beobachtung zu suchen. Die Khalifs, die dem Propheten Mohammed folgten, Omar, Sadik, Ali, Usman, zeigten in ihrem Charakter, ihrer Wesenheit, die Essenz des Propheten. Und auch wenn wir uns die Tradition der großen Murshids unter den Sufis anschauen, sehen wir die Reflexion von Shams-i-Tabrisi in seinem Murid Jelaludin Rumi, dem Verfasser des »Masnavi«. Insbesondere in der Tradition der Chishti, die die bekannteste Schule der alten Sufis ist, finden wir mit Sicherheit mehr als zehn wirklich große Persönlichkeiten in verschiedenen Epochen, die als Beispiel für Seelen gelten können, die die Welt durch ihr göttliches Wesen gewonnen haben.

Täglich erfahren wir, wie jede kleine Veränderung in uns, jede Wandlung in unserem Gefühl oder Denken, in unseren Worten oder unserer Bewegung wir von jemandem unbewußt aufgefangen haben. Ein intelligenter, sensibler Mensch ist offener für solche Reflexionen, und ist er dazu noch spirituell ausgerichtet, dann erhält er Reflexionen von beiden Seiten, aus der Welt ebenso wie aus dem Jenseits. Diese Menschen unterliegen einem beständigen Wandel, einer gewissen Veränderung, die ebenfalls dem Phänomen der Reflexion zuzuschreiben ist.

Aber auch Personen, die sich in einem außergewöhnlich negativen Zustand befinden, empfangen Reflexionen aus der inneren Welt, denn in psychiatrischen Anstalten findet man viele Fälle von medial veranlagten Menschen. Ärzte werden das sicherlich nicht beachten und nennen derartige Zustände Halluzinationen; aber oft handelt es sich um medial veranlagte Menschen, deren Seele offen ist für Reflexionen aus nicht offenbaren Ebenen. Aber, wie auch Omar Khayyám sagt: »Es liegt nur eine Haaresbreite zwischen Wahrheit und Trug.«

So ist das Verhältnis zwischen dem Normalen und dem Anormalen. Nur eine Haaresbreite trennt sie voneinander. Dieselbe Fähigkeit, dieselbe geistige Bedingung, kann den einen zur Erleuchtung, den anderen aber unter leicht veränderten Umständen in den Wahnsinn führen.

Man mag sich fragen, ob es nicht eine grundsätzliche Struktur oder Bedingung in dem Charakter eines Menschen gibt, die alle Reflexionen, die ständigen Wandel bewirken, dominiert und sich durch das ganze Leben wie ein Faden hindurchzieht. Niemand hat eine solche grundsätzliche Eigenschaft, obwohl jeder von sich denkt: »Ich habe einen ganz bestimmten Charakter,« und jeder ist davon überzeugt. Nichts gehört zu uns. Die Seele offenbart sich zunächst rein, ohne jede Eigenheit. Diese erwirbt sie erst. Es ist die Vergangenheit, die den Charakter eines Menschen geformt hat, so wie er sich uns heute offenbart. Deshalb ist die beste Art zu erfahren, was zu uns gehört, zu wissen, daß alles, was wir kennen, zu gehört.

KAPITEL XIII

Hat Gott ein Bewußtsein für seine gesamte Schöpfung neben seinem Bewußtsein, das er für Einzelwesen hat? Dies mag man folgendermaßen erklären: jeder Teil des Körpers ist sich seiner Schmerzen bewußt, wenn er verletzt wurde. Gleichzeitig nimmt man den Schmerz nicht nur in diesem einen betroffenen Teil wahr, das ganze Bewußtsein hat Anteil an dem Schmerz. Das bedeutet, daß der Mensch als Ganzes die Erfahrung des Schmerzes macht, der eigentlich nur einen Teil seines Körpers betrifft. Manchmal wirkt sich die Krankheit eines Körperteils auf den gesamten Organismus aus. Zweifellos zeigt der betroffene kranke Teil des Körpers die Symptome am deutlichsten, dennoch in bestimmtem Maße leidet der gesamte Körper mit. Wenn Gott alles und in allem ist, dann erfährt er Leben nicht nur durch die Einzelwesen, sondern auch durch die gesamte Schöpfung, wie auch die Krankheit eines Organs im ganzen Körper erfahren wird.
Unser Leben ist voller Eindrücke, die sich bewußt oder unbewußt in uns einprägen. Ihre Wirkung kann positiv oder negativ sein. Hätten wir die Macht zu entscheiden, welche dieser Eindrücke wir annehmen und welche wir ablehnen wollen, so würden wir Meister über das Leben. Wie können wir das lernen? Wie können wir es schaffen, förderliche Eindrücke in uns aufzunehmen und diejenigen zu verweigern, die wie nicht wollen? Der erste und wichtigste Schritt ist, das Herz zu einem lebendigen Herzen zu machen, indem es von allen unerwünschten Eindrücken gereinigt und von allen fixen Ideen und starrem Glauben befreit wird und ihm neues Leben zu geben. Und dieses Leben ruht in sich selbst, es ist Liebe. Wenn das Herz solcherart vorbereitet ist, dann lernen wir durch Konzentration, es zu fokussie-

ren, denn nicht jeder weiß, wie man sein Herz auf förderliche Reflexionen konzentriert. Ein Dichter, ein Musiker, ein Schriftsteller oder ein Denker richtet seinen Geist unbewußt auf das Werk einer großen Persönlichkeit, die vor ihm gelebt hat; und indem er sich auf dieses Werk konzentriert, kommt er mit dieser großen Persönlichkeit in Kontakt und erhält deren Hilfe, ohne sich dieses geheimen Wirkens bewußt zu sein. Ein junger Musiker denkt vielleicht an Bach oder Beethoven oder Wagner. Indem er seinen Geist dem speziellen Werk dieser Komponisten öffnet, wird ohne seine bewußte Wahrnehmung deren Geist auf ihn reflektiert und damit sein eigenes Schaffen gefördert, in dem diese Reflexion zum Ausdruck kommt.

Dies lehrt uns, daß, wenn wir den Weg zur spirituellen Vollkommenheit einschlagen, wir schließlich einen Zustand erlangen, in dem wir unseren Geist, unser Herz, auf Gott ausrichten. Hier erhalten wir nicht nur die Reflexion einer Persönlichkeit, sondern die aller Persönlichkeiten zusammen. Dann sehen wir nicht mehr mit den Augen des einzelnen Wassertropfens, sondern mit den Augen des Ozeans. Das ist die vollkommene Reflexion; wir müssen nur unsere Herzen auf Gott ausrichten.

Warum ist der Glaube an Gott unter einfachen und ungebildeten Menschen viel stärker, als unter hochintellektuellen? Die Antwort ist, daß intellektuelle Menschen dem Leben mit der Vernunft begegnen. Sie glauben nur, was sie sehen. Und wenn sie von alten Glaubensvorstellungen hören, von Gott, der in Form der Sonne verehrt wird, von heiligen Bäumen, heiligen Tieren, Gottesstatuen, die in einem Schrein, auf einem Altar oder in bildhafter Form verehrt werden, dann sagen sie: »Das ist menschengemacht, das ist von Menschen erdacht.« Es handelt sich um eine Sache, nicht eine Person, und hierin scheint der intellektuelle Mensch sich nicht auszukennen. Der ungebildete Mensch hat seinen Glauben und hält daran fest, aber er bewegt sich nicht weiter, und so fördert der Glaube ihn auch nicht.

Die Weisen raten nun dem Wahrheitssuchenden, zunächst eine Gottesvorstellung zu entwickeln und dann Gott zu erkennen. Mit anderen Worten: zunächst erschaffen wir Gott, und dann wird

Gott uns erschaffen - wie wir es im Gayan lesen: »Mache Gott zu einer Realität, und dann wird Gott dich zur Wahrheit machen.« Das kann vielleicht durch folgende Geschichte deutlich gemacht werden: Es gab eine Künstlerin, die sich ganz ihrer Kunst widmete, nichts anderes auf der Welt war ihr wichtig. Sie hatte ein Studio, und wann immer sie auch nur einen Moment Zeit hatte, ging sie sofort in ihr Studio, um an einer Skulptur zu arbeiten. Niemand verstand sie, denn kaum jemand gibt sich so sehr einer Sache hin. Für gewöhnlich interessiert man sich in einem Moment für die Kunst, im nächsten für etwas anderes, und wieder im nächsten widmet man sich dem häuslichen Geschehen oder dem Theater. Aber dieser Künstlerin machte es nichts aus, daß man verständnislos auf sie reagierte. Jeden Tag ging sie in ihr Studio und verbrachte dort die meiste Zeit bei ihrer künstlerischen Arbeit, einer Statue, die einzige, die sie in ihrem Leben schuf. Je näher sie der Vollendung ihres Werkes kam, desto glücklicher wurde sie, sie liebte die Schönheit ihres Werkes, dem sie ihre ganze Zeit widmete. Es begann, sich zu manifestieren, und sie fing an, mit dieser Schönheit zu kommunizieren. Es war nicht länger nur eine Statue, sondern ein lebendiges Wesen. In dem Moment, als die Figur fertig vor ihr stand, konnte sie kaum glauben, daß sie deren Schöpferin war. Sie vergaß all die Mühe und Zeit, die es sie gekostet hatte, diese Figur herzustellen, sie vergaß auch ihre ganzen Gedanken daran, ihren Enthusiasmus. Sie verlor sich völlig in der Schönheit der Statue. Die Welt um sie herum existierte nicht mehr, nur diese Schönheit, die sich da vor ihren Augen auftat. Sie konnte nicht einem Moment glauben, das diese Statue tot war. Sie sah in ihr eine lebendige Schönheit, lebendiger als irgend etwas sonst auf der Welt, inspirierend und offenbarend. Sie war ergriffen von dieser Schönheit.
Und sie war so überwältigt von dieser Faszination, die diese Statue auf sie ausübte, das sie vor dieser vollkommenen Darstellung von Schönheit niederkniete, in aller Demut, und die Statue bat, zu ihr zu sprechen, vollkommen vergessend, daß es ja ihr eigenes Werk war, daß es die Statue war, die sie selbst erschaffen hatte. Und da Gott in allen Dingen und Wesen ist, da Gott

selbst alle Schönheit ist, die es gibt, und da Gott jedem antwortet, dessen Herz bereit ist, seiner Antwort zu lauschen, und da Gott auch bereit ist, mit jeder Seele, die für seine Schönheit erwacht ist, zu kommunizieren, kam also eine Stimme aus der Statue und sprach: »Wenn du mich liebst, dann habe ich nur eine Bedingung; nimm diese Schale mit Gift aus meiner Hand. Wenn du willst, daß ich lebe, dann wirst du nicht mehr leben. Kannst du das akzeptieren?« »Ja«, antwortete die Frau, »Du bist Schönheit, dich liebe ich, du bist diejenige, der ich mein ganzes Denken, meine Bewunderung und meine Verehrung darbiete, sogar mein Leben will ich dir geben.« »Dann nimm diese Schale mit Gift«, sprach die Statue, »so daß du nicht länger bist.« Für die Künstlerin war es wie Nektar. »Ich werde jetzt befreit sein von diesem Leben. Diese Schönheit wird bleiben, die Schönheit, die ich verehrt und bewundert habe, wird nicht vergehen. Ich brauche nicht mehr zu sein.« Sie nahm die Schale, trank das Gift und fiel tot zu Boden. Die Statue hob sie auf, küßte sie und erweckte sie so zu neuem Leben, einem Leben der Schönheit und Heiligkeit, einem Leben, das immerwährend und ewig ist.
Diese Geschichte ist eine Allegorie der Verehrung Gottes. Zuerst wird Gott geschaffen; die Künstler, die Gott schufen, waren die Propheten, die weisen Lehrer, die von Zeit zu Zeit erschienen. Sie waren die Künstler, die Gott erschufen. Als die Welt noch unentwickelt war, wurde Gott aus Stein gehauen, als die Welt ein wenig entwickelter war, gab sie Gott Namen. In Gottesverehrung malt sie sein Bild und sie gab der Menschheit eine erhabene Vorstellung von Gott, indem sie einen Thron für ihn schuf. Anstatt ihn in Stein zu hauen, errichtete sie ihn im Herzen der Menschen.
Wenn diese Reflexion Gottes, der alle Schönheit, Herrlichkeit und Erhabenheit ist, sich vollständig in einem Menschen widerspiegelt, dann ist dieser ganz natürlich auf Gott ausgerichtet. Und von diesem Phänomen, daß aus dem Herzen des Gottesverehrers aufsteigt, entströmt Liebe und Licht, die Schönheit und Macht, die zu Gott gehören. Deshalb sucht man Gott im Gottbewußten.

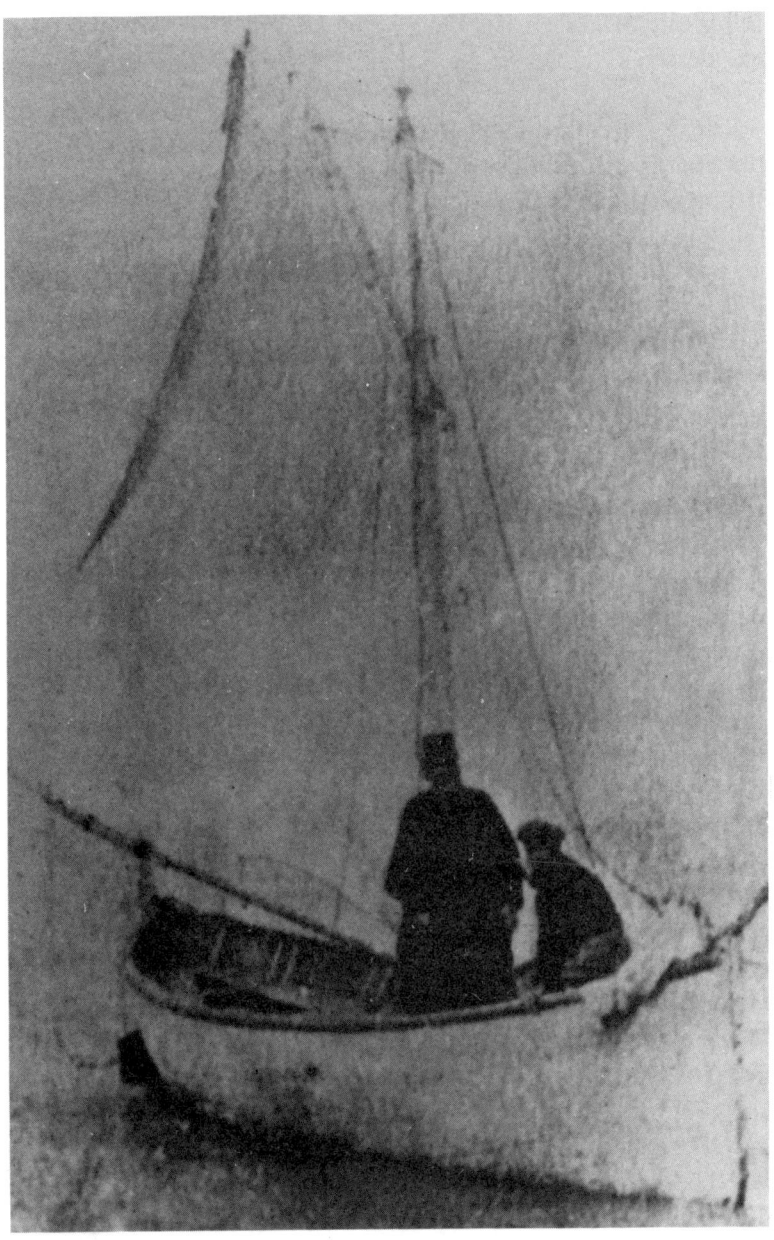

Hazrat Inayat Khan wurde im Jahre 1882 in Baroda (Indien) in einer bekannten Musikerfamilie geboren. Er schien zum Musiker, Mystiker und Denker berufen zu sein. Schon als Kind erregte er durch seinen Gesang und seine Kompositionen großes Aufsehen. Von seinen achtzehnten bis vierundzwanzigsten Lebensjahr machte er viele Kunstreisen und kam mit den großen Philosophen und Mystikern seines Landes in Kontakt.
Ganz besonders fühlte er sich zum Sufismus, der Lehre von der Einheit aller Wesen und Dinge, hingezogen. 1904 wurde er von einem Sufi-Meister in Hyderabad eingeweiht und erhielt eine wunderbare Schulung. Dem Wunsche seines Meisters folgend, beschloß er im Jahre 1910 sein Land, seine Familie und seine Freunde zu verlassen, um in Europa die geistige Botschaft der Sufis zu lehren.
Inayat Khan reiste durch die Vereinigten Staaten und Europa und wohnte längere Zeit in England und Frankreich. 1927 verstarb er in Neu-Delhi. Er zeigte den Menschen, wie alle Wesen und Dinge eine Einheit bilden, wie der Osten und der Westen einander zur Einheit ergänzen und daß alle Glaubensbekenntnisse nichts anderes sind als Wellen des Ozeans der Wahrheit.
Hazrat Inayat Khan hat nur ein Buch selbst verfaßt: seine Sammlung von kurzen Aussprüchen, Gedanken, Gedichten und Gebeten, die in drei Teilen unter den Titeln »Gayan«, »Vadan« und »Nirtan« veröffentlicht worden sind. Alle anderen Bücher, die von ihm veröffentlicht wurden, sind Mitschriften seiner Vorträge und Ansprachen. Sie sind vielleicht gerade deshalb sehr lebendig und leicht zu verstehen - wenn man bereit ist, sein Herz und seinen Geist für diese Gedanken zu öffnen.